健康管理学

（供健康管理、中医养生保健、现代家政服务与管理专业用）

主　编　杨丽蓉　周玲凤

副主编　刘　静　凌耀军　舒　婧　宋理萍

编　者　（以姓氏笔画为序）

马正东（广东江门中医药职业学院）

区媛倩（江门市结核病防治所）

叶美琴（广东江门中医药职业学院）

刘　静（广东江门中医药职业学院）

杨丽蓉（广东江门中医药职业学院）

肖　莹（广东江门中医药职业学院）

宋理萍（江门市五邑中医院）

林云斌（广东江门中医药职业学院）

周玲凤（广东江门中医药职业学院）

郭　敏（广东江门中医药职业学院）

凌耀军（广东江门中医药职业学院）

舒　婧（广东江门中医药职业学院）

黎壮伟（广东食品药品职业学院）

中国健康传媒集团

中国医药科技出版社

内 容 提 要

本教材是围绕健康管理工作岗位所需要的知识、能力、素质要求，以健康管理技能培养为重点，以激发学生健康管理兴趣、夯实健康管理基础、提升健康管理素质、培育健康管理能力为宗旨，根据本课程教学大纲的基本要求和课程特点，融入国内外健康管理研究的最新成果编写而成。内容涵盖健康管理的相关概念和策略、健康管理相关基础知识、中医药在健康管理中的应用、不同生命周期与不同社区中的健康管理基础应用、常见慢性病健康管理等。本教材为书网融合教材，即纸质教材有机融合电子教材、教学配套资源（PPT、图片等）、题库系统、数字化教学服务（在线教学、在线作业、在线考试），使教学资源更加多样化、立体化。

本教材主要供高等职业院校健康管理、中医养生保健、现代家政服务与管理专业师生教学使用，还可供各类医院、社区卫生服务、健康管理公司等机构的医生及健康管理人员参考、阅读。

图书在版编目（CIP）数据

健康管理学 / 杨丽蓉，周玲凤主编 . —北京：中国医药科技出版社，2023.7
卫生健康职业教育校企合作创新教材
ISBN 978-7-5214-4048-5

Ⅰ.①健… Ⅱ.①杨… ②周… Ⅲ.①健康 - 卫生管理学 - 职业教育 - 教材 Ⅳ.①R19

中国国家版本馆CIP数据核字（2023）第124994号

美术编辑 陈君杞

版式设计 南博文化

出版 **中国健康传媒集团** | 中国医药科技出版社

地址 北京市海淀区文慧园北路甲22号

邮编 100082

电话 发行：010-62227427 邮购：010-62236938

网址 www.cmstp.com

规格 787×1092mm $\frac{1}{16}$

印张 17 $\frac{1}{4}$

字数 353千字

版次 2023年7月第1版

印次 2023年7月第1次印刷

印刷 北京市密东印刷有限公司

经销 全国各地新华书店

书号 ISBN 978-7-5214-4048-5

定价 **59.00元**

获取新书信息、投稿、为图书纠错，请扫码联系我们。

前言

健康管理学是在健康管理理论的指导下，以预防和控制疾病发生发展、降低医疗费用、提高生命质量为目的，通过对患者进行全面的健康监测、分析、评估，提供健康咨询指导以及对健康危险因素进行干预的一门新兴应用型学科。

近年来，健康管理理论和实践的发展速度越来越快，健康管理问题研究的深度和广度不断增加，健康管理的多学科交叉特征也更加明显。优质的健康管理教材比较少，基于此，全体编者引用国内外管理研究的最新成果，围绕健康管理工作岗位所需要的知识、能力、素质要求，以健康管理技能培养为重点，以"激发健康管理兴趣、夯实健康管理基础、提升健康管理素质、培育健康管理能力"为宗旨编写了本教材。本教材概念清晰，层次分明，实用性强。编者在编写时力求将趣味性与思辨性相结合，将基础理论与应用能力相结合。每章由案例引入，提出学习任务，以"从概念到技能"的方式组织知识内容，章末目标检测帮助学生深入思考，培养学生发现问题、分析问题、解决问题的能力。

本书由杨丽蓉和周玲凤担任主编，具体编写分工如下：杨丽蓉负责教材整体内容体系和结构设计，并与马正东编写项目九；刘静负责编写项目一、项目二；周玲凤负责编写项目三；区媛倩、叶美琴负责编写项目四、项目五；凌耀军负责编写项目六；舒婧、宋理萍、黎壮伟负责编写项目七、项目八；郭敏负责编写项目十、项目十二；马正东、肖莹、林云斌负责编写项目十一；杨丽蓉和周玲凤负责审阅、统稿与校对。

编者在编写本教材过程中，参考了大量文献资料，并得到广东江门中医药职业学院各级领导的大力支持和帮助，在此一并表示衷心的感谢。

限于编者水平与经验，书中难免存在疏漏之处，敬请读者批评指正。

编　者
2023年5月

目录

项目一 绪 论

PPT

➡️ **情境导入**

情境描述 ××健康养老地产坐落于浙江乌镇，总规划面积5500亩，规划了养生养老、健康医疗和休闲度假三大主题，是一座功能齐备、设施先进、模式丰富、规模庞大的复合休闲健康养老主题园区。该社区除了具备基本的养老设施建设外，还由××大学健康管理系按照健康管理的要求和内容，针对老年人的生理特点，进行日常健康管理指导服务及日常监测应急系统服务。

××健康养老地产在相关领域属于一块前沿的试验田，其建设理念并不局限于建筑设计等硬件条件，更多集中于健康管理服务等软件设施，这更符合国家发展健康管理服务业的需求。该养老地产也是我国探索老年健康服务体系、服务平台搭建、服务流程标准等一系列研究的示范基地，对推进我国健康管理服务水平，提高老年人健康水平等方面，具有重要的探索意义和引领作用。

讨论 1.健康管理有什么意义？

2.健康管理包括哪些内容？

健康管理源于对健康认识的逐步深入及追求的不断提高，人们逐渐意识到人自身才是支配健康的主体，应当逐步形成健康管理理念，发展健康管理产业并逐步建设健康管理学科。本项目将对健康管理的基本概念、特点及内容、健康管理的起源、发展历程等逐一介绍。

任务一　健康管理概述

健康管理是对个体或群体的健康状态以及危险因素进行全面监测、评估、干预的全过程。

健康管理学是研究人的健康与影响健康的因素以及健康管理相关理论、方法和技术的新兴医学学科，是对健康管理医学服务实践的概括和总结，集医学科学、管理科学与信息科学于一体，重点研究健康的概念、健康风险因素监测与控制、健康干预方法与手段、健康管理服务模式与实践路径等，依赖于基础医学、临床医学、预防医学的理论和技术。因此，学习健康管理学，必须了解健康、疾病、亚健康、健康危险因素、管理、健康管理等内容。

一、基本概念

（一）健康

1948年，世界卫生组织（WHO）首次提出三维的健康概念："健康不仅仅是没有疾病和虚弱，而是一种身体上、心理上、社会上的完好状态。"1990年，WHO给出了健康新定义，认为健康应包括4个方面：躯体健康、心理健康、社会适应能力良好和道德健康。即完整的健康概念涵盖以下4个层面：①躯体健康，指躯体的结构完好、功能正常，躯体与环境之间保持相对的平衡；②心理健康，又称精神健康，指人的心理处于完好状态，包括正确认识自我、正确认识环境、及时适应环境；③社会适应能力良好，指个人的能力在社会系统内得到充分的发挥，个体能够有效地扮演与其身份相适应的角色；④道德健康，指个人的行为与社会公认的道德和社会规范一致。

（二）疾病

疾病是指一定原因造成的生命存在的一种状态，在这种状态下，人体的形态和（或）功能发生一定的变化，正常的生命活动受到限制或破坏，或早或迟地表现出可觉察的症状，这种状态的结局可以是康复（恢复正常）或长期残存，甚至导致死亡。

（三）亚健康

亚健康是指人体处于健康和疾病之间的一种状态。处于亚健康状态者，不能达到健康的标准，表现为一定时间内的活力降低、功能和适应能力减退的症状，但不符合现代医学有关疾病的临床或亚临床诊断标准。

（四）健康危险因素

健康危险因素是指能使疾病或死亡危险性增加的因素，或者是能使健康不良后果发生概率增加的因素。

（五）管理

管理，就是通过计划、组织、领导和控制，协调以人为中心的组织资源与职能活动，以有效实现组织目标的社会活动。

（六）健康管理

健康管理是指一种对个人或群体的健康危险因素进行全面监测、评估与有效干预的活动过程。

2007年，陈君石、黄建始主编的《健康管理师》培训教材较为全面地论述了健康管理的定义："健康管理是对个体或群体的健康进行监测、分析、评估，并提供健康咨询和指导以及对健康风险因素进行干预的过程。健康管理的宗旨是调动个体和群体及整个社会的积极性，有效地利用有限的资源来达到最大的健康效果。健康管理的具体做法就是为个体和群体（包括政府）提供有针对性的健康科学信息，并创造条件，采取行动来改善健康。"

2009年，中华医学会健康管理学分会在《健康管理概念与学科体系的初步专家共识》中将健康管理定义为："以现代健康概念（生物、心理和社会适应能力等）和新的医学模式（生物—心理—社会）以及中医治未病为指导，通过运用管理学的方法和手段，对个体或群体健康状况以及影响健康的危险因素进行全面监测、评估、有效干预与连续跟踪服务的医学行为及过程，其目的是以最小投入获取最大的健康效益。"这一概念强调了健康管理过程是医学行为，同时也强调了中医理论在健康管理中的作用。

综上所述，健康管理的定义为：健康管理是应用现代医学、心理学、营养学、运动学、社会学、管理学等方面知识，以及中医学治未病理论，对个体和群体健康状况以及影响健康的危险因素进行全面监测、评估、干预的过程。通过开展健康促进和健康指导，有效增强居民健康意识，改善群体健康行为，降低发病风险，延缓慢性非传染性疾病发生、发展，从而提高居民的健康水平和生命质量。

二、基本特点

1. 前瞻性 即对引起疾病的风险进行监测、评估及干预，从而防止或延缓疾病的发生发展，提高人群生活质量的同时有效地降低社会的医疗成本，故前瞻性是实现健康管理价值的前提。

2.综合性 即综合运用医学、信息学、管理学等知识对疾病及其危险因素进行分析，并充分调动一切社会卫生资源，制订安全高效的干预措施，建立切实可行的健康管理方案，确保资源使用的最大化，最终达到准确、有效的健康干预目的。故综合性是落实健康管理的保证。

3.全程性 即对个体的健康进行全程关注，做到未病先防、既病防变、愈后防复，实现健康维护的全过程。

4.普适性 健康是人类永恒的话题，且健康管理的服务对象几乎涵盖所有人群，由此决定了健康管理相对其他学科而言有更加广泛的群众基础，其学科具有明显的普适性。

📢**素质提升** -

战国时期名医扁鹊，医术高超，魏文王曾求教于扁鹊："你们家兄弟三人，都精于医术，谁的医术最好呢？"扁鹊："大哥最好，二哥差些，我是三人中最差的一个。大哥治病于病情发作之前（上工治未病），那时候患者自己还不觉得有病，但大哥就下药铲除了病根；二哥治病于病情初起之时（中工治欲病），症状尚不十分明显，患者也没有觉得痛苦，二哥就能药到病除；我治病于病情十分严重之时（下工治已病），患者痛苦万分，家属心急如焚。此时，他们看到我在经脉上穿刺，用针放血，或在患处敷以毒药以毒攻毒，或动大手术直指病灶，使重症患者病情得到缓解或很快治愈，所以我名闻天下。"魏王大悟。这种"上医治未病"的思想，可谓是中国古人对健康管理最精辟和朴素的概括。

- -

三、基本步骤及常用服务流程

（一）基本步骤

健康管理是一种前瞻性的卫生服务模式，一般有以下三个基本步骤。

1.了解和掌握健康状况，开展健康状况检测和信息收集 具体收集信息包括：个人一般情况（性别、年龄等），目前健康状况和疾病家族史、生活方式（膳食、体力活动、吸烟、饮酒等），体格检查（身高、体重、血压等）和血、尿实验室检查（血脂、血糖等）。

2.评价健康状况，开展健康风险评估和健康评价 根据所收集的个人健康信息，对个人的健康状况及未来患病或死亡的危险性用数学模型进行量化评估。主要目的是帮助个体综合认识健康风险，鼓励和帮助人们纠正不健康的行为和习惯，制订个性化的健康干预措施并对其效果进行评估。

3.改善和促进健康，开展健康危险干预和健康促进 在健康风险评估的基础上，为个体或群体制订健康计划，以多种形式来帮助个人采取行动，纠正不良的生活方式和习惯，控制健康危险因素，实现个人健康管理计划的目标。与一般健康教育和健康促进不同的是，健康管理过程中的健康干预是个性化的，即根据个体的健康危险因素，由健康管理师进行个体指导，设定个人目标，并动态追踪效果。

（二）常用服务流程

健康管理的常用服务流程由以下四个部分组成。

1.健康体检 是以人群的健康需求为基础，按照早发现、早干预的原则来选定体格检查的项目。检查的结果对后期的健康干预活动具有明确的指导意义。

2.健康评估 通过分析个人健康史、家族史、生活方式和有关精神压力等问卷获取的资料，可以为服务对象提供一系列的评估报告，其中包括用来反映各项检查指标状况的个人健康体检报告、个人总体健康评估报告、精神压力评估报告等。

3.健康干预方案的制定 可以通过去健康管理服务中心咨询或通过电话向健康管理师咨询的方式进行。内容包括：解释个人健康信息和健康评估结果及其对健康的影响，制订个人健康管理计划，提供健康指导，制订随访跟踪计划等。

4.个人健康管理后续服务 可以根据个人及人群的需求提供不同的服务。其形式主要有通过互联网查询个人健康信息和接受健康指导，定期寄送健康管理资讯和健康提示；提供个性化的健康改善行动计划；监督随访健康管理计划的实现状况、主要危险因素的变化情况；健康教育课堂等。

四、智能健康管理的概念及研究内容

（一）概念

智能健康管理是整合医疗与信息技术相关部门的资源，研究健康管理信息的获取、传输、处理和反馈等技术，实现区域一体化协同医疗健康服务，建立高品质与高效率的健康监测体系、疾病防治服务体系、健康生活方式与健康风险评价体系，进行健康评价、制订健康计划、实施健康干预等过程，达到改善健康状况、防止常见病和慢性病的发生和发展、提高生命质量、降低医疗费用的目的，最终实现全人、全程、全方位的健康管理。

（二）研究内容

1.数字健康 是记录健康信息，通过互联网和其他相关医疗信息化系统在医疗健康行业的应用，使个人主动参与疾病诊疗和健康管理，提高医疗机构向患者传递医疗服务的效率、效果和质量。

2.移动健康 是把计算机技术、移动通信以及信息技术应用于整个医疗过程的一种新型现代化医疗方式。目前，在该领域的主要应用有：远程数据采集、远程监控、疾病与流行病传播跟踪、诊断与治疗支持、无缝隙监护与健康管理、教育与通知、针对医疗工作者的交流与培训、开发与运用便携式医学传感终端。特别是在医疗资源相对匮乏的偏远地区，移动健康干预可以提供高效、低成本的解决办法。移动健康由于其移动、实时、可靠等突出优势，成为智能健康管理领域主要研发对象。

3. 智能健康　研究方向主要包括心脏病、糖尿病等常见重大疾病的特征参数与诊断模式技术、具有自主知识产权的居民健康档案规范和统一数据交换技术、健康数据中心的云存储技术、区域化协同健康服务体系的云计算技术、多源异构数据融合和智能数据挖掘技术、移动健康管理的多媒体交互技术、数字健康的信息安全体系等。

📖 **知识链接** -

亚健康的概念

基于健康和疾病（狭义）的认识，人们发现有相当一部分人既不属于健康范围，也不满足疾病的诊断标准，而是处于两者之间，因此称为"亚健康"或"亚健康状态"。基于近年来中国学者对亚健康概念与内涵的理解和认识，中华中医药学会在2006年发布的《亚健康中医临床指南》中将亚健康定义为："亚健康是指人体处于健康和疾病之间的一种状态。处于亚健康状态者，不能达到健康的标准，表现为一定时间内的活力降低、功能和适应能力减退的症状，但不符合现代医学有关疾病的临床或亚临床诊断标准。"处于亚健康状态者，如不及时加以干预，有可能进一步发展为疾病，当然也可通过积极的治疗使机体恢复到健康状态。

- -

任务二　健康管理的溯源与发展

一、健康管理在国外的发展

美国近代健康管理的兴起是市场需要和人类知识积累的结果，日益增长的医疗费用以及因健康问题造成的生产效率下降威胁到美国的经济，催生了健康管理。通过健康管理计划，仅在1978—1983年的5年间美国居民冠心病发病率下降16%，高血压发病率下降4%。在过去30多年中，西方国家通过有效的健康管理，使90%的个人、单位的医疗开支大幅度减少。

近30多年来，随着保险业的发展，美国健康管理发展迅速，已逐步走向成熟。健康管理服务组织的形式趋于多元化，包括医疗集团、健康促进中心、社区服务组织、健康管理公司、医学健身中心、医学健身学会等。实践证明，健康管理能够有效地改善大众的健康状况，明显降低医疗费用的支出，为美国的经济发展和社会进步发挥越来越重要的作用。

在欧洲，有约70%的雇主为公司员工购买健康管理计划。芬兰的基层社区卫生服务组织从20世纪70年代开始，探索通过改变人群生活习惯的、从源头上控制疾病危险因素的新型健康管理模式，得到了WHO的认可，并倡议在全世界推广。2001年，英国政府提出了21世纪慢性病管理的新策略，并推出了内行患者计划（expert patient program，EPP），在英国国民保健体系（NHS）范围内对慢性病患者实施自我管理。通过这一举措，最大限度地增强患者战胜疾病的自信心和主观能动性，从而达到治愈或延缓慢性病进程的目的。

二、健康管理在我国的发展

（一）历史追溯

在我国，健康管理的历史可追溯到2000多年前。成书于汉代的《黄帝内经·素问》中说道："圣人不治已病治未病，不治已乱治未乱，此之谓也。夫病已成而后药之，乱已成而后治之，譬犹渴而穿井，斗而铸锥，不亦晚乎。"中医学的治未病思想，蕴含着深奥的哲理，对今天的现代健康管理实践依然具有十分重要的指导意义。

（二）发展历程

1975年，世界卫生组织总干事哈夫丹·马勒博士来到中国考察，他看到了1949年以后20多年来中国卫生事业所取得的巨大成绩：卫生工作坚持预防为主的方针；用较短时间建立起遍布城乡的三级医疗预防保健网；创立了适合中国国情的合作医疗制度；多层次、多渠道培养了近130万名乡村医生；广泛开展爱国卫生运动；城市对口支援农村；国家、集体、群众共同集资兴办卫生事业等；特别是实行了"把医疗卫生工作的重点放到农村去"的卫生政策；从而使人民的健康水平迅速提高。可以说，人民健康水平的迅速提高是中国健康管理的成功范例。

我国现代健康管理的概念于20世纪末引进。经过20多年的努力，健康管理学作为医学新学科、医学创新体系、新兴健康产业与健康服务新业态，在学术理论研究和服务实践方面均取得了具有里程碑意义的成果与经验，形成了具有我国特色的健康管理创新理论，造就了一支学术与服务专家队伍，催生了一个新的学科与健康服务新业态，成为健康中国建设中不可或缺的重要力量，在我国慢性病防控中将发挥不可替代的重要作用。

（三）发展现状

1.学术组织与学术活动蓬勃发展 自2005年以来，全国性的健康管理学术组织相继成立，并带动了各省市相关组织的成立。中国医师协会健康管理与健康保险专业委员会、中华医学会健康管理学分会以及中国健康管理协会纷纷成立。2007年，《中华健康管理学杂志》创刊。分会和杂志逐渐成为我国健康管理学术交流的重要平台，在引领和推动学科发展、人才建设等方面发挥了重要作用。

2.健康管理学术理论研究和科研项目逐步开展 2009年由国家科技部生物技术发展中心组织编写的《现代医学创新能力国际比较》和国家"十二五"科技规划中，健康管理学成为现代医学科技五大创新体系之一，健康管理的研究与应用成为国家重点支撑领域和优先发展方向。2015年正式启动了《中华健康管理学》专著的编写工作，并于2017年正式发布，成为世界范围内第一本健康管理专著；2010年开始，陆续出版了健康管理师系列培训教材，现在全国健康管理师的培训已步入正轨。

3.健康管理科技创新研究逐步展开 包括国家科技支撑计划支持的创新研究、省市级科技计划项目、社会力量支持的健康管理适宜技术多中心应用研究等。这些研究促进了健康管理科技创新和成果转化，提升了健康管理（体检）机构的科研能力，加强了健康管理（体检）机构人才培养和服务能力的提高。

4.健康管理队伍不断壮大 全国健康管理示范基地建设持续十多年，促进了健康管理机构规范有序快速发展，涌现出一批社会影响力大的单位和专业技术骨干。健康管理人才队伍初步形成，为健康管理的进一步发展提供了人才保障。

5.健康管理学科进入医院专科排名，极大地推进健康管理学科的发展 2018年，医院健康管理（体检科）首次进入《2017年度中国医院专科声誉和综合排行榜》。健康管理科进入复旦大学医院管理研究所"医院科室排名"，推动了健康管理（体检）科作为独立的科室参加第三方医院管理学术机构开展的学科排名活动，提升了健康管理科室在医院和业界的地位。

6.健康管理人才规范培养有进展 目前已有多所高校开展了"健康服务与管理"四年制本科学历教育，不少单位成立了健康管理硕士点和博士点。

7.健康管理相关企业呈现良好发展趋势 围绕健康管理信息化、适宜技术与产品应用，涌现出了一批转型和新兴企业，在提高健康管理服务品质和能力，推动学科建设与学术交流方面发挥着重要作用。

（四）健康管理面临的形势和机遇

1.世界范围的卫生革命 世界卫生组织提出"21世纪人人享有健康"，21世纪医学应以人类健康为主要研究对象，当今医学发展趋势已经从以治病为目的和对高科技的无限追求转向预防疾病和损伤、维护和提高公众的健康。世界范围内以健康为中心的研究与应用风起云涌，推动了健康管理学快速发展。

2.政策支持 国家以及政府相关部门自2010年以来颁布的很多重要文件，一定程度上支持了健康管理发展。《国务院关于促进健康服务业发展的若干意见》《健康中国2030规划纲要》《国务院关于实施健康中国行动的意见》等相继颁布，开启了"健康中国"建设新纪元。以大卫生观、大健康观为指导，以人民健康为中心，坚持预防为主，努力实现医学目的和医学服务模式转变的新局面将逐渐出现。

3.慢性病防控形势不容乐观 国民健康需求持续增长和我国慢性病增多的严重威胁，催生和促进健康管理的快速发展。慢性病不仅严重威胁人类健康，而且影响社会经济发展，我国慢性病防控形势更加严峻。坚持预防为主的方针，实现由治病为中心向以健康为中心转变，大力推动健康管理发展，将大大提高慢性病防控效果。

4.积极应对人口老龄化 社会经济的发展使得人们预期寿命延长，老龄人口基数大，群体发病率高，社会负担加重。以疾病为基础的医学模式将向以老年人需求为核心的综合关怀模式转变，必须创新医养结合新模式，老年健康管理也将兴起。

（五）健康管理学面临的挑战

要突破影响健康管理建设与发展的主要瓶颈问题，实现健康管理大发展，需要应对以下问题：①健康管理学科应争取早日进入国家临床学科目录；②健康管理学历教育要进入国家医学教育体系；③建立健康管理机构建设规范与标准；④规范健康管理的服务模式、路径与技术方法；⑤与商业健康险相结合建立健康管理医学服务收费体系。

目标检测

习题

单选题

1.关于健康的说法，正确的是

  A.健康是一维的   B.健康指的就是没有疾病

  C.健康指的是躯体健康、心理健康   D.健康指的是社会功能状态完好

  E.健康与疾病是阶段性、连续性的过程

2.健康管理的定义是指对个体和群体的健康进行管理，其内容不包括

  A.健康危险因素干预   B.监测

  C.进行疾病治疗   D.分析、评估

  E.提供健康咨询

3. 健康管理最重要的内容是

A. 认识健康状况

B. 对个体或群体的健康进行监测、分析、评估

C. 树立健康理念

D. 建立健康行为

E. 找出患病风险及主要危险因素

4. 现代健康管理的思路和实践最初出现在

A. 英国   B. 美国

C. 法国   D. 德国

E. 中国

5. 中医有关治未病的文字记载最早出自

A.《黄帝内经·素问》   B.《庄子·内篇》

C.《伤寒杂病论》   D.《千金要方》

E.《丹溪心法》

（刘　静）

项目二　健康管理基本策略

PPT

学习目标

1. 掌握健康管理基本策略的分类和涵盖内容。
2. 熟悉生活方式管理策略步骤。
3. 了解生活方式管理行为分阶段转变模式。
4. 学会运用生活方式管理干预技术进行健康干预。
5. 培养"以健康为中心""以人为本"的理念。

情境导入

情境描述　烟草危害是严重的公共卫生问题之一，全世界每年因吸烟死亡达250万人之多，世界卫生组织已将烟草流行问题列入全球公共卫生重点控制领域。

在吸烟的房间，尤其是冬天门窗紧闭的环境里，室内不仅充满了人体呼出的二氧化碳，还有吸烟者呼出的一氧化碳，这会使人感到头痛、倦怠，工作效率下降，更为严重的是在吸烟者吐出来的冷烟雾中，烟焦油和烟碱的含量比吸烟者吸入的热烟含量多1倍、苯并芘多2倍、一氧化碳多4倍、氨多50倍。

讨论　烟草对人类健康的影响有哪些？

健康管理的基本策略是通过评估和控制健康风险，达到维护健康的目的。研究发现，冠心病、脑卒中、糖尿病、肿瘤及慢性呼吸系统疾病等常见慢性非传染性疾病都与吸烟、饮酒、不健康饮食、缺少体力活动等因素有关。

慢性病往往是"一因多果、一果多因、多因多果、互为因果"。各种危险因素之间及与慢性病之间的内在关系已非常明确，慢性病的发生、发展一般遵循"正常健康人→低危人群→高危人群→疾病→并发症"的自然规律。从任何一个阶段实施干预，都将产生明显的效果，而且干预越早效果越好。健康管理的基本策略有6种，分别是生活方式管理、健康需求管理、疾病管理、灾难性病伤管理、残疾管理和综合的人群健康管理，现分别进行介绍。

任务一　生活方式管理

生活方式和人们的健康和疾病密切相关，根据世界卫生组织的研究数据，在影响健康的主要因素中，有60%为生活方式因素。生活方式因素在人类死因中占45%左右，并且其对健康的影响将越来越显著。

一、概念

狭义的生活方式指个人及其家庭的日常生活中形成的具有规律性的行为方式，包括衣、食、住、行以及闲暇时间的利用等。广义的生活方式包括劳动生活、消费生活和精神生活（如政治生活、文化生活、宗教生活）等。因此，生活方式一旦形成，就有一定的稳定性和相对独立性。生活方式对健康的影响具有双向性。良好的生活方式对健康具有维护、改善与促进作用，从而能有效减少或延缓疾病的发生，而不良生活方式（即有害健康的生活方式）对健康的负面影响也是多方面的，如过多的社会应酬、吸烟、过量饮酒、缺乏运动、过度劳累等，会对人体产生慢性的、潜在的，甚至是不可逆的危害。通过健康促进技术，可以帮助人们改变不良行为和生活习惯，减少健康危险因素对健康的损害，预防疾病，改善健康，因此，采取生活方式管理是必要的，也是必需的。

生活方式管理是通过健康促进技术来帮助人们远离不良行为，减少健康危险因素对健康的损害，预防疾病，改善健康。目前膳食、体力活动、吸烟、饮酒、精神压力等因素是生活方式管理的重点。

二、特点

（一）以个体为中心，强调个体对自己的健康负责

通过调动个体的积极性，帮助个体作出最佳的健康行为选择。生活方式管理的目的在于提倡人们坚持有利于健康的生活方式，如戒烟限酒、适度运动、均衡膳食等；避免或中止不健康的生活方式，如吸烟、过量饮酒、缺乏运动、过度劳累等。

（二）以预防为主，有效整合三级预防

预防是生活方式管理的核心，其含义不仅仅是预防疾病的发生，还在于逆转或延缓疾病的发展历程。一级预防是在疾病还没有发生时进行的预防，属于病因预防。二级预防是在症状出现以前发现疾病或在疾病早期、可治愈的阶段发现疾病等。三级预防是在疾病症

状已经出现时，减慢疾病的进程并促进康复，通过治疗和康复，减少患者的痛苦，减轻病情、致残程度，恢复有效功能，防止并发症、残疾、死亡，延长寿命，提高生活质量。三级预防在生活方式管理中都很重要，其中尤以一级预防最为重要。针对个体和群体的特点，有效地整合三级预防，而非片面地采用三个级别的预防措施，是生活方式管理的重点。

（三）通常与其他健康管理策略联合进行

与许多其他的医疗保健措施不同，以预防为主的生活方式管理通常是最经济且有效的，也是其他健康管理策略的基础，它可以多种不同的形式出现，也可融入健康管理的其他策略中去。

三、干预技术

（一）教育

教育是一种有目的、有组织、有计划、系统地传授知识和技术规范等的社会活动。通过传递知识，使人们确立正确的健康态度，自觉地采纳有益于健康的行为和生活方式，消除或减轻影响健康的危险因素，预防疾病，促进健康。将生活方式管理策略通过教育的手段实施是干预技术中最直观的方式。因此，教育是生活方式管理干预技术的直观体现和基础。

教育应根据教育对象的特征和健康教育的内容选择适当的教育形式。一般分为个别指导、集体讲解和座谈会三种形式。

（二）激励

激励是组织通过设计适当的外部奖酬形式和工作环境，以一定的行为规范和惩罚性措施，借助信息沟通，来激发、引导、保持和规范组织成员的行为，以有效地实现组织及其个人目标的过程。在行为干预过程中，通过正面强化、反面强化、反馈促进、惩罚等措施来进行行为矫正，达到改变不良行为的作用。因此，激励在干预技术中起着至关重要的内驱力作用。

（三）训练

训练是通过一系列的参与式训练与体验，培训个体掌握行为矫正的技术。通过训练，使个体有计划、有步骤地学习和掌握生活方式的管理技术，不断提升个体的生活方式管理能力，这是生活方式管理干预技术中最高效的技术。训练一般包括讲课、示范、实践、反馈、强化和家庭作业六个部分：①通过讲课在教室里教授技术被合理利用的案例；②示范并详细描述技术行为；③让参与者真正实践，亲自动手练习新技术；④由训练人向学员提供行为适度和效度的反馈信息；⑤提供奖赏性反馈来强化训练行为，如口头褒扬或物质奖励；⑥布置家庭作业帮助学员保持训练习惯。

（四）营销

营销是利用社会营销技术推广健康行为，营造健康的大环境，促进个体改变不健康的行为，是生活方式管理干预技术中最具社会性的手段。营销的前提是明确社会群体中不同人群的不同需求，抓住不同人群的不同需求。

四、管理行为分阶段转变模式

根据行为改变的阶段变化模型，行为的改变是由一连串事件组成的连续过程。具体而言，行为改变阶段包括前意向阶段、意向阶段、准备阶段、行动阶段和维持/巩固阶段。

（一）前意向阶段

在此阶段个体尚没有意识到自己的行为存在问题，因此，在此阶段需要有专业人士帮助发现问题，并解释不良行为可能带来的危险。

（二）意向阶段

此时，个体意识到了行为存在的问题，同时也能够明白改变可能带来的好处，打算在近期内（一般为6个月）行动，但同时也意识到改变行为的代价。在此阶段需要专业人士帮助分析行为改变的得失，促进改变的信念和决心。

（三）准备阶段

此时，个体已经下定决心要改变，且已打算在未来一个月内改变自己的行为，或者是目前已经在尝试着对自身行为方式作出一些改变。在此阶段需要专业人士帮助分析行为改变的困难及其解决办法，获得外部支持，激发自身的潜能。

（四）行动阶段

指在过去的6个月内，行为已经开始改变。此阶段个体已经出现了维持性行为变化，但持续时间不超过6个月，需要大量的社会支持，身边的人要经常对其强调长期坚持的好处。

（五）维持/巩固阶段

行为的改变已经维持一段时间（一般为6个月或更长）。减少诱惑和增加信心有利于保持更长时间，直到形成新的习惯。因而在此阶段，个体仍需要长期支持，及时鼓励，预防复发。

这5个阶段的发生是一个循环往复的过程，人们会以各自不同的速度或节点，在这几个阶段中一遍又一遍地循环重复。通常人们处于前几个阶段的时间会相对长一些，而且往往会在行动阶段或维持阶段功亏一篑，而不得不再次重复前面的几个阶段。

五、生活行为干预措施和方法

根据行为改变的阶段变化模型，每个个体是否能从一个阶段过渡到另一个阶段取决于每个阶段的认知过程，认知过程和五个变化阶段的整合才能有效促进个体行为的改变。行为改变过程及其常见的干预方法如下。

1.意识觉醒　指提高对不良行为及其结果的感知，可应用健康咨询、媒体宣传等办法进行干预。

2.情感体验　在行为改变初期会出现一些负性情绪，而减轻负性情绪有利于行为矫正。可用的方法主要是行为治疗如角色扮演、成功实例见证等。

3.自我再评价　从认知和情感方面评估自己有某种不良习惯和无某种不良习惯自我意象的差异。自我价值认定、健康角色模式和心理意象等技术有助于完成这一过程。

4.环境再评价　从认知和情感方面评估某些习惯对社会的影响，也包括对他人所起到的好的或不好的角色示范的感知。可采用同情训练和家庭干预等方法进行干预。

5.自我决意　指人们改变行为的信念和落实信念的许诺。

6.关系帮助　为行为的改变寻求和使用社会支持。家庭支持、同伴帮助、电话咨询等是获得社会支持的有效途径。

7.反制约　学习用健康的行为替代不健康的行为。可应用放松、厌恶和脱敏疗法。

8.强化管理　适时地在一定的行为改变方向上提供结果强化。这一时期可用行为契约策略。

9.刺激控制　去除强化不健康行为的暗示，激励有利于健康的改变。可通过环境再造、自我帮助小组等方法实现干预。

10.社会解放　社会规范使所有人行为的变化向着有利于健康的方向发展。可应用政策改变或健康促进方案达到。

六、策略步骤

（一）收集生活方式信息

首先要收集管理对象的生活方式信息，包括饮食、起居、运动、娱乐、嗜好等。同时还需要了解管理对象的价值取向和对健康行为的态度等。

（二）评估行为危险因素

根据管理对象的生活方式，分析判断存在的健康危险因素，如饮食结构不合理、吸烟、酗酒、生活不规律、睡眠不足、缺乏体力活动,工作压力大等。

(三)判断行为改变所处的阶段

评估确定管理对象所处的行为改变阶段后,再依据行为改变的干预策略,针对每个人所处的具体阶段,确定有针对性地帮助改变行为的办法。

(四)制订和实施管理计划

根据个体行为改变所处的阶段,提出阶段计划,并与管理对象进行沟通。在管理对象接受行为改变的建议并尝试进行行为改变后,应当为管理对象制订该行为改变的阶段计划并鼓励其付诸实践。

生活方式管理一般需要较长时间才能出现管理效果,所以管理者和管理对象都应该要有耐心,改变不良的生活方式是防治许多慢性病的有效方式,一旦显效,其效果稳定而长久,具有较好的预防价值。

📢 素质提升 -

伍连德(1879—1960),字星联,祖籍广东台山。他是中国卫生防疫、检疫事业、微生物学、流行病学、医学教育和医学史等领域的先驱,设计了中国第一只口罩,在人类历史上第一次通过隔离等办法应对城市发生的传染病疫情,创建了中国第一个海港检疫所,撰写了第一部英文版的中国医学史,作为首位华人于1935年被提名为诺贝尔生理学或医学奖候选人。

1910年年末,肺鼠疫大流行,引发严重公共卫生危机,而立之年的伍连德临危受命,救国人于水火之中。他出任全权总医官,深入疫区领导抗疫工作,仅历时4个月即彻底消灭鼠疫。此后还多次成功主持鼠疫、霍乱的大规模防疫。

梁启超评价伍连德:"科学输入垂五十年,国中能以学者资格与世界相见者,伍星联博士一人而已。"

- -

任务二 健康需求管理

一、概念

健康需求是指从经济和价值观念出发,人们愿意而且有经济消费能力的相关卫生服务量。从个体层次,健康需求有两种类型,一是由需要转化而来的需求,主要取决于个体的自身健康状况，与居民本身是否察觉到有某种或某些健康需求有关，还与其收入水平、社会地位、享有健康保障制度、交通便利程度、风俗习惯以及医疗卫生机构提供的服务类型和质量等多种因素有关。二是没有需要的需求，通常由不良的就医和行医两种行为造成，如加大处方、延长不必要的住院时间、做不必要的检查等。健康需求管理是通过帮助健康消费者维护自身健康和寻求恰当的卫生服务，控制卫生成本，促进卫生服务合理利用的一种管理方式。

常见的健康需求管理，主要通过为人们提供各种可能的信息和决策支持、行为支持以及其他方面的支持，帮助其在正确的时间、正确的地点、寻求恰当的卫生服务，指导个人恰当地选择医疗保健服务，其实质是通过帮助消费者维护自身健康以及寻求恰当的医疗保健，来控制健康消费的支出和改善对医疗保健的利用。

二、实现途径

健康需求管理主要有两种实现途径：一种是通过对需方的管理来实现，另一种是通过对供方的管理来实现。前者主要包括：寻求手术的替代疗法，帮助患者减少特定的危险因素并采纳健康的生活方式，鼓励自我保健干预等；后者可通过对患者进行健康教育，提倡对医疗服务的理性消费，提供24小时电话免费咨询服务，通过互联网等多种管理方式来指导个体正确地利用各种医疗保健服务来满足自己的健康需求。

三、管理方法

1.自我保健服务　包括电话咨询，临床检验、体检的结果解答，寻医问药等。

2.就医服务　为门诊患者定专家、定时间、定地点，给予绿色通道挂号、预约专家、陪同就医、帮助取药、联系住院床位等。

3.转诊服务　联系医疗机构、预约专家等相关业务。

4.数据库服务　基于互联网的卫生信息数据库服务。

5.健康课堂　定期派出专家到客户企业咨询、指导、检查、讲课等。

健康需求管理是一个动态的过程，它以确认需求开始，再进行需求分析，力图实现客户需求性的最佳结合，最终得到满足客户需求的最佳解决方法。

四、影响因素

每个人感知到的卫生服务需要（即个人对疾病重要性的看法），是影响健康服务需求的最重要因素，它决定了个体寻求卫生服务来处理或预防疾病的方法。主要包括：个人关于疾病危险和卫生服务益处的知识；个人感知到的推荐疗法的疗效；个人评估疾病问题的能力；个人感知到的疾病的严重性；个人独立处理疾病问题的能力；个人对自己处理好疾病问题的信心。

除此之外，还包括人们的健康观念、健康状况、国家的医疗卫生体制、经济因素以及卫生服务供给状况等。

任务三　疾病管理

一、概述

（一）疾病管理概念

以疾病管理为核心的健康管理是指基于循证医学准则和增强患者自我管理能力的策略，对具有潜在健康风险的人群、慢性病患者、急症患者群体、严重疾病患者等群体的健康危险因素进行全面分析、评估、监测、预防、维护和改善的持续性保健服务管理活动。根据美国疾病管理协会的定义，疾病管理是一个协调医疗保健干预和与人沟通的系统，强调患者自我保健的重要性。

疾病管理跨越很多部门，整合了很多资源，包含人群识别、循证医学的指导、医生与服务提供者协调运作、患者自我管理教育、过程与结果的预测和管理以及定期的报告和反馈。

（二）疾病管理特点

1.目标人群是患特定疾病的个体　疾病管理以人群为基础，重视疾病发生发展的全过程（高危的管理，患病后的临床诊治、保健康复，并发症的预防与治疗等）管理，强调预防、保健医疗等多学科的合作，提倡资源的早利用，减少非必需的医疗花费，提高卫生资源和资金的使用效率。

2.关注个体或群体连续性的健康状况与生活质量　不以单个病例和（或）其单次就诊事件为中心，而是关注个体或群体连续性的健康状况与生活质量。

3.强调医疗卫生服务及干预措施的综合协调　疾病管理关注健康状况的持续性改善过程。

（三）疾病管理目标

疾病管理的实质是在不降低医疗服务质量的前提下，提高患者的生存质量，降低医疗费用。其最终目标是通过健康产业链的各组织和部门间的相互协作，提供持续、优质的健康保健服务，以提高成本效益或得到最佳效果、降低成本，并在此基础上提高疾病好转率和目标人群对健康服务的满意度。

（四）疾病管理方式

疾病管理强调注重临床和非临床相结合的干预方式。

二、实施过程

（一）疾病管理的执行模式

1.初级疾病管理模式　即一个患者被分配给一个疾病管理者。此模式适用于需要加强干预和持续照顾的患者，因此适用于极高危的个体管理，费用较高。

2.团队疾病管理模式　即多个患者被分配给一个疾病管理者的管理模式，是常用的一种模式。其特点是费用低，适用于病情不是很严重的患者。

（二）患者分层

分层的目的：确定随访接触的强度；掌握和综合分析患者临床资料；根据患者的情况分配给合适的疾病管理责任人。一般来说根据患者的临床资料和已有的规则可将患者分为3~5层，不宜太多，否则会带来管理困难。

（三）制订保健计划

通常有两种方法，一是由疾病管理者制订，二是通过临床资源系统提供计划。无论应用哪种方法，均应根据患者的实际情况，在患者的共同参与下，分步骤设立具体的管理目标，逐步达到最终的管理目标。

（四）执行保健计划

1.评价患者　通过询问的方式对患者进行评价。

2.干预　执行保健计划常用的疾病管理干预方式有电话咨询指导、邮寄或通过网络阅读健康教育资料和个人在诊所或上门家访等方式。对于一些危险度低的患者，可采用邮寄健康教育材料或网络阅读的干预方式；多数患者的管理需要采用电话干预的方式；对行动困难的老年人、残疾患者或者有特殊困难的家庭，则一般采用上门家访的方式。

3.患者自我管理　疾病管理成功的关键是患者是否具有足够的自我管理能力，即患者对自己疾病的认知度、对就医的配合度或依从性、对不良生活和行为方式的矫正能力等。

4.需求管理　主要是指因患者遇到某些临床情况要求得到回答和解决而开展的管理。需求管理包括临床判断、制订疾病管理工作指南、分类3个方面。

（1）临床判断　当患者提出问题时，应根据疾病管理者的经验和专业知识回答，记录可以是叙述性的，也可以用"SOAP"的格式，即主观（subjective）、客观（objective）、评价（assessment）和计划（plan）。

（2）制订疾病管理工作指南　通常是按照症状和体征，以处理的轻重缓急分类而制订的。

（3）分类　疾病管理过程中需要决策时最准确的方法是分类法。这种方法是预先设计好表格，每一项回答为是或否，通过填写表格最后得出结论，如转诊、在社区卫生服务站常规就诊或建立家庭病床等。

（五）疾病管理效果评价

评价干预效果应考虑以下几个方面。①临床治疗情况：临床指标、并发症、发病及死亡情况等。②经济情况：医疗费用、住院、急诊和门诊次数、误工天数、生活质量等。③患者表现：患者对医生的依从性、患者的自我管理能力。④服务质量：患者的满意度、医生的满意度和管理者的满意度。

疾病管理以人群（包含个体）为基础，重视疾病发生发展的全过程，强调预防、保健、医疗等多学科的合作，通过改善医生和患者之间的关系，建立详细的医疗保健计划，以循证医学方法为指导，对于疾病相关服务（高危的管理，患病后的诊疗、保健康复，并发症的预防与处理等）提出各种针对性的建议、策略来改善病情或预防病情加重，并在临床和经济情况评价的基础上力争达到不断改善目标人群健康的目的。

📖 **知识链接** -

医学模式

医学模式是指在医学科学发展过程和医疗服务过程中，在某一时期形成的健康观和疾病观，是对医学重要观念的总体概括，同时也是人们对待或处理疾病和健康问题的态度或方式。

它是一种认知模式，更是一种行为模式。在人类医学发展过程中，既有脱胎于巫蛊之术的神灵主义医学模式，也有在细菌学、免疫学之上发展起来的生物医学模式。医学模式随着人类认知的发展而不断系统化、成熟化，并在医疗实践中迭代变化，但归根到底，医学模式的流变，都是根植于医疗服务和医疗管理的需要，与社会发展息息相关，对人类的影响具有普遍性和广泛性。

医学模式的演变过程包括：神灵主义医学模式、自然哲学的医学模式、机械医学模式、生物医学模式、生物—心理—社会医学模式、4P医学模式（即具有预防性、预测性、个体化和参与性的医学模式）。

- -

任务四　灾难性病伤管理

一、概念

灾难性病伤管理是指为发生灾难性病伤的患者及其家庭提供的各种医疗保健服务，是疾病管理的一个特殊类型。这里的"灾难性"有两层含义：第一层含义是指重大疾病对患者的身体损伤是"灾难性"的，例如患肿瘤、脏器衰竭、严重外伤等；第二层含义是指所患疾病需要的医疗支出金额巨大，对患者家庭造成"灾难性"影响，巨大医疗支出也被称为"灾难性医疗保健支出"。灾难性病伤是十分严重的病伤，管理复杂，其发生和结果都比较难预测。

二、技术方法

灾难性病伤管理通过协调医疗活动和管理多维化的治疗方案，以减少花费和改善治疗效果。也可通过综合利用患者和家属教育、患者自我保健选择和多学科小组管理，使医疗上需求复杂的患者能在临床、财政和心理上获得最优结果。灾难发生时，要充分利用短缺的医疗资源最大限度地提高救治效率。所以要对救治工作进行标准化。灾难时期的标准化救治服务被称作紧急标准服务（CSC），包含5种重要元素：①救治过程必须以符合伦理学要求为基础，做到公正、透明、连续、均衡和有责任心。②借助依托的社区机构，提供预约、教育和沟通。③CSC过程必须符合法律规定。④明确适应证、诱因及责任规定。⑤基于证据的临床过程和操作。

面对灾难的救援管理，CSC主要由五个系统实施完成，即医院的紧急救护，公共卫生服务，院外服务系统，院前和急诊医学服务，突发事件管理和公共安全。因此，对灾难的成功反应取决于政府、急救医疗系统、公共卫生组织、应急管理、医院设施及门诊等的协调配合。

三、应用

一般来说，优秀的灾难性病伤管理应具有以下特征：及时转诊；综合考虑各方面的因素，制订出适宜的医疗服务计划；具备一支包含多种医学专科及综合业务能力的服务队伍，能够有效应对可能出现的多种医疗服务需要；最大限度地帮助患者进行自我管理；患者及其家人满意。

任务五　残疾管理

一、概念

残疾管理最早来源于美国工伤保险制度，是用于预防残疾、控制成本、提高保障水平和改善服务的一项重要管理手段。残疾管理的具体目标包括防止残疾恶化、注重功能的恢复、实行循环管理和帮助重返社会等。

二、常用技术

残疾管理策略中最早运用的一项技术是个案管理，进入21世纪，残疾管理策略已发展成为由个案管理、周期管理、职业康复和再就业支持等4部分组成的综合性管控技术。

1.有质量的个案管理　早期个案管理技术，主要包括按照严重程度进行伤病分类、医疗证据系统分级、早期介入职业康复和及时完成劳动能力损失测定等。

2.周期管理　1992年美国提取专项基金用于"周期管理"，支付领取长期待遇的工伤人员的医学检查、职业康复和就业安置等费用，促进这类人员重返工作。一方面，"周期管理"有利于及时发现长期待遇领取者残疾变化情况；另一方面，以再就业为最终目标，支持长期待遇领取者重返工作。

3.职业康复　对于经过医学治疗后仍然不能回到原工作岗位的伤者，由美国联邦雇员补偿计划办公室（OWCP）的职业康复专家就近指派签约职业康复治疗师提供职业康复服务，服务最长时间达到2年，最高支付限额为5000美元。此外，必要时职业康复治疗师还可以提供两个月的工作场所跟进服务。法律也要求职工配合以重返工作岗位。如果伤者拒绝接受职业康复服务，则不能享受补偿，如果拒绝重返适宜的岗位，待遇将惩罚性的下降。

4.再就业支持　从1992年开始，OWCP引进再就业支持政策，国会允许联邦雇员补偿计划在OWCP授权的情况下，动用雇员补偿基金资助被私人或公立机构重新雇佣的工伤职工，主要是针对那些难以返回原单位的工伤职工。从1996年开始，OWCP授权康复专家支付给雇主6个月超过75%的工作补偿，其最高支付限额等于完全不能再就业的职工所能享受到的最高残疾赔偿金。

三、作用

残疾管理是雇员补偿制度中的一项重要、系统和综合性的管理策略，各环节设计及由其产生的专业人员协议管理策略互为补充，在控制费用和促进工伤再就业方面取得良好效果，提高了资金的使用效率。

有质量的个案管理和周期管理策略组成工伤保险的"守门人"，有利于提高基金使用效率。

职业康复服务通过专业技术服务和干预，引导工伤职工在生理、心理甚至技能方面达到回归工作岗位的条件，也为工伤职工提供了信息沟通，降低了信息壁垒，促进了工伤职工更加及时、有效地向重返工作岗位方向流动。

任务六 综合的群体健康管理

一、概念

综合的群体健康管理是指通过协调上述不同的健康管理策略，来对群体和个体提供更为全面的健康管理。

一般而言，雇主要对员工进行健康需求管理，医疗保险机构和医疗服务机构需要开展疾病管理，大型企业需要进行残疾管理，保险公司、雇主和社会福利机构会提供灾难性病伤管理。

二、内容

综合的群体健康管理的重要目的是在分析某个群体健康管理需求的基础上，方便健康管理的实施者从整体上制订科学合理的健康管理方案，提升健康管理的效果、效用和效益。

群体健康管理成功的关键在于系统性收集健康状况、健康危险因素、疾病严重程度等方面的信息，以及评估这些信息和临床及经济结局的关联以确定健康、伤残、疾病、并发症、返回工作岗位或恢复正常功能的可能性。

三、程序

综合的群体健康管理一般包含以下基本过程。

1.锁定目标人群 按一定的标准确定进入健康管理项目的目标人群。

2.明确管理目标 一般包括提高人群整体健康水平，降低医疗费用。

3.危险分层 根据目标人群的健康状况和疾病风险情况，将人群进行危险分类，包括有生活行为危险因素的人群、慢性病高危人群、患病人群、残疾人群等。

4.制订保健计划 针对不同人群分类综合应用生活方式管理、疾病管理等策略制订保健方案，并由不同的管理团队负责实施。

5.效果评价 包括危险因素的控制、患病危险性的变化、成本效果评价以及满意度的评价等方面，综合评估人群健康管理效果。

综合的群体健康管理是对人群建立有效的"疾病防御体系"，主要以健康评估技术为核心，依据卫生机构的医疗与健康体检服务、IT业的健康信息整合、保险业的健康资金管理等多个环节融合为完整的健康保障服务链。

目标检测

习题

单选题

1.下列不属于残疾管理常用技术的是

 A.有质量的个案管理   B.周期管理

 C.职业康复   D.再就业支持

 E.社区支持

2.下列不属于综合的群体健康管理基本过程的是

 A.锁定目标人群   B.明确管理目标

 C.危险分层   D.制订保健计划

 E.过程评价

3.不属于优秀的灾难性病伤管理特征的是

 A.及时转诊

 B.综合考虑各方面的因素，制订出适宜的医疗服务计划

 C.具备一支包含多种医学专科及综合业务能力的服务队伍，能够有效应对可能出现的多种医疗服务需要

 D.最大限度地帮助患者进行自我管理

 E.社会满意

4.关于疾病管理，不准确的是

 A.基于循证医学准则   B.协调医疗保健干预和与人沟通的系统

 C.强调患者自我保健的重要性   D.支撑医患关系和保健计划

 E.评估临床效果

5.以下不属于生活方式管理项目的是

 A.饮食合理   B.环境卫生

 C.不吸烟   D.适当运动

 E.规律作息

（刘　静）

项目三　健康管理基础知识

PPT

学习目标

1.掌握流行病学和健康教育的基本概念、方法；营养、运动、心理、睡眠干预的常用技能和方法。

2.熟悉健康教育的基本理论；营养、运动、心理、睡眠干预的相关理论知识。

3.了解健康干预技术的应用。

4.学会运用所学相关知识及干预方法和技能进行健康管理。

5.培养尊重生命、关爱生命的价值观和人文关怀精神。

情境导入

情境描述　为了解某地40岁以上常住居民糖尿病的患病情况及其影响因素，2022年7月，某研究者采用单纯随机抽样的方法，从当地3个县级医疗机构中各随机抽取了200名住院患者作为糖尿病筛检对象，按照WHO推荐的糖尿病诊断标准检测空腹血糖，结果该600名对象中初筛为糖尿病者共185名。该研究者据此报道当地40岁以上常住居民的糖尿病患病率为30.8%。

讨论　1.该研究采用了何种流行病学研究方法？

　　　　2.该结论是否可靠？为什么？

健康管理过程需要多学科基础知识的融合，其中涉及流行病学、循证医学、健康教育学、营养学、心理学等知识。本章将上述学科在健康管理中所涉及运用的常见知识进行介绍，为后续应用及健康管理干预奠定基础。

任务一　健康管理方法学基础

流行病学和循证医学方法是研究群体现象的重要方法，广泛应用于医学各个领域。健康管理也不例外，科学的健康管理需要应用流行病学与循证医学的相关理论与技术。

一、流行病学概述

流行病学是研究人群中疾病、健康状况和事件的分布规律及其影响因素，以及防治疾病和促进健康的策略和措施的学科。流行病学是一种重要的方法学。流行病学方法主要包括观察性研究、试验性研究和理论性研究等方法。常见的流行病学方法及分类如图3-1所示。

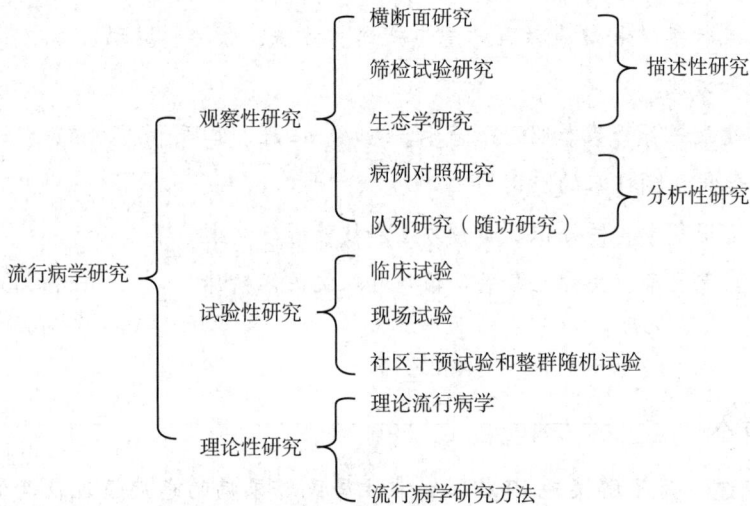

图 3-1　流行病学研究方法分类

二、常用流行病学研究方法

（一）现况研究

1.概念　现况研究是按照事先设计的要求在某一特定人群中，应用普查或抽样调查的方法收集特定时间内某种疾病或健康状况及有关特征的分布特征，从而为进一步开展分析性流行病学研究提供病因或流行因素的线索。这种调查研究是在特定时间断面的资料，也称横断面研究。

2.用途　现况研究的主要用途如下。

（1）了解某疾病或健康状况在特定时间、地区及人群中的分布。

（2）探讨某些因素与疾病或健康状况之间的关联，以确定病因假设，供分析性流行病学研究。

（3）评价疾病的干预、防治措施的效果。

（4）了解人群的健康水平。

（5）进行疾病监测。

3.类型　主要包括普查和抽样调查两种。

（1）普查　是指在一定时间内对一定范围内的全部人群均做调查。普查要求完成的时间尽量短，否则人群中的疾病或健康状况会发生变动而影响普查的质量。普查的优点是不存在抽样误差，但不适用于患病率极低及无简便诊断方法的疾病。

（2）抽样调查　指通过随机抽样的方法对特定时间特定范围内的一部分有代表性的对象进行调查，并以此结果估计该人群的疾病或健康状况。抽样的优点是节省时间、人力、物力资源，但设计和实施比较复杂，且不适用于变异度较大的研究。常用的随机抽样方法有单纯随机抽样、系统抽样、分层抽样、整群抽样和多阶段抽样。

4.优缺点

（1）优点　现况调查中常用的是抽样调查。抽样调查的样本一般来自人群，即从一个目标群体中，随机地选择一个代表性样本来进行暴露与患病状况的描述研究，故其研究结果有较强的推广意义，以样本估计总体的可信度较高。其次，现况研究是在收集资料完成之后，将样本按是否患病或是否暴露来分组比较，即有来自同一群体的自然形成的同期对照组，使结果具有可比性。最后现况研究往往采用问卷调查或采样监测等手段收集研究资料，故一次调查可同时观察多种因素，是疾病病因探索过程中不可缺少的基础性工作之一。

（2）缺点　现况研究中，由于调查时疾病与暴露因素一般同时存在，难以确定先因后果的时相关系。再则，现况研究调查得到的是某一时点是否患病的情况，故不能获得发病率资料，除非在一个稳定的群体中，连续进行同样的现况调查。另外，如果在一次现况研究进行过程中，研究对象中一些人若正处在所研究疾病的潜伏期或者临床前期，则极有可能会被误认为是正常人，使研究结果发生偏移，低估该研究群体的患病水平。

📢素质提升

1848—1854年，英国医生Snow针对伦敦宽街霍乱流行进行流行病学调查，创造性地采用霍乱死亡病例死亡地点的标点地图法描述霍乱的空间分布，首次提出霍乱是"介水传播"科学论断，否定了当时"瘴气传播"理论。后来通过禁用被霍乱弧菌污染的饮用水源后，成功控制了霍乱的进一步流行。此次事件成为流行病现场调查与传染病控制的经典实例，Snow也被公认为流行病学先驱和现场流行病学之父。

（二）队列研究

1.概念　队列研究（cohort study）是将研究人群按照是否暴露某因素或暴露程度分为

暴露组和非暴露组，追踪观察两组某事件发生的结局，通过比较两组某结局发生率的差异，判断暴露因素与结局之间有无因果关联及关联程度大小的一种观察性研究方法。

队列研究中的队列是指具有某种共同特征的或共同暴露于某因素的一组人群，如吸烟的人群就是暴露于吸烟的队列。根据研究对象进出队列的时间不同，队列可分为两种，一种是固定队列，指研究人群在相同或一个较短的时间内进入队列，整个随访观察期内成员是固定的；另一种是动态队列，是根据某时期确定队列后，在随访观察期内原有队员可随时退出，新的成员也可随时进入，即整个随访观察期内成员是不固定。

2.**方法**　具体如图3-2所示。

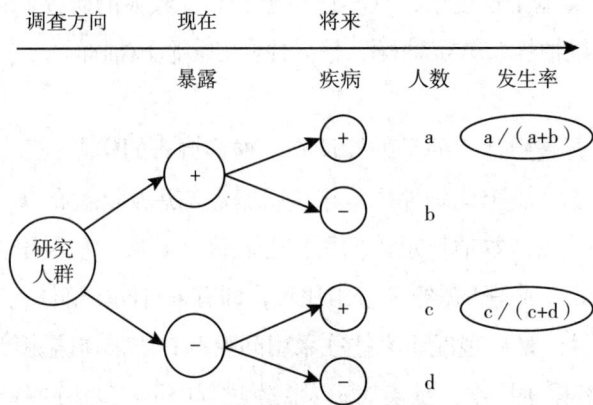

图 3-2　队列研究示意图

3.**特点及用途**

（1）特点　①属于观察法；②设立对照；③前因后果的时间顺序明确；④能确证暴露与疾病的因果关联。

（2）用途　①检验病因假设；②评价治疗效果；③预后评价。

4.**类型**

（1）前瞻性队列研究　研究对象的确定与分组是根据研究开始时所获得的资料进行，研究结局需要随访观察一段时间后才能得到，此种设计模式为前瞻性队列研究。

（2）回顾性队列研究　研究对象的确定与分组是根据历史资料上记载的暴露情况而作出的，研究结局在研究开始时已经存在，此类设计为回顾性队列研究，也称历史性队列研究。

（3）双向性队列研究　即在回顾性队列研究后，继续进行一段时间的前瞻性队列研究，也称历史前瞻性队列研究。

5.**优缺点**

（1）优点　在疾病发生前按是否暴露于某因素分组，所获资料完整，无回忆偏倚；可计算暴露组和非暴露组的发病率，能测量两组间的特异危险度和相对危险度；一次调查可观察多种结果，并能了解疾病的自然史；能直接估计暴露因素与发病的联系强度，且先因后果、时间关系明确，所得联系比较确实可靠；暴露因素的作用可分等级，便于计算剂量–效应关系，样本量大，结果稳定；在有完整资料记录的条件下，可作回顾性历史队列研究。

（2）缺点　观察时间长、费人力、花费高，不能在较短时间内得到结果；准备工作繁重，设计的科学性要求高，实施难度大；暴露人年计算工作量较为繁重；研究罕见病时需要大量研究对象，因而不易收集到完整可靠的资料，故不适用于罕见病的研究。

（三）病例对照研究

1.**概念**　病例对照研究是选择一组患有所研究疾病的患病人群作为病例组，另选一组未患该病的人群作为对照组，分别调查其既往暴露于某个（些）研究因素的情况及其程度，以判断研究因素与该疾病有无关联及其关联程度大小的一种观察性研究方法。

2.**方法**　具体如图3-3所示。

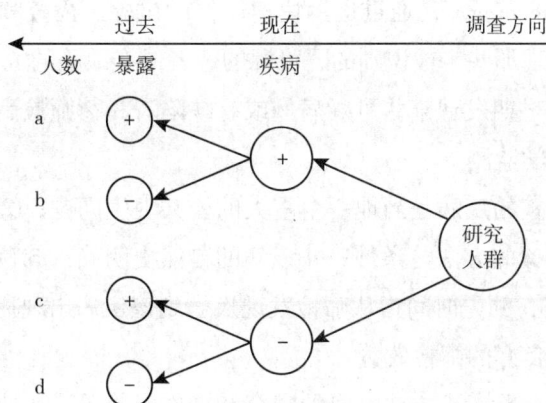

图3-3　病例对照研究原理示意图

3.特点及用途

（1）特点　①属于观察性研究方法；②事先设立对照；③观察方向由"果"及"因"；④一般不论证暴露与疾病的因果关联。

（2）用途　①探索疾病的病因；②疾病预防措施的评价；③药物治疗效果及不良反应的评价；④疾病的预后研究。

4.**类型**　按病例与对照是否配比分为成组设计的病例对照研究和匹配设计的病例对照研究。

（1）成组设计的病例对照研究　指在设计时病例和对照不做匹配，在选择对照组人群时，除对照组人数应等于或多于病例组人数外，没有任何其他限制与规定。

（2）匹配设计的病例对照研究　所谓匹配是指在选择对照时，在某个（些）因素或特征上保持相同或可比，目的是排除匹配因素对研究结果的干扰。按匹配方法不同，可分为频数匹配和个体匹配两种。①频数匹配指在选择对照组时，使所要求匹配的因素在所占的比例上与其在病例组中一致。②个体匹配即以病例和对照的个体为单位进行匹配。

5.优缺点

（1）优点　病例对照研究所需样本量小，病例易获取，因此工作量相对小，所需物力、人力较少，易于进行，出结果快；可以同时对一种疾病的多种病因进行研究；适合对病因复杂、发病率低、潜伏期长的疾病进行研究；在某些情况下，还可以对治疗措施的疗效与副作用作初步评价。

（2）缺点　由于受回忆偏倚的影响，选择合理的对照又较困难，因此结果的可靠性不如队列研究。此外，不能计算暴露与无暴露人群的发病率及相对危险度（RR），只能计算比值比（OR）。

（四）筛检试验研究

1.概念　筛检（screening）是通过运用快速简便的试验、检查和其他方法在大量表面上无病的人群中，去发现那些未被识别的、可疑的患者或有缺陷的人。

2.目的与意义　①早期发现某些可疑病例或有缺陷者；②筛检高危人群；③了解疾病的自然；④开展流行病学监测。

3.应用原则　①筛检的疾病是当地一个重大的公共卫生问题；②具备有效的治疗或预防方法；③有进一步确诊的方法与条件；④该病的自然史明确；⑤该病具有较长的潜伏期或领先时间（lead time），领先时间指从筛检发现疾病到该疾病出现症状而被常规方法诊断的这段时间；⑥预期有良好的筛检效益。

4.筛检试验的评价　除考虑方法本身的安全和操作上简单、快速、方便及价格低廉等因素外，还要考虑试验的真实性、可靠性及收益三个方面。

（1）真实性　又称效度，是指筛检试验所获得的测量值与实际情况的符合程度。评价试验真实性的指标包括灵敏度、特异度和假阳性率、假阴性率、似然比及正确诊断指数等。

（2）可靠性　又称信度，指相同条件下同一试验对相同人群重复试验获得相同结果的稳定程度。可靠性评价指标：①变异系数（coefficient of variance，CV），当某试验是做定量测定时，可用变异系数来表示可靠性。比值越小，可靠性越好。②符合率（agreement rate）又称准确度，当某试验做定性测定时，同一批研究对象两次诊断结果均为阳性与均为阴性的人数之和占所有进行试验人数的比率。③一致性分析，主要评价不同地点或不同操作者对同一试验结果的一致性，可采用Kappa分析。

（五）临床试验

1.概念　临床试验是以患有某种疾病的患者为研究对象，运用随机分配的原则将他们分为试验组和对照组，给予试验组患者某种处理因素干预后，随访观察一段时间，比较两组患者的发病结局，从而判断该干预措施的效果。

2.基本要素　临床试验包括三个基本要素：处理因素、研究对象、干预效应。

3.基本原则　随机原则、对照原则、重复原则、盲法原则。

（六）现场试验

1.概念　现场试验是以社区人群为研究对象，以个体或群体为研究单位，在现场环境下进行的干预研究。现场试验也是将研究对象分为试验组和对照组，将所研究的干预措施给予试验组人群后，随访观察一段时间并比较两组人群的结局，对比分析两组之间效应上的差别，从而判断干预措施效果的一种前瞻性、试验性研究方法。

2.目的　现场试验的主要目的包括：①评价疫苗、药物或健康促进、健康干预措施预防疾病的效果；②评估病因和危险因素；③评价卫生或健康服务措施的质量；④评价公共卫生策略。

📖 **知识链接** --

循证医学

循证医学（evidence-based medicine，缩写为EBM），意为"遵循证据的医学"，又称实证医学，是一种医学诊疗方法，强调应用完善设计与执行的研究（证据）将决策最佳化。

著名临床流行病学家David Sackett教授将EBM定义为"慎重、准确和明智地应用所能获得的最好研究依据来确定患者的治疗措施"，其核心思想是：医疗决策应尽量以客观研究结果为依据。医生开具处方，制定治疗方案或医疗指南，政府机构作出医疗卫生政策等，都应根据现有的、最好的研究结果来进行。

EBM与传统医学有着重要的区别。传统医学以个人经验为主，医生根据自己的实践经验、高年资医师的指导、教材和医学期刊上零散的研究报告为依据来处理患者。结果是一些真正有效的疗法因不为公众所了解而长期未被临床采用；一些实际无效甚至有害的疗法因从理论上推断可能有效而长期、广泛使用。循证医学的实践既重视个人临床经验又强调采用现有的、最好的研究依据。

任务二　健康教育基础

一、健康教育概述

（一）健康教育相关概念

1.健康教育　是以传播、教育、干预为手段，帮助个体和群体掌握卫生健康知识、树立健康观念，以改变不健康行为和建立健康行为为目标、以促进健康为目的所进行的系列活动及其过程的总称。

2.健康促进　是健康教育结合政策、法规、组织和环境的支持及群众的广泛参与，促进、维护、提高人群健康水平的过程。健康促进有广义和狭义两种理解。广义的健康促进指从社会发展层面（经济、生产力、文化等）和社会医学的高度将健康促进视为影响健康的社会决定因素、增进健康的总体战略。它主要由国家和政府主导，进行总体顶层设计与策划，调动、协调各类资源，统筹规划，全面推进。狭义的健康促进是把健康促进本身看作公共健康领域的一项具体工作策略，主要由卫生体系人员操作。

（二）健康教育的定位、作用与原则

1.健康教育的定位

（1）健康教育是健康管理的适宜工具　调动个体和群体的积极性，使之积极配合健康管理师并参与到维护健康的工作中。健康教育作为动员的重要方法、赋权的主要手段，频繁出现在健康管理的各个环节和阶段。

（2）健康管理是实现健康教育效果评价的有效途径　在健康教育工作中，其效果因评价指标难确立、难量化而难实现。健康管理的信息化、标准化、系统化、量化等特点是实现健康教育效果评价的有效途径。

2.健康教育的作用　健康教育是实现初级卫生保健的先导；健康教育是卫生事业发展的战略举措；健康教育是一项低投入、高效益的保健措施；健康教育是提高国民健康素养，动员自我健康管理的有效途径；健康教育是解决看病难，缓解医患矛盾的措施之一。

3.健康教育的原则

（1）思想性原则　指教育内容与党中央保持一致，要传达正确的人生观、价值观和世界观。

（2）科学性原则　指教育内容要正确、准确。

（3）针对性原则　指健康教育内容和形式要符合教育对象的特点。

（4）通俗性原则　指教育内容的深浅难易要符合教育对象的认知能力。

（5）实用性原则　指教育内容要有可操作性，能够解决实际问题。

（6）趣味性原则　指教育形式多样，寓教于乐，让教育对象愿意听、愿意看且乐于接受。

（7）系统性原则　指健康教育是一项经常性的工作，伴随人的一生，要科学规划，系统开展。

（三）健康教育基本理论

1.健康相关行为改变理论

（1）"知信行"理论模式　"知信行"（KABP或KAP）理论模式是西方学者于20世纪60年代提出的行为理论模式。它将人们行为的改变分为获取知识、产生信念及形成行为三个连续过程。"知信行"模式是认知理论和动机理论等在健康教育中的应用，是有关行为改变较成熟的理论模式。该理论认为：卫生保健知识和信息是建立积极、正确的信念与态度，进而改变健康相关行为的基础，而信念和态度则是行为改变的动力。只有当人们了解了有关的健康知识，建立起积极、正确的信念与态度，才有可能主动地形成有益于健康的行为，进而改变危害健康的行为。

（2）健康信念模式　健康信念模式（health belief model，HBM）是西方一些社会心理学家于20世纪50年代提出的。健康信念模式的核心是对相关疾病威胁知觉和行为评估，前者依赖于疾病易感性和疾病后果严重性的认识，后者包括行为改变的有效性、行为改变的投入和收益、行动实施的障碍等评估。所以在健康信念模式中，健康信念的形成主要涉及以下几方面因素：对疾病威胁的认知、对采取健康行为获益的认识和克服困难的决心及提示因素。提示因素是指促进健康行为发生的因素。提示因素越多，个体采纳健康行为的可能性越大。

2.健康传播理论
是健康教育的重要手段和策略。健康传播是有效地传递与健康有关的、影响人们态度和行为方式改变的知识，从而有效地预防疾病、提高人们生活质量和健康水平的过程。按照传播的规模大小可将人类传播活动分为五种类型：自我传播、人际传播、群体传播、组织传播和大众传播。人际传播和群体传播是大众最基本、最常用和最灵活的传播手段。在健康教育社会动员中，组织传播发挥着重要作用。实践表明，多种传播手段的综合运用，是健康教育最有效的干预策略之一。

著名的拉斯韦尔模式（又称"5W"传播模式）抓住了传播的主要方面，综合、简洁地把繁杂的传播现象用5个要素概括。它不但提出了一个完整的传播结构，还提出了对应的5个研究范围和内容，从而形成了传播学研究的5大领域，为传播学研究奠定了基础（图3-4）。

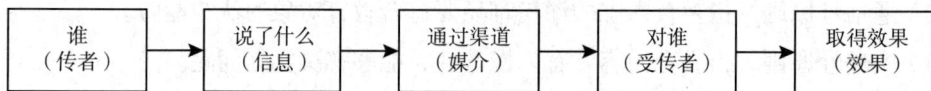

图 3-4　拉斯韦尔 5 因素传播模式

二、健康教育的主要技能与方法

（一）健康教育活动策划

1.健康教育活动策划的定义　健康教育活动策划是指有关人员根据健康教育活动的目的要求，在历史及现状调查基础上，根据掌握的各种信息，分析现有条件，设计切实可行的行动方案的过程，属于活动的设计阶段。健康教育活动策划是活动成功的关键，也是开展一项活动必需的过程。

2.健康教育活动策划的原则　①社会性原则，强调全社会参与、多部门协调；②创新性与可操作性相结合的原则；③可持续原则。

3.健康教育活动策划的步骤　健康教育活动策划主要包括以下 5 个步骤。

（1）调查了解需求　调查的内容可包括法律法规和相关政策、历史资料、社会热点、市场调查、时间、场地、目标人群健康需求等。通过调查可为策划者提供一手资料。

（2）可行性分析　策划者要对策划的可靠性、实施的可操作性和活动的综合效益进行全面、系统的分析和科学论证。可为决策者提供决策参考意见。

（3）协调沟通　在调查和论证的基础上策划者对整项活动有了初步的掌握，为了使活动成功策划与实施，还需积极与各级领导和相关部门事先进行沟通，争取政策、空间、人力、物力等资源的支持。

（4）撰写方案　在取得上级领导和相关部门的支持后，策划者就要着重进行策划方案的设计与撰写环节，包括设计主题、撰写方案提纲、论证具体内容、撰写步骤等。

（5）方案论证及报批　活动的策划方案成形为初稿后，还要经过各方论证才能进行申报审批。最后根据多方建议及领导的批示意见修改定稿。

4.健康教育活动的实施　策划方案批准后要制订行动计划表，由主管领导组织召开方案协调会，按计划落实任务到具体组织或个人之后按计划实施。

（二）健康教育"知信行"问卷设计

1.健康教育"知信行"问卷编制的原则　健康教育知信行问卷在编制时，要把握以下原则：①合理性，问卷必须与调查主题紧密相关；②一般性，问题的设置应具有普遍意义；③逻辑性，问卷的设计有整体感；④明确性，问题设置应直接明了；⑤避免心理诱导倾向；⑥涉及政策、伦理、社会规范个人隐私等敏感问题时应注意保密；⑦问题编制应便于整理与分析。

2.健康教育"知信行"问卷编制的步骤　①初步罗列调查条目；②条目筛选，对提出的调查项目进行分析和筛选，以便精简调查条目；③确定每个调查条目的提问形式和类型；④确定每个条目的回答选项，回答的选项与条目的提问方式和类型有关；⑤预调查及评价，将筛选出的调查条目按一定的逻辑顺序排列，形成初步的调查问卷，可采用专家评价和小组讨论等方法进行初步评价，修改完善后进行小范围的预调查，对调查问卷的可信度、效度等特性进行评价；⑥修改完善，在上述基础上做进一步完善，形成最终的调查问卷。

3.健康教育"知信行"问卷的一般格式　①说明部分与指导语；②资料登录部分；③问卷主体。

4.健康教育"知信行"问卷的问题设计

（1）确定变量类型　变量有数值变量和分类变量两种主要类型。前者收集如身高、体重、血压等数值变量组成计量资料，后者收集如血型、性别等分类变量组成计数资料。

（2）问题和答案形式的设计　问题形式的设计有填空式、是否式、多项选择式、表格式、矩阵式等，答案依据问题形式进行相应的设计。

（3）问题数量和顺序的设计　一份问卷应该包括多少个问题，取决于调查内容、样本性质、分析方法、拥有的人力、财力和时间等各种因素。一般来说，问卷不宜太长，通常以回答者在20分钟以内完成为佳，最长时间不超30分钟。

5.调查问卷的预调查、修改和定稿　初步完成调查问卷设计和确定调查方法后，先由经过培训的调查员在小范围内做预调查，以检验调查问卷的可行性，以及设计的问卷是否与研究目的相符合。预调查是不可缺少的重要步骤。预调查后需要进一步修改和完善内容，形成定稿。

6.评价与使用　应对编制的"知信行"问卷进行分析和评价，分析和评价的内容包括知识题目的难度和区分度分析，信度和效度分析。

（三）健康传播材料制作与使用

健康传播材料是指为配合健康教育活动而制作和使用的辅助材料，它是健康教育信息的有效载体。传播材料多种多样，根据不同的分类方式有以下几种常见的分类：根据传播关系，可分为人际传播材料、组织传播材料、大众传播材料和分众传播材料；根据健康信息载体，可分为纸制材料（书籍、报纸、杂志、折页、小册子、海报、传单等）、声像材料（录音带、录像带、VCD/DVD等）及电子类材料；根据健康信息表现形式，可分为文字图片类、声音类、影像类、电子技术类和新媒体类等。不论哪种形式健康传播材料，都应具备传播速度快、作用范围广、针对性强、信息影响力强，同时内容遵循医学规律等特点。

1.健康传播材料的制作原则　制作健康传播材料时，除了要遵循思想性、科学性、针对性、实用性、通俗性、趣味性、经常性等原则以外，还应考虑可及性原则、及时性原则。

2.健康传播材料的制作程序　健康传播材料的制作程序包括以下七步：①了解分析实际需求；②收集筛选信息，提出制作计划；③信息加工，制作初稿；④编排和设计；⑤预试验；⑥修改设计稿；⑦制作成品。

（四）健康教育讲座

健康教育讲座是健康信息传播最常用的方法，是一种科学也是一种艺术。

1.健康教育讲座的定位　健康教育讲座是以科普的方式将健康领域的科学技术知识、科学方法、科学思想和科学精神传播给公众，从而达到培养公众健康素养和提高公众自我健康管理水平的目的；健康教育讲座属于语言传播，是一种高效的健康传播方法，注重知识传播的同时，更加关注传播过程中的互动及效果的反馈。

2.健康教育讲座技能　健康教育讲座过程一般可分为三个阶段：准备阶段、讲座阶段和答疑阶段，每一阶段的具体内容及原则概述如下。

（1）准备阶段　主要解决"讲什么"的问题，包括讲稿和PPT课件两方面的准备；讲稿是讲座的依据，包括前言、主体和结论三个部分。

（2）讲座阶段　主要解决"怎么讲"的问题，讲座阶段是观点、知识点的表达，是一种语言展示；主要核心是表达技巧和控场技巧，通过合适的语言和肢体表达来实现。

（3）答疑阶段　讲座结束后，讲者需根据现场情况对讲座内容进行答疑。

任务三　健康管理干预基础

一、营养与健康

（一）营养学基础

1.基本概念　人体从外界摄入的营养素，按化学结构和生理功能，可以分为碳水化合物、脂类、蛋白质、矿物质、维生素和水。营养素功能作用主要包括：①构成人体成分；②供给能量；③参与生命活动相关的各种化学反应。以下是与营养相关的几个基本概念。

（1）营养（nutrition）　是人体摄取、消化、吸收、利用食物中各种营养成分，以维持生命活动的生物学过程。

（2）营养成分（nutritional components）　指食物中具有的营养素和有益成分，如蛋白质、水、膳食纤维等。

（3）营养素（nutrients）　是食物中能被人体消化、吸收、利用的各种营养成分，人体必需的营养素约50种，分为六大类：蛋白质、脂类、碳水化合物、矿物质、维生素和水。

（4）能量（energy）　是人体赖以生存的基础，人类一切活动都需要能量，能量不是营养素，它主要来源于食物中的蛋白质、脂肪和碳水化合物。

（5）膳示指南（dietary guideline）　指以现代营养学理论和研究成果为依据，针对人们生活中存在的主要营养问题，以指导人们科学合理用餐的指导原则。

（6）膳食营养素参考摄入量（dietary reference intakes，DRIs）　为一组每日平均膳食营养素参考摄入量的参考值，是设计和评价膳食质量的标准。它包括以下4项指标。

1）平均需要量（estimated average requirement，EAR）　指某一特定性别、年龄及生理状况群体中50%个体对某营养素需要量的平均值。

2）推荐摄入（recommended nutrient intake，RNI）　指可以满足某一特定性别、年龄及生理状况群体中绝大多数（97.5%）个体对某营养素的需要量。

3）适宜摄入量（adequate intake，AI）　指通过观察或试验获得的健康人群某种营养素的摄入量，其准确度不如RNI。

4）可耐受最高摄入量（tolerable upper intake level，UL）　指平均每日可以摄入某营养素的最高限量，该量对一般人群中几乎所有个体都是安全的，但是超过该水平就有健康危险。

2.**营养素**　可满足维持人体正常的生理、生化、免疫功能及生长发育、新陈代谢等生命活动需要，是人体生长发育的关键。

（1）蛋白质　是以氨基酸为基本单位组成的含氮的有机化合物，是人体最重要的营养素之一，是一切生命的物质基础。蛋白质的主要作用是保证生长发育和新陈代谢，其生理功能是：①构成人体组织；②调节生理功能；③供给能量。每克蛋白质提供4kcal的热量。蛋白质的化学结构非常复杂，按营养价值分为以下几类。

1）完全蛋白　含有的必需氨基酸种类齐全、数量充足、比例适当。

2）半完全蛋白　含有的氨基酸种类齐全，但是有的数量不足或比例不适当，可以维持生命但不能促进生长发育。

3）不完全蛋白　含有的必需氨基酸种类不齐全，既不能维持生命，也不能促进生长发育。

蛋白质的基本单位是氨基酸。人体内不合成或合成速度太慢的氨基酸都必须由食物蛋白质供给，称为"必需氨基酸"。合成人体蛋白质的必需氨基酸有8种，即赖氨酸、色氨酸、苯丙氨酸、甲硫氨酸、苏氨酸、亮氨酸、异亮氨酸和缬氨酸。食物中含有的必需氨基酸越多其营养价值越高。动物蛋白，如肉类、蛋类、乳类均含8种必需氨基酸，是优质蛋白。

蛋白质的食物来源分为动物性蛋白质和植物性蛋白质。动物性蛋白质，是人体蛋白质的重要来源。植物性蛋白质含量虽然不算高，但仍然是膳食蛋白质的主要来源。豆类含有丰富蛋白质，氨基酸组成也比较合理，是植物蛋白中的优质蛋白质来源。

（2）碳水化合物 又称糖类，按结构组成可分为单糖、寡糖、多糖和结合糖。主要存在于植物性食物中，糖原是储存于肝脏和肌肉中的碳水化合物。碳水化合物是人类生存的基本物质和能量的主要来源。碳水化合物的主要生理功能包括：①提供能量，每克碳水化合物在体内氧化提供4kcal的热量。②构成机体重要碳源和机体组织结构的重要成分。③调节机体功能，糖和蛋白质、脂类的聚合物和糖类的衍生物是调节机体生理功能的重要物质。

食物来源主要是植物性食物，如粮谷类、根茎类食物、蔬菜、水果等。

（3）脂类 是脂肪和类脂的总称。脂肪由一分子甘油和三分子脂肪酸组成，称为甘油三酯，约占脂类的95%。类脂主要有磷脂、糖脂、类固醇等。

脂类主要营养及生理功能包括：①重要的能源物质，氧化1g脂肪能释放大约9kcal能量。②提供人体必需脂肪酸，如亚油酸、亚麻酸、花生四烯酸等。③辅助脂溶性维生素的吸收，协助脂溶性维生素A、维生素D、维生素E、维生素K和胡萝卜素的吸收。④机体重要组成成分，也是构成各种生物膜的重要成分。⑤脂肪不易传热，能防止散热，可保持体温恒定抵御寒冷。⑥脂肪组织较为柔软，存在于组织器官之间，保护机体免受损伤。脂类也可以增加膳食的美味，促进食欲。

食物的脂类来源是植物性食物和动物性食物。

（4）维生素 是维持人体正常生理功能及细胞内特异代谢反应所必需的一类微量低分子有机化合物。维生素的主要生理功能和作用包括：①参与维持机体正常生理功能，需要量极少，通常以毫克、微克计，但是在维持人体的基本功能（生长、代谢和维持细胞完整性）中不可或缺。②在体内不能合成或合成不足，虽然需要量很少，但必须从食物中获得。③在体内不提供热能，一般也不是机体的组成成分。④维持人体的必需营养物质，具有预防多种慢性退行性疾病的营养功能，在营养学中占有重要地位。维生素可分为脂溶性维生素及水溶性维生素两大类。

1）脂溶性维生素 包括维生素A、维生素D、维生素E、维生素K。脂溶性维生素不溶于水而溶于脂肪及脂溶性溶剂中。

2）水溶性维生素 包括B族维生素（维生素B_1、维生素B_2、维生素B_6、维生素B_{12}、烟酸、叶酸、泛酸及生物素）和维生素C。B族维生素是辅酶的组成成分。水溶性维生素均可溶于水，不溶于脂肪及有机溶剂。

维生素的食物来源主要是来自各类动物性和植物性食物。

（5）矿物质 又称无机盐。人体各种组织器官中约有60余种化学元素，除碳、氢、氧、氮主要以有机物形式存在外，其他各种元素称为矿物质。矿物质是人体的重要组成成分，它既不能提供能量也不能在人体内合成，除排泄外也不能在体内代谢过程中消失，对维持机体正常功能和代谢有重要作用。其中，含量占体重的0.01%以上，人体需要量>100mg/d，称常量元素或宏量元素，如钙、磷、钾、钠、镁、氯和硫。占体重的低于0.01%的其他元素则称为微量元素或痕量元素。

矿物质的主要生理功能包括：①机体的重要组成成分；②维持细胞的渗透压和机体的酸碱平衡；③保持神经、肌肉的兴奋性；④具有特殊生理功能。

（二）合理营养与膳食平衡

1.基本概念

（1）合理营养 人体所需要的营养素摄入充足、全面且均衡。合理营养可维持人体正常生理功能，促进健康和生长发育，提高机体劳动能力、提高抵抗力和免疫力，有利于某些疾病的预防和治疗。

（2）平衡膳食 在营养学上能满足人体对各种营养素和能量的需求，能维持人体正常生长发育、生理功能及体力活动的需要，并且各种营养素之间保持适宜比例的膳食。

平衡膳食需要合理的膳食搭配，没有任何一种天然食物能满足人体所需的全部营养素，因此，膳食必须由多种食物组成。平衡膳食保证三大产能营养素的比例合理，即碳水化合物提供能量占总能量55%~65%，蛋白质提供的能量占10%~15%，脂肪提供的能量占20%~30%。同时，还须做到蛋白质食物来源和脂肪食物来源组成合理及各种营养素摄入量达到供给标准。

2.平衡膳食，合理营养 根据食物营养素的特点，现代平衡膳食组成需包括以下五大类食物。

（1）谷类、薯类和杂粮 统称粮食，主要包括米、面、杂粮等，其中以大米和小麦为主。谷类作为主食，提供了人体所需要的大部分能量、碳水化合物和蛋白质，同时也提供了相当数量的B族维生素和无机盐。

（2）动物类食物 膳食中常用的动物性食物包括禽畜肉、禽蛋类、水产类和乳类。动物性食物是人类优质蛋白质、脂肪、部分维生素和矿物质的重要来源，是人类膳食的重要组成部分。

畜禽肉中含10%~20%蛋白质，所含的必需氨基酸种类齐全、数量多，氨基酸模式接近人体蛋白质氨基酸模式，生物价均在80%以上，肉中含矿物质，其中铁、硫、磷含量较为丰富。

蛋类中含10%~15%蛋白质，氨基酸组成与人体蛋白质接近，适合人体需要，容易被消化吸收利用，是食物中最理想的优质蛋白质。

乳类的营养素种类齐全、组成比例适宜、容易消化吸收，是人类理想食品。

（3）蔬菜、水果和菌类食物　蔬菜的种类非常多，大多数蔬菜水果水分含量高，蛋白质和脂肪含量低，含有一定量碳水化合物，含有丰富的维生素和矿物质，营养价值很高。菌菇类含有活性多糖，具有保健作用。蔬菜和水果是我国居民膳食中维生素C、维生素B_2、胡萝卜素及钙、铁等矿物质的主要来源。

（4）豆类和坚果　豆类包括大豆（黄豆、青豆、黑豆）、豌豆、蚕豆、赤豆、芸豆等，其中大豆及其制品应用最广泛。大豆中富含蛋白质，其含量可高达35%~40%，所含氨基酸种类齐全数量充足，富含赖氨酸。所以大豆如果和缺乏赖氨酸的谷类食物混合食用，可以发挥蛋白质的互补作用提高蛋白质利用率。主要提供蛋白质、脂肪、膳食纤维、矿物质、B族维生素和维生素E。

（5）纯能量食物类　包括动植物油、淀粉、食用糖和酒类，主要提供能量。

3.膳示指南和平衡膳食宝塔

（1）膳示指南　是根据营养学原则，结合国情制订的教育人民群众采用平衡膳食，以摄取合理营养促进健康的指导性意见。《中国居民膳示指南》是根据营养学原理，结合我国居民膳食消费和营养状况的实际制定的教育人民群众采用的平衡膳示指导，其目的是帮助我国居民合理选择食物，并进行适量的身体活动，以改善人们的营养和健康状况，减少或预防慢性疾病发生，提高国民健康素质。《中国居民膳示指南》由一般人膳示指南、特定人群膳示指南和平衡膳食宝塔三部分组成。

（2）平衡膳食宝塔　为了帮助人们在日常生活中实践《中国居民膳示指南》中一般人群膳示指南的主要内容，中国营养学会专家委员会制定了《中国居民平衡膳食宝塔》，直观向普通居民介绍每日应摄入食物种类、合理数量及适宜的身体活动量，以便为居民合理调配膳食提供可操作性的指导（图3-5）。

膳食宝塔共分五层，包含每天应该摄入的主要食物种类和数量。膳食宝塔利用各层位置和面积大小不同反映了各类食物在膳食中的地位和应占比重。①谷类、薯类位居底层，每人每天应摄入200~300g。②蔬菜和水果类居第二层，每天应分别摄入300~500g及200~350g。③肉、鱼、禽、蛋类等动物性食物位居第三层，每天应摄入120~200g（鱼虾类40~75g，畜、禽肉40~75g，蛋类40~50g）。④奶及奶制品、大豆及坚果类食物居第四层，每天应摄入300~500g奶类及奶类制品和相当于25~35g的大豆、大豆制品及坚果。⑤第五层塔顶是烹调油和食盐，每天烹调油摄入量为25~30g，食盐不超过5g。

　　宝塔还给出了水和身体活动的影响，目的是强调足量饮水和增加身体活动的重要性。水是膳食的重要组成部分，是一切生命必需物质，其需要量受环境、温度、年龄、身体活动等因素影响。在温和气候条件下生活的轻体力活动成年人每人每天至少饮水1500~1700ml（7~8杯），在高温或强体力劳动条件下应适当增加饮水量。建议成年人每天进行累计相当于步行6000步以上的身体活动，如果身体条件允许最好进行30分钟中等强度的运动。

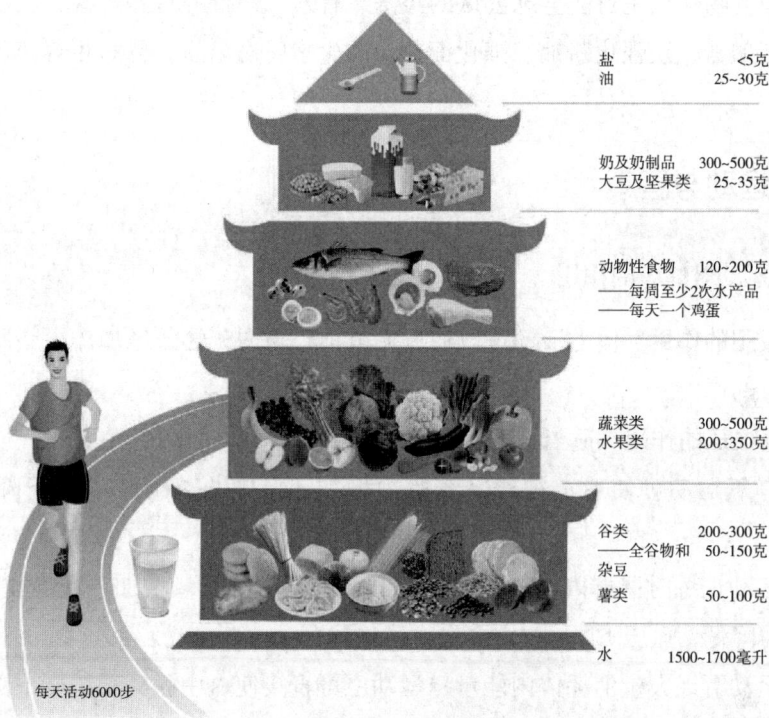

盐　　　　　　　<5克
油　　　　　　　25~30克

奶及奶制品　　　300~500克
大豆及坚果类　　25~35克

动物性食物　　　120~200克
——每周至少2次水产品
——每天一个鸡蛋

蔬菜类　　　　　300~500克
水果类　　　　　200~350克

谷类　　　　　　200~300克
——全谷物和　　50~150克
杂豆
薯类　　　　　　50~100克

水　　　　　　　1500~1700毫升

每天活动6000步

图 3-5　中国居民平衡膳食宝塔（2022）

（三）营养干预技术

　　1.明确主要的营养问题　进行营养干预前，先要调查拟干预区域内存在的营养问题，并对现有的营养问题或疾病进行原因分析研究，明确主要的营养问题。

　　（1）收集营养问题　收集待干预地区内与之相关的资料，并对该地区进行营养与社会调查，确定有营养问题的人群、地区及产生原因等。

　　（2）确立项目目标　应有衡量的标准，这些标准应该灵敏、易判定、可操作性强、有效，能衡量项目活动结果。

　　（3）建立项目计划　应针对主要问题制定出项目与活动目标，选择干预地区、干预人群，选择干预方法与途径，建立干预策略与活动，制订计划活动安排与经费预算，列出所需资源与设备等，以使工作达到项目目标。

2.采取干预措施　针对目前我国存在的营养问题现状：一方面，营养过剩现象广泛存在，高血压、高血脂、肥胖、糖尿病等患者人数众多，高盐、高油、高糖等不健康饮食行为随处可见；另一方面，营养缺乏现象在一些欠发达地区依然存在，使得一些弱势人群的健康得不到有效的保障。

目前世界公认的一些微量营养素缺乏防控方法有膳食多样化、营养补充剂、食物强化等。其中食物强化是目前全球公认的经济、有效、易行的营养改善方法。我国已有的强化食物包括碘盐、铁强化酱油、强化面粉、维生素A强化油、婴幼儿营养包、营养强化大米等。

二、运动与健康

（一）运动对健康的作用

1.对减肥的作用　体力活动可以通过调节神经与内分泌、增加体内脂肪与糖的消耗达到减轻体重的作用。

2.对降血压的作用　适当运动可以降低血压。

（1）有氧运动可使迷走神经系统张力增加，血中儿茶酚胺浓度下降，缓解小动脉痉挛。

（2）运动训练时肌群内血管扩张，毛细血管密度和数量增加，血液循环和代谢改善，总外周阻力降低，血压下降。

（3）运动可以大量消耗体内能量，运动也可直接使血中胰岛素浓度下降，两者均可降低体重。

（4）长期运动后体重下降，心房钠肽清除受体信使抑制，心房钠肽水平增高，促进钠从肾脏排泄，从而参与血压调节。

3.对改善血脂环境的作用　每周进行消耗2000kcal的中等强度有氧训练可明显降低血脂，升高高密度脂蛋白胆固醇（HDL-C）浓度，激活骨骼肌和脂肪组织中的脂蛋白脂肪酶，从而使极低密度脂蛋白（VLDL）与高密度脂蛋白（HDL）相互平衡转移，提高HDL-C浓度。

4.对提高胰岛素敏感性的作用　每周锻炼3次、每次半小时可减少2型糖尿病患者的用药量。

（二）常见慢性病的运动干预

常见慢性病的运动干预详见表3-1。

表 3-1 常见慢性病的运动干预

干预项目	干预目标	运动方式	强度和时间	频率及安排	注意事项
超重与肥胖	体重减轻5%~10%；每周减肥0.5kg	大肌肉群参与的节奏性低阻力动力型有氧运动	50%~70%最大摄氧能力强度（VO_{2max}）运动持续2小时	3~5次/周	明确有无心血管系统并发症
高脂血症	降低缺血性心脑血管病的患病率和死亡率	中低强度、长时间周期性大肌群参与的运动	40%~60%VO_{2max}强度或60%~70%最高心率（Hr_{max}）持续20~30分钟	有氧运动可3~5次/周，力量练习每周1次	开始锻炼时要咨询医务人员的意见和指导
2型糖尿病	消除糖尿病症状和防止出现急性代谢并发症	首选有氧耐力运动项目	40%~60%VO_{2max}的中等运动强度。每次20~30分钟	每天或一周数日定时进行。餐后1~2小时内	开始锻炼时要咨询医务人员的意见和指导

三、睡眠与健康

（一）睡眠与健康关系

睡眠是人类的生理现象，也是不可或缺的基本生命活动之一，人类有1/3的时间在睡眠中度过。睡眠良好是健康的标志，而睡眠觉醒障碍则严重影响生活质量，降低工作和学习效率。随着现代生活节奏的加快和生活方式的改变，各种睡眠觉醒障碍日益成为突出的医疗及公共卫生问题。世界卫生组织调查显示，世界范围内约27%的人有睡眠障碍。为唤起全民对睡眠重要性的认识，每年3月21日被定为"世界睡眠日"。

（二）睡眠的评估

多导睡眠监测（polysomnography，PSG）是一种电生理技术，是一种标准的客观的睡眠测量，通常在医院或实验室进行，也有便携式设备可以在家中进行。

睡眠量表评估同样是临床、科研中常用的睡眠评估方法。

（三）睡眠卫生及常见睡眠障碍健康管理干预

1.**睡眠卫生** 被定义为一套旨在促进健康睡眠的行为和环境建议，最初是用于治疗轻度至中度失眠。睡眠卫生建议：①睡眠规律方面，坚持有规律的作息时间。②活动方面，睡前2~3小时避免高强度的体育锻炼，睡前1~2小时内不做容易引起兴奋的脑力活动。③环境及睡前准备，保持良好的睡眠环境。

2.**失眠症的健康管理干预** 失眠症是以频繁而持续的入睡困难或睡眠维持困难而导致睡眠满意度不足为特征的睡眠障碍，常影响日间社会功能，为临床最常见的睡眠障碍。

失眠症的健康管理干预方法包括非药物干预和药物干预。患者常优先选择非药物干预方法，综合干预通常是最常用的干预方案。

（1）非药物干预 用来改变患者的不良心理及行为因素，增强患者自我控制失眠症的信心，包括睡眠卫生教育、刺激控制疗法、睡眠限制疗法等。

（2）药物干预　非药物干预效果不佳，要积极配合药物干预。

四、心理与健康

（一）心理健康的定义及特点

1.概念　心理健康（mentalhealth）是健康的重要组成部分，心理健康至今没有一个全面确切的定义，大多定义为以积极的、有效的心理活动，平衡的、正常的心理状态对当前和发展着的社会、自然环境以及自我内环境的变化具有良好的适应功能。

2.特点

（1）相对性　人的心理健康具有相对性，与人们所处的环境、时代、年龄、文化背景等有关。

（2）动态性　心理健康状态不是固定不变的。心理健康水平会随着个体的成长、环境的改变、经验的积累及自我的变化而发展变化。

（3）连续性　心理健康与不健康之间并没有明确的界限，而是呈一种连续或交叉的状态。从健康的心理再到严重的心理疾病，是一个两渐进的连续体。

（4）可逆性　心理健康具有可逆性，一个人出现了心理困扰、心理矛盾，如果能及时调整情绪、改变认知、纠正不良行为，则很快会解除烦恼，恢复心理平衡。

（二）心理健康的标准

1.目前国际上通行的标准　①社会适应良好；②性格健全；③意志健全；④行为协调；⑤反应良好；⑥心理年龄符合实际年龄；⑦注意力集中；⑧思维健全；⑨情绪稳定协调；⑩心理防卫功能良好。

2.我国学者提出的心理健康标准

（1）智力正常　智力是衡量人的心理健康最要的标志之一。

（2）情绪健康　情绪稳定、心情愉快是情绪健康的重要标志。情绪健康另一个重要标志是情绪的变化应由适当的原因引起。

（3）意志健全。

（4）行为协调　心理健康的行为协调标准，是指心理与行为协调一致。表现在意识与行为一致，言行一致，即思想与行动是统一的、协调的。

（5）人际关系适应　个人能正确对待和处理人与人之间的各种关系。人际关系适应，对人的心身健康适应起很大作用。人际关系协调，达到了心理适应，使人产生安全感、舒适感、满意感，情绪安定，有益于心身健康。

（6）行为反应适度　指对刺激有相应的反应，不过敏，不迟钝。

（7）心理活动特点符合年龄标准　心理的年龄特征具有一定的稳定性。不同年龄的人，其心理活动特点与其年龄的心理特征基本是相符合的，这是心理健康的表现。

（8）"理想自我"与"现实自我"基本相符　有正确的自我意识。自我意识就是自己对自己的身心状况的认识、控制、评价和自我培养、自我激励、自我管理等。

（三）心理健康管理干预

1.情绪调节　情绪调节和控制可从以下方面进行。

（1）调整行为目标　情绪与人的需要是否满足有关，从理论上说，建立起理想和现实尽可能一致的生活或行为目标，将会有利于需要的满足，减少个体负性情绪的发生。

（2）改变认知评价方式　认知决定情绪发生的性质和强度。实际生活中人们会遇到各种各样能引起情绪反应的刺激，在个人的认知水平上做一定的调整往往可以有效减少负性情绪的发生，甚至改变情绪反应的性质。

（3）改变或转换环境　改变工作或生活环境，改善人际关系的桎梏，有助于防止负性情绪发生，有利于情绪调节。

（4）心理防御和应对　对负性情绪的心理防御或积极应对，可以消除其对个人心身的不良影响。如采用注意转移、行为转移、心理释放等方法。

（5）自我控制与求助　人可以通过自我调整的方法控制情绪。情绪的调节也可以寻求他人的帮助，既可以是自己的亲人、朋友，也可以是心理或精神卫生工作者。

2.应激管理　应激管理技术很多，对常用方法介绍如下。

（1）应激的一般性处理　健康的行为策略，如日常运动锻炼、健康的饮食行为、充足的睡眠和休息。时间管理技术，制订符合实际情况的工作和生活任务表，决定优先处理顺序，通过任务分解的方法改变拖延的习惯，学会拒绝他人需求，学会区分哪些请求可以立即满足，哪些可以延迟满足，哪些可以忽略不管。社会支持，即利用一切可利用的资源，获得他人的支持和帮助，以减轻应激反应。

（2）危机干预　是一套治疗性技术用来帮助个体及时处理特殊的、紧急的心理应激。当个体遭遇不可预测的，重大的应激性事件，出现严重的应激反应时，应及时给予危机干预。

（3）放松训练　放松技术是指通过一定的程序训练个体学会使精神和躯体放松的技术。

（4）药物治疗　当应激反应过于强烈，出现强烈的焦虑或抑郁反应，单纯的心理支持和治疗难以改善患者症状，需要采用精神类药物治疗。

3.心身疾病的管理　心身疾病主要是指心理社会因素在发病、发展过程中起重要作用的躯体器质性疾病。心身疾病治疗中，应遵循"心身同治"的原则，躯体治疗和心理治疗同时进行，在疾病的不同阶段或不同疾病中各有侧重。

习题

目标检测

单选题

1.为了解某校近视的现患率，调查者计划从全校50个班中，随机抽取5个班，然后调查这些班的所有学生。这种抽样方法为

A.单纯随机抽样　　　　　　　　B.系统抽样

C.整群抽样　　　　　　　　　　D.分层抽样

E.机械抽样

2.循证医学实践的核心是

A.素质良好的临床医生　　　　　B.最佳的研究证据

C.临床流行病学基本方法和知识　D.患者的参与和合作

E.必要的医疗环境和条件

3.从健康传播效果层次看，以下表述属于态度转变的是

A.能指出酗酒对健康的危害

B.经常参加步行、游泳、打太极拳、跳秧歌舞等健身活动

C.反对家人或他人在自己身边吸烟

D.相信低钠盐有利于健康

E.不能经常吃新鲜蔬菜、水果

4.家畜肉类蛋白质营养价值较高是由于

A.蛋白质含量为10%~20%

B.含人体所需要的各种必需氨基酸

C.构成模式与合成人体蛋白质模式相近

D.生物学价值均在80%以上

E.以上都是

5.对于糖尿病的饮食和运动疗法，以下说法正确的是

A.应按患者实际体重计算总热量

B.糖类产生热量应占总热量的50%~60%

C.脂肪产生热量占总热量应少于30%

D.运动应在餐前进行

E.以上都是

（周玲凤）

项目四　健康管理相关知识

PPT

学习目标

1.掌握健康管理相关的医疗服务管理法律制度概念；健康管理医学伦理学原则；健康管理服务营销的基本内容。

2.熟悉健康管理中出现的相关法律、伦理、保险及市场营销方面的相关问题。

3.了解健康管理与保险的关系。

4.学会运用所学知识，解决健康管理中出现的相关法律、伦理、保险及市场营销方面的相关问题。

5.培养社会责任感，增强伦理道德和法律意识。

情境导入

情境描述　患者，男，80岁，反复咳嗽10余年加重伴痰中带血1年。患者常年吸烟，10年前出现反复咳嗽，未治疗，近1年来加重并出现痰中带血，偶还会伴有气促表现。门诊查胸部CT：右肺上叶见高密度结节影，最大层面约10mm，呈分叶状，边缘毛糙，纵隔见多个肿大淋巴结。门诊医生告知家属考虑肺癌的可能性大，建议进一步检查。家属询问后续检查治疗费用后，表示先保守治疗，并请求医生对患者本人保密。

讨论　1.假如你是医生，面对患者家属的请求，你会答应吗？

2.患者有无权利知道自己的病情并决定治疗方案？

任务一　健康管理相关法律法规

我国现行的各部门法对公民的健康权保护初步形成了一个较为完善的法律保障体系，健康管理活动中，政府、健康管理机构、健康管理服务提供者等主体均应遵守相关法律法规的规定，依法行使权利、履行义务并承担责任。

一、健康管理相关的人格权与身份权

（一）人格权

自然人的人格权为法定权利，是法律赋予的。我国《宪法》第三十八条规定，中华人民共和国公民的人格尊严不受侵犯。具体人格权指民事主体依法对其全部人格利益享有的总括性权利，包括生命权、身体权、健康权、姓名权、肖像权、名誉权、荣誉权、隐私权、自主权等。与健康管理相关的具体人格权主要包括身体权、生命权、健康权、隐私权等。

1.身体权 指自然人保持其身体组织完整并支配其肢体、器官和其他身体组织的权利。身体权的内容包括：①保持身体组织的完整，禁止他人的不法侵害；②支配身体组织，包括肢体、器官、血液等；③损害赔偿请求权，侵害公民身体造成损害的应依照我国法律负有赔偿责任。

2.生命权 指自然人维持生命和维护生命安全利益的权利。我国《民法通则》第九十八条规定，公民享有生命健康权。生命权的特征在于：①生命权的客体是生命及其安全利益，这与身体权和健康权明显不同；②生命权只有在生命安全受到威胁，或者处于危险状态时，才能够行使；③生命权一旦受到实际侵害，任何救济的唯一功能在于使权利主体的近亲属得到财产上的补偿和精神上的抚慰。

3.健康权 指自然人保持身体功能正常和维护健康利益的权利。健康权主要表现为健康保持权，即自然人享有保持生理功能正常及其健康状态不受侵犯的权利。

4.隐私权 指自然人享有的私人生活安宁与私人生活信息依法受到保护不受他人侵扰、知悉、使用、披露和公开的权利。隐私权的主要内容包括：①个人生活安宁权；②个人生活信息保密权；③个人通信秘密权；④个人隐私使用权。《侵权责任法》第六十二条首次明确保护患者隐私权，规定医疗机构及其医务人员应当对患者的隐私保密。特别强调对患者病历资料的保护，泄露患者隐私或者未经患者同意公开其病历资料的，造成患者损害的应当承担侵权责任。

（二）身份权

民法意义上的身份是指民事主体在特定的家庭和亲属团体中所享有的地位或者资格。身份权是指民事主体以特定身份为客体而享有的维护一定社会关系的权利。民事主体的身份权包括亲权、亲属权、配偶权。

1.亲权 指父母对其未成年子女所行使的权利，其基础在于父母与未成年子女这一特殊的身份关系。亲权的内容包括：父母对未成年子女进行管教、保护的权利；作为未成年子女法定代理人，代理未成年子女的民事法律行为；管理未成年子女的财产等。

2.亲属权 指民事主体因血缘、收养等关系产生的特定身份而享有的民事权利。①父母与成年子女之间的权利，如父母享有请求成年子女赡养的权利；②祖父母、外祖父母与孙子女、外孙子女间的权利，如父母死亡的未成年的孙子女、外孙子女，有权请求有负担能力的祖父母、外祖父母抚养的权利；③兄弟姐妹之间的权利，如父母无力抚养的未成年弟妹，有权要求有负担能力的兄、姐抚养的权利。

3.配偶权 指在合法有效的婚姻关系存续期间，夫妻双方基于夫妻关系所互享的民事权利，包括同居权、忠诚权、协助权等。

二、健康管理相关的公共卫生法律制度

公共卫生法是国家制定或认可的，并由国家强制力保证实施的，调整人们在公共卫生活动中形成的各种社会关系的行为规范的法律规范的总称。公共卫生法律制度中与健康管理相关的主要包括突发性公共卫生事件处理法律制度、公共卫生监督法律制度和环境保护法律制度。

（一）突发性公共卫生事件处理法律制度

突发公共卫生事件，是指突然发生，造成或者可能造成社会公众健康严重损害的重大传染病疫情、群体性不明原因疾病、重大食物和职业中毒以及其他严重影响公众健康的事件。

1.突发公共卫生事件的监测和预警要求 国家建立统一的突发公共卫生事件监测和预警。各级医疗、疾病预防控制、卫生监督和出入境检疫机构负责开展突发公共卫生事件的日常监测工作。省级人民政府卫生行政部门组织开展重点传染病和突发公共卫生事件的主动监测。各级人民政府卫生行政部门根据医疗机构、疾病预防控制机构、卫生监督机构提供的监测信息，及时作出响应级别的预警，依次用红色、橙色、黄色和蓝色表示特别严重、严重、较重和一般四个预警级别。

2.突发公共卫生事件应急报告制度 任何单位和个人都有权向国务院卫生行政部门和地方各级人民政府及其有关部门报告突发公共卫生事件及其隐患，也有权向上级政府部门举报不履行或者不按照规定履行突发公共卫生事件应急处理职责的部门单位及个人。突发公共卫生事件监测机构、各级各类医疗卫生机构、卫生行政部门、县级以上地方人民政府和检验检疫机构、食品药品监督管理机构、环境保护监测机构、教育机构等有关单位为突发公共卫生事件的责任报告单位。突发公共卫生事件责任报告单位要按照有关规定及时、准确地报告突发公共卫生事件及其处置情况。

3.突发公共卫生事件的医疗救治 医疗卫生机构应当对因突发事件致病的人员提供医疗救护和现场救援。医疗卫生机构内应当采取卫生防护措施，防止交叉感染和污染。医疗卫生机构应当对传染病患者密切接触者采取医学观察措施，传染病患者密切接触者应当予以配合。

（二）公共卫生监督法律制度

为创造良好的公共场所卫生条件、预防疾病、保障人体健康，国务院于1987年发布了《公共场所卫生管理条例》。原卫生部相继制定了《公共场所卫生监督监测要点》《公共场所从业人员培训大纲》，制定了《旅店的卫生标准》等11项公共场所国家卫生标准。2011年，原卫生部审议通过《公共场所卫生管理条例实施细则》。这些卫生法规、标准和文件是目前实施公共场所卫生监督的主要法律依据。

各级人民政府卫生部门是公共场所卫生监督的法定机构，依法实施管辖范围内公共场所的卫生监督职能。卫生部门所属卫生防疫机构负责管辖范围内的公共场所卫生监督工作。国境口岸及出入境交通工具的卫生监督按国家卫生检疫法及实施细则执行。

（三）环境保护法律制度

截至2012年底，我国环境保护法律制度框架已经基本形成。环境法律制度按其性质，可以分为事前预防、行为管制和事后救济三大类。

1.事前预防类 主要是指为避免经济发展产生环境危害而设置的制度，是预防原则在环境立法中的具体体现和适用，主要有环境规划制度、环境标准制度、环境影响评价制度、"三同时"制度等。

2.行为管制类 主要是指监督排污单位和个人环境行为的制度，其目的在于为环境监管提供可操作的执法手段和依据，包括排污申报登记制度、排污收费制度、排污许可制度、总量控制制度等。

3.事后救济类 主要是指对污染行为及其后果进行处理处置的制度，其目的是防止损害扩大、分清责任和迅速救济被害方，包括限期治理制度、污染事故应急制度、违法企业挂牌督办制度、法律救济制度等。

三、健康管理相关的疾病预防与控制法律制度

（一）传染病防治法律制度

传染病防治法是指由国家制定或其主管部门颁布的，由国家强制力保证实施的，调整预防、控制和消除传染病的发生与流行、保障人体健康活动中所产生的各种社会关系的法律规范的总称。

1.传染病预防制度 我国采取的预防制度主要包括预防接种制度、传染病监测制度、传染病预警制度。县级以上地方各级人民政府还应当制定传染病预防与控制预案。

2.传染病疫情的报告通报和公布制度 发现《传染病防治法》规定的传染病疫情或者发现其他传染病暴发、流行以及突发原因不明的传染病时，相关人员应当遵循疫情报告属地管理原则，按照国务院规定的或者国务院卫生行政部门规定的内容、程序、方式和时限报告。《传染病防治法》规定，相关部门应当及时互相通报本地区的传染病疫情以及监测、预警的相关信息。及时、如实公布疫情是防治传染病的一项积极的措施，这有利于动员社会各部门协同防治传染病，有利于广大人民群众参与传染病防治工作，也有利于国际的疫情信息交流，防止国际传染病疫情的蔓延。国务院卫生行政部门定期公布全国传染病疫情信息。省、自治区、直辖市人民政府卫生行政部门定期公布本行政区域的传染病疫情信息。传染病暴发、流行时，由国务院卫生行政部门负责向社会公布传染病疫情信息，并可以授权省、自治区、直辖市人民政府卫生行政部门向社会公布本行政区域的传染病疫情信息。

3.传染病的控制制度 当传染病发生或暴发、流行时，为了阻止传染病的扩散和蔓延而采取的措施，根据传染病发病水平不同，可分为一般性控制措施、紧急措施和疫区封锁。所谓一般性控制措施是指医疗机构发现传染病患者、病原携带者、疑似患者的密切接触者时应依法采取控制措施，并必须对本单位实施消毒和无害化处置的规定。所谓紧急措施，是指当地人民政府在传染病暴发、流行时可采取的临时控制措施，是人民政府依照法律的授权，为保护人民的生命和健康，在特定条件下采取的措施。在甲、乙类传染病暴发、流行并有发展趋势时，在疾病预防控制机构对疫区调查的基础上，由县级以上地方人民政府提出，经上一级人民政府决定后，由提出报告的机关宣布疫区。在甲类传染病暴发、流行的疫区根据疫情控制的需要，可以宣布疫区封锁措施。

实行封锁的疫区，可由当地政府组织、公安等有关部门，在通往疫区的出入口设立检查点，阻止疫区内外人员和交通的流动，以便切断传染病的传播途径。

（二）职业病防治法律制度

职业病防治法是调整预防、控制和消除职业危害，防治职业病，保护劳动者健康，促进经济发展活动中所产生的各种社会关系的法律规范的总称。我国现行《职业病防治法》于2001年颁布，于2011年修订。

1.控制职业危害前期预防的制度 《职业病防治法》规定了工作场所的职业卫生要求，从事职业病目录所列有职业危害的生产活动实行申报制度，对从事放射高毒等特殊职业危害实行特殊的专门管理制度。

2.劳动过程中职业防护与管理的制度 《职业病防治法》规定了有职业危害的用人单

位除了必须有健全的管理制度，并对特殊职业危害工作场所实行有别于一般工作场所的管理外，还要求符合诸如为劳动者提供职业病防护用品，鼓励采用有利于本地区劳动者健康的新技术、新工艺、新材料等职业卫生管理规范。

3.职业健康监护制度　为了及时发现劳动者的职业损害情况，需要根据劳动者的职业接触史，对劳动者进行定期的健康检查，记录其健康变化的情况，评价其健康变化与职业危害之间的关系。

4.职业病的管理规范　《职业病防治法》规定，职业病诊断应由省级以上政府卫生行政部门批准的医疗卫生机构承担，还规定了职业病诊断的行为规范对于职业病鉴定的组织与鉴定行为，用人单位在职业病诊断与鉴定期间的法律义务，《职业病防治法》也给予了规范。

5.行政部门监督执法行为的规范　《职业病防治法》明确了国家实行职业卫生监督制度，规定了执法主体是县级以上人民政府卫生行政部门，规定了监督执法主体的职权，包括有权进入检查单位和职业病危害现场，了解情况，调查取证。查阅或者复制与违反职业病防治法律、法规的行为有关的资料和采集样品。责令违反职业病防治法律、法规的单位和个人停止违法行为等。

四、健康管理相关的健康相关产品法律制度

（一）食品管理制度

2009年《中华人民共和国食品安全法》（简称《食品安全法》）的出台，标志着我国食品安全法律监管体系进入了新纪元。

1.食品安全的监管体制　国务院卫生行政部门承担食品安全综合协调职责，国家市场监督管理部门依照本法和国务院规定的职责，分别对食品生产、食品流通、餐饮服务活动实施监督管理。《食品安全法》还着重加强了对食品添加剂的监管。

2.风险监测制度与风险评估制度　我国的《食品安全法》规定了国家建立食品安全风险监测和评估制度，要求对食源性疾病、食品污染以及食品中的有害因素进行监测。对食品和食品添加剂中的生物性、物理性和化学性危害进行风险评估。《食品安全法》引入食品安全风险评估体系，建立食品安全风险监测和风险评估制度，作为制定食品安全标准和食品安全监督管理的依据。

3.生产经营许可制度　《食品安全法》规定，从事食品生产、食品流通、餐饮服务，应当依法取得食品生产许可、食品流通许可、餐饮服务许可。

4.企业食品安全管理制度　为建立食品安全责任的追溯制度，《食品安全法》规定了索票索证制度，主要包括：食品原料、食品添加剂、食品相关产品进货查验记录制度。食

品出厂检验记录制度、食品进货查验记录制度、食品进口和销售记录制度。通过行业准入及日常操作流程中的制度规范，保障食品安全。

5.建立食品召回制度 《食品安全法》规定，国家建立食品召回制度，食品生产者发现其生产的食品不符合食品安全标准，应当立即停止生产，召回已经上市销售的食品，通知相关生产经营者和消费者，并记录召回和通知情况。

（二）药品管理法律制度

药品管理法律制度主要包括：①药品生产与经营管理法律制度；②医疗单位制剂管理的法律制度；③药品包装、商标和广告管理的法律制度；④药品价格管理的法律制度；⑤药品标准法律规定；⑥新药管理的法律规定；⑦药品审评、不良反应监测和淘汰的法律制度；⑧进出口药品管理法律制度；⑨特殊药品管理的法律制度；⑩处方药与非处方药管理的法律制度；⑪国家基本药物管理制度；⑫中央地方医药储备的法律制度；⑬中药管理的法律制度；⑭药品监督管理法律制度。

五、健康管理相关的医疗服务管理法律制度

（一）医疗机构管理法律制度

医疗机构管理法律制度的基本原则包括：依法设置医疗机构原则，设置医疗机构必须依法设置，依法审批、登记，非依法设立的医疗机构不受国家法律保护。依法执业原则，医疗机构必须按照核准登记的诊疗科目开展诊疗业务、管理药品、施行手术等。监管部门认真监督原则，负有对医疗机构监督管理职责的卫生行政部门，应当对医疗机构进行检查指导、评估、综合评价。

（二）执业医师与乡村医生管理法律制度

1.执业医师制度 执业医师法是调整加强医师队伍建设，提高医师职业道德和业务素质，保障医师合法权益和保障人体健康活动过程中产生的各种社会关系的法律规范的总和。

国家实行医师执业注册制度，医师执业注册是指对具备医师资格者进行执业活动的管理。医师经注册后，可以在医疗、预防、保健机构中从事相应的医疗、预防、保健业务。

2.乡村医生管理法律制度 我国于2003年颁布了《乡村医生从业管理条例》对乡村医生的执业注册、执业规则、培训与考核等方面进行了规定。

（三）中医药管理法律制度

2016年12月25日，十二届全国人大常委会第二十五次会议审议通过《中华人民共和国中医药法》，共9章63条。

（四）健康管理师管理制度

健康管理师是从事对人群或个人健康和疾病的监测、分析、评估以及健康保护和健康促进的专业人员，是健康服务的主要提供者。健康管理师是属于卫生行业执业范围。健康管理师是2005年10月劳动和社会保障部第四批正式发布的11个新职业之一。

任务二　健康管理相关医学伦理学

一、健康管理伦理的定义和基本原则

医学伦理学是运用一般伦理学的道德原则来解决医疗实践和医学科学发展中人们相互之间医学团体与社会之间关系而形成的一门学科。医学伦理学是医学与伦理学相交叉形成的一门边缘学科。

健康管理伦理是指个人、团体、国家在健康管理中应该遵守的行为准则和规范，以及个人、团体、国家对公共健康应该承担的道德责任。健康管理伦理是医学伦理的重要组成部分和丰富发展。

（一）医学伦理学基本原则和应用原则

1.医学伦理学的基本原则

（1）尊重与自主尊重原则　要求医务人员尊重患者及其家属的人格与尊严，还应尊重患者利益、自主隐私等。

（2）不伤害　是指医务人员的医疗行为，其动机及结果均应该避免对患者的伤害。不伤害原则要求：①不滥施辅助检查；②不滥用药物；③不滥施手术。

（3）公正原则　指的是医学服务中公平正直地对待每一位患者。

（4）互助原则　要求医学服务中医患双方互相合作、互相帮助，患者在互动中得到医学关怀和救助，医生在服务中实现了自身价值。

2.医学伦理学的应用原则　医学伦理学的应用原则包括知情同意、医疗最优化、医疗保密和生命价值原则等。

（二）健康管理中的伦理原则

健康管理的伦理原则受到医学伦理学基本原则和应用原则的引导。健康管理中的伦理要求包括：以人为本、以健康为中心；保护健康服务对象的隐私；公平原则；避免过度诊疗原则；有利原则。

📢 **素质提升** -

　　著名临床医学家和医学教育家林巧稚是中国妇产科学的主要开拓者之一，她以"仁慈博爱、乐善好施"为信条，"不为良相，当为良医"为志愿。她亲手接生了五万多名婴儿，包括我们熟知的中国杂交水稻之父袁隆平，还筹建了北京妇产医院。

　　林巧稚医生的医学思想也值得我们学习，她非常重视预防，常说产科的根本在于预防，"妊娠不是病，妊娠要防病"是她的经典名言；同时她也重视科普，她通过著书、演讲等方式积极科普医学知识；她还认为医学要"实践第一"，一个好的医生不能离开临床、不能离开患者，也不能只凭数字报告下诊断、开处方，应当悉心照顾患者。

　　半个世纪以来，林巧稚的名字家喻户晓，她的事迹有口皆碑，被誉为"万婴之母""世纪智者"，她用高超的技术、仁慈的情怀为我国妇产科学界培养了一代又一代的优秀接班人。

- -

二、健康管理的规范及权利义务

（一）健康管理的伦理规范

　　医学道德规范是指依据一定的医学道德理论和原则而制定的，用于调整医疗工作中各种复杂的利益关系、评价医学行为善恶的准则。医学道德规范内容包括：救死扶伤，忠于职守；钻研医术，精益求精；平等交往，一视同仁；举止端庄，语言文明；廉洁行医，遵纪守法；诚实守信，保守秘密；互尊互学，团结协作。

　　健康管理的伦理规范是指在健康管理实践中，健康管理提供者与服务对象双方应共同遵守的行为准则，是医学伦理学的丰富和发展。

　　健康管理提供者应遵守的规范包括：以人为本、文明管理；增进责任、积极主动；尊重个性、保护隐私；加强修养、提高水平；健全机制、规范制度；有效评价、完善监督；服务社会、保障健康。

　　健康管理提供者和服务对象共同遵守的规范包括：双方平等和谐、互相尊重；尊重法律、实践规范；相互信任、相互依托；良好合作、健康和谐。

（二）健康管理中的相关权利义务

　　1. 健康管理中相关主体的权利　　患者享有的权利包括：平等享受医疗的权利；获得信息的权利；自主同意的权利；要求保护隐私的权利；因疾病免除一定社会责任和义务的权利；监督针对自己的医疗措施实施的权利。

　　健康管理提供者还应享有的权利包括：维护服务对象健康的权利；为服务对象提供健

康服务的权利等。服务对象享有的权利还包括：平等的健康保健权；知晓健康管理相关措施及进程的权利；保护自身正当利益的权利；保护秘密和隐私的权利；要求赔偿健康损害的权利等。

2.健康管理中相关主体的义务

（1）医务人员对患者的道德义务　救死扶伤的义务，为患者保密的义务。

（2）医务人员对社会的道德义务　医务人员有承担医疗咨询、保健宣传以及疾病普查和预防等社会性义务。此外，医生要为公共福利事业贡献自己的技术和毕生精力，努力支持必要的社会经济、保险和社会保障制度。

（3）医务人员对同行的义务　在对疑难及重病的治疗过程以及攻克医学科研难题的过程中，医务人员对同行负有相互尊重、团结协作的道德义务。

（4）对发展医学科学的义务　医务工作者必然肩负起为人类健康发展医学科学的义务。

3.患者的义务　①积极配合治疗的义务；②恢复和保持健康的义务；③承担相关费用的义务。

在健康管理活动中，健康管理提供者的义务包括：为服务对象提供健康保健服务的义务；为服务对象除痛苦的义务；对服务对象进行宣传、教育的义务；为服务对象保守秘密、保护隐私的义务；满足服务对象正当需求的义务。健康管理提供者对社会的义务包括：面向社会的预防保健义务；提高社会人群生命质量的义务；推进健康事业发展的义务。健康管理服务对象的义务主要包括：保持和恢复健康的义务；承担相关费用的义务；支持、配合健康管理提供者的健康管理工作的义务。

任务三　健康管理与健康保险

改革开放以来，我国的健康保险业快速发展，人群覆盖面大幅提高，在参与社会民生工程和医疗保障体系中取得长足的进步，健康保险在健康管理领域发挥越来越重要的作用。

一、健康保险概述

（一）健康保险的概念

健康保险是指由承保方为被保险人在保险期内发生疾病或遭受意外伤害时产生的医疗费用及相关经济损失提供补偿的一种保险。健康保险的支付范围通常包括医疗费用、收入损失、丧葬费及遗属生活费等。

（二）健康保险的特征

1.承保的风险变动性较大　影响健康风险的因素是复杂多样的，且会随着内外部条件变化而变化，要确定其发生规律是极其困难的。即使是同种疾病，若发生在不同的个体、不同地区、不同级别医院就诊、选择不同的诊疗方法等，其花费也不尽相同，因此难以确定一套行之有效的保险理赔标准。

2.承保的标准复杂多样　由于健康保险的承保条件较为复杂，从商业健康保险的角度看，承保人要综合考虑被保险人的健康状况，包括结合其现病史、既往病史和家族史、从事的职业、居住环境及生活方式等综合因素进行考虑和评估。商业健康保险中，按照风险程度将被保险人分为标准体和非标准体两类，对身体健康、符合承保条件的承保人，按正常费率予以承保的，称为标准体保险；对没有达到标准条款规定的身体健康要求的投保人，通过提高费率或重新规定承保范围进行投保的，称为非标准体保险。而对于患有特殊疾病的投保人，保险人会制定特种条款以减少风险压力。

3.多为短期保险　短期保险是指保险合同中规定保险期限在1年及1年以下的保险，又称为普通保险。除重大疾病保险、特殊疾病保险和长期护理保险外，绝大多数健康保险为短期保险。

4.兼具补偿性和给付性　健康保险可同时兼具补偿性和给付性。人的生命或健康是不能以价值来衡量的，给付型保险不以补偿损失为目的，当被保险人罹患合同约定疾病时，保险人按合同约定金额给付保险金。但医疗费用和收入损失是可以用货币衡量其大小的，因此，疾病保险以外的健康保险具有补偿性，一般赔付的保险金额不高于损失金额。

（三）健康保险的分类

健康保险的分类方法很多，按照组织性质不同，可分为社会医疗保险和商业健康保险；按照保障内容不同，可分为医疗保险、疾病保险、失能收入损失保险、长期护理保险、医疗意外保险和医疗责任保险；按照保险期限可分为短期健康保险和长期健康保险；按照投保方式可分为个人健康保险和团体健康保险等。

1.按照组织性质分类

（1）社会医疗保险　是国家通过立法形式强制实施，使公民在年老、患病、失业、工伤、生育等造成收入中断及医疗费用时能够获得补偿和帮助的保障制度。社会医疗保险属于社会保险的重要组成部分，一般由政府承办，政府会借助经济手段、行政手段、法律手段强制实行以及进行组织管理。

（2）商业健康保险　是以被保险人的身体为保险标的，保证被保险人在保险期内因疾病或意外事故导致身体受到伤害时，由承保公司给付保险金的一种保险。商业健康保险以追逐利润为目的，与具有社会保障性质的社会医疗保险各司其职、相互补充。

2.按照保障内容分类

（1）医疗保险　是指以保险合同约定的医疗行为的发生为给付保险金条件，为被保险人接受诊疗期间的医疗费用支出提供保障的保险。医疗费用一般包含医生的诊费、药费、住院费、护理费、手术费和各种检查费等。常见的医疗保险包括普通医疗保险、门诊医疗保险、住院医疗保险、手术医疗保险、综合医疗保险等。

（2）疾病保险　是以保险合同约定的疾病的发生为给付保险金条件的保险。疾病保险包括重大疾病保险和特种疾病保险。

（3）失能收入损失保险　是指以因保险合同约定的疾病或者意外伤害导致工作能力丧失为给付保险金条件，为被保险人在一定时期内收入减少或中断提供保障的保险。

（4）长期护理保险　是为被保险人因年老、疾病或伤残而引发的需要接受看护服务所需费用提供保障的保险。

（5）医疗意外保险与医疗责任保险　医疗意外保险是保障被保险人在保险期限内因保险合同约定的意外事故导致产生合理且必要的医疗费用，保险公司将在约定的保障范围和保障金额范围内，依据保险合同约定承担相应的保险金给付责任。医疗责任保险是指投保医疗机构和医务人员在保险期内，因医疗责任发生经济赔偿或法律费用，保险公司将依照事先约定承担赔偿责任的保险。

二、健康保险对健康管理的作用

1.有利于优化健康管理资源配置与整合　健康保险市场化机制较强，随着其逐步参与至医疗保健服务提供领域，将有能力整合并协调好各种类型的健康诊疗服务，为参保人员提供便捷、高效的全程服务。此外，健康保险业还能够通过激励机制以及所掌握的客户资源，利用市场化机制，促进医疗资源的合理配置与费用支付体系的健康发展。

2.有利于普及和推广健康管理服务　由于健康管理在我国的发展尚处于初级阶段，其服务理念、技术原理、内在价值和操作流程对广大民众来说还很生疏，独自发展将会需要一个较长时期的市场接受过程。目前，健康保险行业经过前期发展，已经树立了较好的社会声誉和市场影响。将健康保险有效地融入健康管理服务中，通过健康保险机构的正面引导和宣传，加强对健康管理的服务理念、技术原理、内在价值和操作流程的理解，可提升人们对健康管理的知晓度和认同度。同时，从健康保险业自身发展来看，健康保险业本身对健康管理有很强的需求，而健康管理服务技术含量高，需要借助一定的平台机制对其进行普及和推广，如果健康管理能与健康保险进行有机融合、协调发展，将能降低销售管理成本，有助于健康管理机构将更多精力和资金投入健康管理技术研发中。

3.有利于促进健康管理产业可持续发展　健康管理作为新兴行业，在成熟发展的过程中，需要来自行业内外各个领域的监督与评价。健康保险作为健康管理服务与健康管理技术最主要的购买者与应用者，一方面，其成熟的市场销售经验可对健康管理服务质量标准的建立起到促进作用；另一方面，作为经营健康风险的金融服务机构，将会对健康管理的医疗成本与健康风险管控效果进行量化评价，有助于加快健康管理业的技术更新与发展。

三、"健康管理＋健康保险"协同发展

健康管理服务与健康保险相结合促进医疗资源的合理配置，解决支付和费用控制，在很多国家实践中已得到验证。目前，健康管理已成为商业健康险业务拓展的重要领域，很多经营健康保险的公司都已经成为实施健康管理的主力，很多健康保险公司的主要利润来源，就是对客户实施健康管理。我国大多数商业保险公司均已初步建立了健康保险与健康管理相结合的经营体系，"健康管理＋健康保险"的保险业务模式不断升温。

（一）"健康管理＋健康保险"协同发展要求

《"健康中国2030"规划纲要》指出，要"健全以基本医疗保障为主体，其他多种形式补充保险和商业健康保险为补充的多层次医疗保障体系，健康保险是多层次医疗保障体系的重要组成部分"。在此背景下，新《健康保险管理办法》等相关政策和实施文件陆续出台，明确了健康管理与健康保险服务的方法，使健康保险行业和健康管理服务产业迎来难得的发展机遇。

对于经营商业健康保险产品的保险公司来说，需通过加强与提供健康预防、就医协助、慢病管理、康复协助等服务的健康管理机构合作，来完善健康保险产品的服务体系，满足不同客群的医疗健康需求，同时可以帮助客户更加关注自身健康，实现对客户的风险控制。

对于社会医疗保险服务行业来说，应积极探索在基层医疗卫生机构或专业健康管理机构中，开展社会医疗保险支付的健康管理服务项目，更好地推进健康管理，实现健康的最终目标，也有利于减轻医保负担，完善医保体制。

（二）"健康管理＋健康保险"协同发展模式

目前，我国商业健康保险机构开展健康管理项目主要有三种模式。

1.服务外包模式　这是目前我国保险公司采用最多的模式。在该模式下，商业健康保险机构通过与健康管理公司签订购买协议，由健康管理机构向客户提供健康管理服务。对于自身管理能力不够，刚处于业务扩张阶段，近期需要占领市场的保险公司而言，这种模式无须耗费精力来经营健康管理机构，可以让保险公司集中精力于健康保险的开发与销售。缺点是保险机构对服务质量缺乏控制力，服务体系灵活性差，不易根据客户要求进行更改。

2.自行提供服务模式　该模式由保险机构直接投资设立医疗机构面向客户提供服务。对于将健康管理作为长期发展战略的保险机构，通常采用这种模式。这种模式的优点是保险机构能够整合不同服务资源、控制服务质量，为客户提供统一优质的服务。缺点是前期资金投入大，投资回收期长，新服务项目的开发需要较长周期，适合于有充足资金支持和相关管理人才的大型保险机构。

3.共建模式　是健康保险机构与健康管理机构共同投入资金和人力，或商业健康保险机构投资参股现有健康管理医疗机构，形成利益共同体来开展合作。这种模式服务实施与项目开展的成本、利润和风险由双方共同分享与承担，可以有效解决医疗成本过高、信息不对称等问题，同时医疗机构也可以获得稳定的客户来源。

任务四　健康管理服务营销

我国健康管理服务的人口基数量大，健康管理具有巨大的市场发展潜力。因此，不断提升健康管理服务水平，拓展服务空间，创新服务理念和模式，将营销理念更好地融入健康管理服务过程，对于普及健康管理、促进健康管理服务的发展具有重要的意义。

一、基本概念

（一）市场与市场营销

市场是以商品交换为基本内容的经济联系方式。市场的构成要素可以用一个等式来描述：市场=人口（购买者）+购买力+购买欲望。市场这三个要素是相互制约、缺一不可的，只有满足条件的市场，才能使商品交换得以进行，商品生产的目的才能得以最终实现。

所谓市场营销，就是在变化的市场环境中，旨在满足消费需要、实现企业目标的商务活动过程，包括市场调研、选择目标市场、产品开发、产品促销等一系列与市场有关的企业经营活动。

（二）健康管理服务市场

健康管理服务是运用医学、管理学等相关理论、技术和方法，对个体或群体健康状况及影响健康的危险因素进行全面连续的检测、评估和干预，实现以促进人的健康为目标的新型医学服务过程。健康管理服务市场是指健康管理服务产品按照商品交换的基本原则，由健康管理服务提供方向、其需求方提供相关服务的一种商品交换关系的总和。随着医学模式的转变、物联网发展、人口老龄化进程加快、生活方式疾病增多等影响，健康管理服务产业具有巨大的社会和市场潜力。

（三）健康管理服务营销

健康管理服务营销的实践过程包括营销环境分析、目标市场选择、营销组合策略应用、营销计划与组织和控制等营销学的基本理论和实践活动，只有充分利用营销管理体系和营销活动来实施健康管理服务，才能设计和生产出能满足人们需求的健康管理服务产品，并将其推广开来，实现促进人人健康的服务目标。

二、特点

作为健康管理服务活动与营销活动的集合，健康管理服务营销借用传统市场营销的基本理论和实践体系，具有一般市场营销活动的属性，但其也存在区别于一般市场营销的特点。

（一）产品特殊性

健康管理服务产品的特殊性主要表现为产品的综合性、无形性、不可分割性、服务易损性。另外，其客户的满意标准和客户的参与程度也与货物买卖不同。①健康管理服务不但包含具体的服务产品，还涉及服务对象观念和行为的改变，因此其价值常常难以直接体现出来，其表现出有别于一般市场营销产品的特殊性，综合性更高。②健康服务是无形的，顾客在购买前无法看到、摸到，也无法用形状、质地、大小标准来衡量和描述。③健康管理服务是健康服务人员与服务购买者的"一段互动过程"，消费者对健康服务人员的印象、专业程度、形象衣着、沟通技巧、服务态度都会成为服务体验的评判要素，从产品购买开始到服务结束，服务提供者与消费者始终是实现健康绩效的两个重要角色，缺一不可。这种不可分割性一直延伸到服务机构的所有人员。④健康管理是一种个性化的服务过程，使得健康管理目标人群表现为服务易损性，健康管理师针对个人当时的健康数据而提出的健康处方，会随着个人的健康指标变化而失去价值。

（二）需求复杂性

由于健康管理服务针对的是被服务者的健康观念和行为开展营销活动，其不像一般的市场营销产品那样具体和容易取得直接效益，因此，健康管理服务营销面临的挑战较一般市场营销更大，不仅需要健康管理服务机构，更需要个人、政府、社会组织等多方的参与才能实现。例如，很多吸烟者都知道吸烟对健康的危害，但戒烟却是很多客户难以执行和实现的行为结局。

（三）内容专业性

健康管理服务涉及预防医学、临床医学、心理学、营养学、社会学等学科的理论知识，健康管理服务机构需要具备专业的健康管理服务硬件条件和组织结构、健康管理服务人员需要具备专业的健康管理知识，才能向客户提供健康信息收集、健康评估和健康干预等一系列专业的健康管理服务工作。

（四）方式多样性

不同地区、不同层次、不同类型的健康管理机构及其健康管理服务人员，由于服务的内容和管理侧重点不同，其服务方式具有多样性的特点。例如高端健康管理服务实行VIP或会员制，推出基因检测或单病种健康管理、心理健康维护与支持、身心调养与养生等个性化的健康管理服务，基层健康管理服务重点开展基本的健康管理服务能力建设，拓展包括健康体检、健康咨询、健康评估、健康档案管理等基本的健康管理服务。

三、基本内容

健康管理服务营销始于对客户潜在需求的掌握，终于客户需求满足和健康改进所带来的目标效应实现。完整的市场营销体系包括营销环境分析、目标市场选择、营销组合策略策划、营销策略实施（计划、组织、控制）四个方面的内容。

（一）健康管理服务营销环境分析

健康管理服务营销的过程会受周围环境的影响，因此，其实施过程第一个环节就是对营销环境进行分析。只有建立与环境变化相适应的营销策略，健康管理服务营销活动才能有效进行。

营销环境由微观环境和宏观环境构成。微观环境对健康管理服务体系内部产生直接影响，包括健康管理服务要素、营销中介以及健康管理服务机构内部影响营销决策的各个部门及运作状况。宏观环境指的是能够间接影响健康管理服务营销的所有因素，包括人口、自然、经济、技术、社会文化和政治与法律。分析健康管理服务营销环境要围绕着这六个领域进行，不仅需要了解过去以及当前的环境状况，更要分析和预测未来环境的变化及其趋势，进而迅速地作出反应。具体实施过程中，常用政策环境分析、专题问卷调查、市场数据监测、深入访谈等方法来获取相关资料信息，营销环境的分析结果是制订营销目标、界定目标人群、确定营销策略的重要基础。

（二）健康管理服务营销的目标市场选择

健康管理服务营销的市场营销战略包括了目标人群市场细分、目标市场的选择、目标市场的定位三个方面。

1.目标人群市场细分　市场细分是指营销者按照消费者的需要和欲望、购买行为等差异，把某类产品的市场整体划分为若干子市场的分类过程。市场细分是选择目标市场的基础工作。在进行市场细分时常常要借助适当的、科学的细分依据。健康管理服务营销中，市场细分按照不同需求进行划分，其细分的变量归纳起来有统计变量细分、心理变量细分和行为变量细分三种。

（1）统计变量细分　指根据人口统计学变量（年龄、性别、种族、受教育程度等）及人口地理因素（国家、地区、城市规模等）将目标消费群体分成特征相近的目标群体。

（2）心理变量细分　指按服务对象心理因素（人格、动机、生活形态等）划分为不同的群体。

（3）行为变量细分　按服务对象行为因素划分为不同的群体。态度、信念和价值观念与目标群体的行为密切相关，不同的目标群体在健康问题上的观念是不同的。

在健康管理服务营销过程中，可以将不同变量进行市场细分后综合起来使用，能更综合地概括潜在目标群体的特征，有助于制订更精准的健康管理服务营销策略。

2.目标市场的选择　在市场细分的基础上，健康管理服务机构结合自身情况和具体的健康管理服务需求，选择细分的市场，向特定的健康管理服务目标人群提供其需要的健康管理服务。选择细分市场的方法包括无差异营销、差异化营销和集中营销。

（1）无差异营销　指健康管理服务机构将整个市场确定为该服务产品的目标市场，在所有细分市场中都采用相同的营销策略，即只提供一种类型的健康管理服务产品和营销方式。例如健康管理机构只向消费者提供相同的健康检查内容，而不考虑不同人群的健康管理服务需要。这种营销策略主要适用于需求广泛，能够大批量提供服务或生产的产品，其优点是营销成本低，缺点是不能满足不同群体的需求，容易造成客户的流失。

（2）差异化营销　是健康管理服务机构选择多个细分市场作为目标市场，根据不同细分市场的具体情况制订不同类型的营销策略和健康管理服务产品。这种营销的优点是满足不同消费者的个性化需求，缺点是对健康管理服务机构的服务能力和规模有较高要求，其成本必然会大幅增加。

（3）集中营销　健康管理服务机构将一个细分市场作为目标市场，为该细分市场提供一种理想的产品，实行专业化服务。这种营销方式成本低，适合实力薄弱的小企业。

3.目标市场定位　市场定位是指，根据竞争产品在市场上所处的位置，针对消费者对该种产品的某种特征、属性或核心利益的重视程度，确定自身提供服务在市场中的适当位置。健康管理服务机构可通过提供的健康管理服务产品创立鲜明特色，从而塑造出独特的市场形象来实现。

（三）健康管理服务营销组合策略

营销组合策略是指健康管理服务机构根据选定的目标市场中目标人群的需求，综合考虑环境、自身的经营服务能力和市场竞争等因素制订的营销整体策略。营销组合有4P营销组合和7P营销组合之分。4P营销组合是营销学的经典理论，即产品（product）、价格

（price）渠道（place）和促销（promotion）。4P营销组合认为，一次成功和完整的市场营销活动，意味着以适当的产品、适当的价格、适当的渠道和适当的促销手段，将适当的产品和服务投放到特定市场的行为。随着营销环境和理论研究的发展，学者们又提出增加人员（people）、有形展示（physical evidence）和过程（process）三个组合要素，形成7P营销组合。7P营销重视对于产品之外的服务，揭示了员工的参与对整个营销活动的重要意义，是服务营销的基础。

（四）健康管理服务营销计划、组织与控制

服务营销是健康管理服务机构重要的经营活动之一，健康管理服务机构必须科学、全面地进行营销计划，通过营销计划来指导未来的营销活动，以便更有效地配置有限的资源，向健康管理服务目标人群提供适合、可靠的健康管理服务。同时，健康管理服务营销的成功与否，离不开有效的营销组织。因此加强营销组织建设，根据市场形势灵活调整营销组织结构，是在市场竞争中取胜的关键因素。此外，在健康管理服务营销计划实施的过程中，为保证组织活动的过程和实际效果与计划相一致，健康管理服务机构必须对营销计划的实施进行有效控制。

📖 **知识链接** -

我国将加快发展商业健康保险

2020年12月16日举行的国务院政策例行吹风会上，银保监会副主席黄洪表示，今后我国将加快发展商业健康保险：①扩面：着力提高商业健康保险的覆盖面，应用"大数法则"来分散风险。②固本：强化商业健康保险的保障功能，降低人民群众的实际医疗负担。③增效：推动商业保险通过区别定价和费率浮动等方式，鼓励年轻人和健康人群为未来健康保障投保。④强基：加强商业健康保险基础建设，使产品定价更加精准。⑤提质：提高商业健康保险的服务能力，推动我国商业健康保险平稳健康快速发展。

- -

目标检测

习题

单选题

1.健康管理服务产品的特殊性主要表现为

    A.综合性、无形性、不可分割性、易损性

    B.综合性、多形性、不可分割性、耐耗性

C.综合性、无形性、可分割性、易损性

D.综合性、多形性、可分割性、耐耗性

E.综合性、多形性、可分割性、易损性

2.健康保险按组织性质分类，分为

A.医疗保险和疾病保险　　　　　B.社会医疗保险和商业健康保健

C.疾病保险和商业健康保健　　　D.疾病保险和失能收入损失保险

E.医疗意外保险与医疗责任保险

3.以下不属于健康保险特征的是

A.承保的风险变动性较大　　　　B.承保的标准复杂多样

C.多为长期保险　　　　　　　　D.多为短期保险

E.兼具补偿性和给付性

4.我国保险公司开展健康管理项目采用最多的模式是

A.服务外包模式　　　　　　　　B.自行提供服务模式

C.共建模式　　　　　　　　　　D.融资模式

E.变换模式

5.商业健康保险机构通过与健康管理公司签订购买协议，由健康管理机构向客户提供健康管理服务的模式是

A.服务外包模式　　　　　　　　B.自行提供服务模式

C.共建模式　　　　　　　　　　D.融资模式

E.变换模式

6.市场的构成要素是

A.人口（购买者）+资金+购买欲望

B.人口（购买者）+购买欲望+商品

C.人口（购买者）+购买力+购买欲望

D.人口（购买者）+购买力+卖家

E.人口（购买者）+资金+卖家

7.以下不属于健康管理服务营销区别于一般市场营销特点的是

A.产品特殊性　　　　　　　　　B.需求复杂性

C.内容专业性　　　　　　　　　D.客观性

E.方式多样性

8.健康管理服务机构将整个市场确定为该服务产品的目标市场，在所有细分市场中都采用相同的营销策略，即只提供一种类型的健康管理服务产品和营销方式，这种选择细分市场的方法是

A.无差异营销

B.差异化营销

C.集中营销

D.综合因素法

E.系列因素法

9.健康管理服务机构选择多个细分市场作为目标市场，根据不同细分市场的具体情况制订不同类型的营销策略和健康管理服务产品，这种选择细分市场的方法是

A.无差异营销

B.差异化营销

C.集中营销

D.综合因素法

E.系列因素法

10.健康管理服务机构将一个细分市场作为目标市场，为该细分市场提供一种理想的产品，实行专业化服务，这种选择细分市场的方法是

A.无差异营销

B.差异化营销

C.集中营销

D.综合因素法

E.系列因素法

（区媛倩　叶美琴）

项目五 健康管理基本流程

PPT

情境导入

情境描述 李某毕业后到某社区卫生服务中心工作，目前她需要对该社区慢性病及健康危险因素展开调查。

讨论 1.李某能使用的调查方法有哪些？

2.若使用问卷调查法，需要注意哪些问题？

健康管理的实施主要包括三个步骤，即"了解健康状况—进行健康评估—健康干预"，可进一步细化为以下基本流程：健康信息收集与管理、健康体检与监测、健康风险评估、健康干预方案制订、健康管理效果评价。

任务一　健康信息收集与管理

一、健康信息的来源与收集方法

（一）健康信息的来源

健康信息是关于健康管理对象过去、目前健康状况及生活方式的资料等。由于个人的健康资料一般是在接受相关卫生服务过程中被发现和记录，所以个人健康信息主要来源于卫生服务记录、健康体检记录以及专题健康或疾病调查记录等。

（二）健康信息的收集方法

收集健康信息是进行健康评估前的一个至关重要的步骤，为量化评估提供基础。卫生服务记录中含有服务对象的有关基本信息、健康信息以及卫生服务操作过程与结果，在健康信息收集中可以充分利用。但当需要解决某些专门问题时，卫生服务记录往往不能提供足够数量的信息，因此需要通过专题调查来获取资料。这种专题调查方法包括问卷调查法、会谈法、直接观察法等。

1. 问卷调查法　是最常用的一种健康信息收集方法。问卷是社会研究中用来收集资料的一种工具，是为了收集某些特定信息而设计一系列问题的表格。健康问卷的主要用途是收集个体或群体健康信息，进行评价或确定健康影响因素等。一份设计完好的问卷应做到：语言表述规范、精炼、明确，结构合理，合乎逻辑，调查项目完整，通俗易懂。

（1）问卷的结构　①标题：说明调查的主题，使被调查者对所回答的问题有大致了解，标题应简明扼要。②填写说明：包括调查目的、意义和内容，对被调查者的要求和希望，消除被调查者的紧张和顾虑，争取被调查者的支持和合作。具体内容包括调查目的和意义、匿名性或保密性、交卷时间和方法、调查的单位、调查者个人的身份等。文字应简洁、平易近人，使调查对象感到亲切。③指导语：用于解释如何填写问卷，或解释某些调查项目的含义。同时说明填写要求，对问卷填写作出示范。④调查项目：包括一般资料、目前健康状况和主要提问信息等。一般资料包括姓名、性别、民族、血型、婚姻状况、文化程度、职业、收入、居住地址、联系方式等；目前健康状况包括现病史、既往史、婚育史、家族史等；主要提问信息包括生活方式（如饮食习惯、体育锻炼、不良嗜好、睡眠状况等）、心理健康状况、体检指标（身高、体重）等。⑤结语：简短地对被调查者表示感谢等。

（2）问题设计的原则　①合理性：每个问题必须与调查主题密切相关。②逻辑性：问题与问题之间要具有逻辑性，独立的问题本身也不能出现逻辑上的谬误。③明确性：即问题设置的规范性，语言简练准确，避免含糊词语。具体是指：命题是否准确，提问是否清晰明确、便于回答。④非诱导性：问题要设置在中性位置、不参与提示或主观臆断，否则会引出严重偏倚的结论。⑤避免涉及敏感性问题。

（3）调查问卷设计的形式　①开放式问题：只提问不设答案，由调查对象自由回答。呈连续性分布的变量常用此种形式，如身高、体重等。此外，可以在设定的选项之外增加"其他"项。其优点是被调查者对这类问题的回答可任意发挥，适合询问答案多或尚不知晓各种可能答案的问题。缺点是难以对数据进行定量整理和统计。②封闭式问题：根据问题可能的答案，提出多个固定答案供被调查者选择。其优点是易于回答，且方便统计分析。缺点是被调查者只能在规定的答案中作答，可能无法反映其真实的想法，此外，一旦设计有缺陷，被调查者可能无法正确回答问题，影响调查结果的准确性。

2.会谈法　是以谈话为主要形式来获得资料的调查方法。即访问者通过入户或现代通信工具，与被调查者进行口头交谈，从而获得信息的方式。

3.直接观察法　是由调查员到现场对调查对象进行直接观察、检查或测量而取得资料的一种方法。如通过观察者的视、听、触、嗅、叩等，对被观察者进行体格检查、实验室检查、器械检查等。此方法取得的资料较为真实可靠，但所需的人力、物力、财力较多。在实际调查中，会谈法与直接观察法常结合使用，互相补充。

二、健康信息的管理

采集到的健康信息要进行录入、核查、储存和更新，让健康管理者能随时掌握相关健康指标，甚至实现实时健康干预，使健康信息最终服务于群众健康。同时，要进一步加强健康信息管理，保障健康信息安全，保护公民个人隐私。

（一）数据录入

把采集到的原始健康数据录入电脑，利于长期保存和日后数据提取。录入方式包括手工录入和从数据库导入。

（二）数据核查

数据录入后，要对录入数据的准确性进行核查。第一步是运用统计分析软件的基本统计量过程，输入每个变量的最大和最小值，如果某变量的最大或最小值不符合逻辑，说明数据有误。如体重的最大值设定为150kg时，录入超过150kg的体重即被认定有误。第二步是手工进行数据核对，两人同时负责录入和核对，以保证数据的准确性。

（三）信息储存

电子记录的方式可长期保存大量信息，但如果电脑出现故障容易丢失信息，所以必须定期备份电子数据，最好能同时备份在移动硬盘或网盘等云端上，以保障信息的安全性和持久性。

（四）信息更新

健康管理是一个连续性的过程，健康信息需要不断进行更新，确保信息处于最新、连续、有效的状态。信息更新的方式包括：①居民就诊时更新健康信息；②健康信息管理部门与其他公共卫生慢性病管理模块关联，实现健康管理信息自动更新；③访视后对居民健康信息进行更新；④其他方式，如健康体检等。

（五）信息利用

健康信息的利用应当以满足医学研究、科学决策和提高便民服务水平为目的，最终服务于群众健康。健康信息的利用包括个体层面和群体层面。在个体层面，是利用个人的健康信息分析和评价其健康状况和疾病危险因素，制订个人健康管理计划，并进行动态的健康管理效果评价。在群体层面，是利用群体健康信息，分析、汇总和评估一个特定群体的主要健康问题、疾病危险因素和目标人群，并制订总体健康干预计划和评估健康管理效果，科学地促进健康管理工作的完善和发展。

三、健康档案的建立与管理

健康档案是记录一个人从出生到死亡的所有生命体征的变化，以及自身所从事过的与健康相关的一切行为与事件的档案。具体的内容包括个人的既往病史、诊治情况、家族史、现病史、生活习惯、历次体检结果及疾病的发生、发展、诊治和转归过程等。健康档案是一个连续且全面的记录。

（一）健康档案的内容

1.个人健康档案 是指一个人从出生到死亡的整个健康状况的发展变化情况以及所接受的各项卫生服务记录的总和，主要分为以问题为导向的诊疗记录和以预防为导向的周期性健康检查记录两种。

（1）以问题为导向的诊疗记录 要求医护人员在医疗服务中采用以个体健康问题为导向的记录方式。其具有简明、条理清楚、重点突出、便于计算机数据处理和管理的优点。目前已成为许多国家和地区建立居民健康档案的基本方法。此记录方法的要素包括个人基本资料、问题描述、周期性健康检查、病情进展记录和转会诊记录等。

个人基本资料包括个人的人口学资料（年龄、性别、种族、教育程度、职业、婚姻状况、家庭状况、社会经济状况等）、健康行为资料（运动、饮食习惯、吸烟、酗酒、就医行为等）、临床资料（主诉、既往史、家族史、个人史、检查结果等）。

问题描述又称接诊记录，是患者每次就诊情况的详细资料记录。先将个人主要健康问题列成主要问题目录，再将问题目录表中的每一问题按SOAP的形式逐一进行描述。

S：主观资料，即服务对象提供的主诉、症状、疾病史、家族史、个人史等。

O：客观资料，即诊疗过程中医务人员观察和测量到的数据，包括体征、实验室检查、X线诊断以及患者的心理或行为测试结果等。

A：对健康问题的评估。即健康管理者根据现有资料，进行综合、分析后对问题作出的全面评价。完整的评估应包括诊断、鉴别诊断、与其他问题的关系、问题的轻重程度及预后判断等。

P：对患者的健康问题制订处理计划，即针对问题提出的诊断、预防、治疗、保健、康复和健康教育计划。

病情进展记录是指对于主要健康问题进行跟踪的动态记录，主要用于慢性疾病的病情进展记录。

周期性健康检查是运用格式化的健康检查表，针对个体不同年龄、性别和健康危险因素而设计的有利于早发现、早诊断的健康检查项目。

转会诊记录是医生在患者病情需要时，应及时作出会诊或转诊决定。患者在转出之后，医生仍对其负有追踪和关注其医治情况的责任。

（2）以预防为导向的记录　全科医疗中的预防医学服务项目包括预防接种、健康体检、危险因素筛查及评价、健康教育等，通过预防服务的实施，早期发现危险因素和疾病，并加以干预。

2.家庭健康档案　是居民健康档案的重要组成部分，包括家庭基本资料、家系图、家庭评估资料、家庭主要问题目录、问题描述和家庭各成员的个人健康记录等。

家庭基本资料包括家庭成员的基本资料（如姓名、性别、年龄、职业、教育程度、健康资料等）、家庭类型和居住环境等。家系图是以绘图的方式来描述家庭结构、医疗史、家庭成员疾病之间的遗传联系、家庭关系及家庭重要事件等。

3.社区健康档案　是记录社区自身特征和居民健康状况的资料库。主要包括社区基本资料、社区卫生服务资源、社区卫生服务状况和社区居民健康状况等。

（二）健康档案的管理

1.健康档案的建立　健康档案的采集工作可分为入户调查、健康体检、疾病筛查等方式，由基层卫生服务人员为居民建立健康档案。健康档案的建立过程遵循自愿与引导相结合、动态性、客观性、准确性和保密性等原则。

2.健康档案的保管　健康档案原则上由分管居住辖区的基层卫生服务部门保管，以家庭为单位，统一进行编码。健康档案的保管要设立专门的档案柜，按照防盗、防高温、防火、防尘、防潮、防鼠、防虫等要求妥善保管，并指定专人负责，经常进行质量检查。

3.健康档案的使用

（1）首次建档　服务对象首次就诊或接受周期性健康体检时，为同意建立健康档案的居民建立健康档案并发放居民健康档案信息卡，以备复诊和随访时使用。

（2）复诊　复诊的居民出示居民健康档案信息卡，由医护人员根据信息卡调取健康档案并转给接诊医生。医生通过阅读健康档案，熟悉患者的基本情况，然后针对本次就诊情况填写接诊记录，更新健康档案并归档。对于需要转、会诊的患者，接诊医生应同时填写转诊会诊记录、住院记录等。

（3）随访　提供随访服务的医护人员到健康档案室调取相应服务对象的个人健康档案，按本次随访情况填写相应健康档案内容，并与管理对象约定下次随访的日期，记入管理随访记录表中。

任务二　健康体检与监测

一、健康体检

健康体检是健康管理的基础。在健康管理工作中，健康体检的目的是获得被管理人员的健康信息，从而评价被管理者的健康状况、评估疾病风险、评判生命质量水平等。

（一）健康体检在健康管理中的重要意义

1.健康体检是采集受检者健康信息的主要途径，是健康评估的基础　体检所采集的健康信息较全面，既能发现疾病，也能发现疾病风险和危险因素，为健康评估和干预打下了坚实的基础。

2.健康体检是进行健康宣教的最佳时机　在体检的这段时间内，受检者对自身的健康状况较为关注，此时受检者依从性较高。这时健康管理者采取恰当的健康教育方式，可以提高受检者对健康知识知信行的比率。

3.健康体检是健康管理的最佳营销时间，促进健康管理市场化发展　体检中心为受检者提供疾病筛查与风险评估，围绕受检者的需求提供人性化的服务，使受检者对体检中心产生信任，并乐于接受后续的健康管理服务。

（二）健康管理体检

健康管理体检是以人的健康需求为基础，按照早发现、早干预的原则，根据管理对象的年龄、性别、职业、生活习惯等来选定体检项目，为健康管理提供依据。

二、健康体检监测步骤及内容

（一）健康体检计划的制订

1.健康体检需求调查　目的是了解受检者的疾病史、生活方式等情况，为设计体检项目做准备。健康体检需求调查可分为深入访谈和问卷前置两种方式。深入访谈一般用于个人体检，为面对面交流，针对受检者健康状况、家族病史、生活习惯、以往的体检结果等，做详细、深入的访谈。问卷前置适用于群体受检者，采用问卷调查的方式，根据受检群体的生活习惯、职业特点等，了解该群体普遍存在的健康风险，使体检项目的设计基本涵盖常见健康风险和健康问题。

2.健康体检项目设计　随着社会经济的发展、生活水平的提高，人们的生活方式随之改变，慢性非传染疾病已经成为威胁我国人民健康和发展的首要问题（占死亡总数的80%以上）。体检项目的选择必须符合当前防控慢性非传染性疾病的需要，必须涵盖心脑血管疾病、多发肿瘤等慢性非传染性疾病相关的诊断与评价指标。

（1）常规体检项目　包括一般检查、物理检查、实验室检查、仪器检查。①一般检查包括测量身高、体重、血压等；②物理检查包括内科、外科、妇产科、五官科；③实验室检查包括血、尿、粪三大常规，生化（肝功、肾功、血脂、血糖、尿酸）、免疫功能检查，肿瘤筛查；④仪器检查包括心电图、胸部X线检查、腹部超声检查等。

（2）特殊检查项目　根据受检者的健康状况和疾病风险因素，选择性地开展特殊项目检查。①动脉硬化无创检测，包括多排CT心脏冠脉检查、颈动脉及下肢血管超声检查、脉搏波传导速率检查、眼底动脉检查；②心功能检查，包括超声心动图检查、平板运动试验、同位素心肌显像；③动态血压和动态心电图检查；④骨密度检查；⑤对于吸烟和粉尘环境下工作的受检者需做肺功能检查。

3.检前注意事项　在体检开始前需向受检者说明检前注意事项，提醒受检者做好检前准备，缩短体检时间，使采集的健康信息更真实可靠。

（二）健康体检报告的编制与解读

体检报告是体检机构交给受检者的体检结果，分为纸质体检报告和电子体检报告。体检报告由调查问卷结果、体检所获得的生理信息、体检的异常结果和体检建议等组成。

1.个人健康体检报告的编制

（1）将调查问卷中偏离健康生活的内容进行分类总结，使受检者对自己的测试结果有清晰的认识。

（2）对体检所获取的生理信息进行分类显示，如分为物理检查、仪器检查、特殊检查等。

（3）阳性发现或异常结果，是指健康体检中所采集到的生理信息偏离正常值或参考范围，或问卷调查中发现的躯体症状和影响健康的危害因素。

（4）体检建议是针对阳性发现，给受检者提出建议，包括生活方式的调整、部分阳性指标的复查、进一步专科检查和治疗等。体检建议的语言表达应通俗易懂，使受检者易于理解。体检建议之后应附上体检中心的咨询电话，以备受检者咨询。

2.个人健康体检报告的解读　通过医护人员的分析、讲解，使受检者了解自己健康方面存在的问题、原因、危害和防治措施，为健康评估和干预的实施奠定基础。

（1）综合分析　将体检结果中相关的生理数据进行归类，如将血压高、血脂高、血糖高、尿酸高、肥胖、脂肪肝等代谢问题归为一类，并与调查问卷采集的相关信息相结合，综合判断受检者的阳性发现和产生的原因，使受检者了解自己存在的健康问题及其产生的原因、所处阶段和危害，使受检者能深刻理解体检建议，提高受检者实施健康干预计划的依从性。

解读报告时，使用通俗易懂的语言，结合检查结果中的图片、临床病例与生活实例，如把高脂血症、高尿酸血症比喻成自来水水质硬度高、酸度高、污染重，把动脉硬化和粥样硬化斑块比喻为自来水管道锈蚀和水垢团块，把心肌梗死、脑梗死比喻为树木或庄稼秧苗缺水枯萎，使受检者更容易理解，也有利于健康管理知识的传播。

（2）健康评估　参阅本章第三节。

（3）干预计划　详细解读体检报告，深入了解受检者的健康风险因素和产生的原因，分析风险因素（特别是不良生活方式）、中间风险因素（包括血糖高、血脂高、血压高、超重与肥胖等）与疾病（冠心病、脑卒中、糖尿病等）之间的关系，确定干预内容，制定干预方案。

3.团体健康体检报告的编制　团体体检报告包括体检计划的实施情况、群体主要健康问题及其与职业特征的关系、健康教育和健康干预的重点内容、下年度体检注意事项等。

（1）体检计划实施情况　体检项目设置（按性别、年龄分层），应到人数、实到人数、各个部门到位率、总到位率。为单位开展健康体检目标考评，推动下年度体检工作的实施奠定基础。

（2）群体主要健康问题　将阳性发现按发生频次排序，围绕发生频次最高（如前5位）的健康问题，说明受检群体的健康状况，并分析其形成因素。

（3）主要健康问题的发生人员　将每种主要健康问题发生的人员分别列入表中，便于卫生部门管理，为健康管理的实施提供信息保障。

4.团体体检报告的解读　团体体检报告的解读一般采取健康讲座与个人咨询相结合的形式，使群体成员了解本单位的健康状况，以及自己的健康状况在本单位中的相对位置。

（1）明确本单位的健康状况　阐述本单位的主要健康问题，并将综合体检结果与往年体检结果相比，与年龄、性别相似的单位相比，与同行其他单位相比，增强全体员工的健康意识，形成有利于开展健康促进的氛围。

（2）分析健康问题与职业的相关性　将主要的健康问题与群体的职业特征相结合，发现其中的规律。例如，IT业的工作人员消化道疾病多见，与工作压力大、生活不规律有关。为群体健康管理方案的制订、优化工作流程、改善劳动条件提供依据。

（3）分析健康问题产生的共性因素　了解群体的作息习惯、工作压力情况、单位食堂的烹饪习惯（如油多、盐多、肉多、辣多）、吸烟人数比例、饮酒人数比例、体力活动不足人数比例，深刻认识本单位产生健康问题的原因，最大限度地利用现有条件开展群体性体育锻炼，改善饮食习惯，改善后勤保障，为健康管理的实施奠定基础。

（三）健康体检的风险规避和质量控制

健康体检具有一定的风险性。充分了解健康体检人群的特点，能有效规避健康体检中的各种风险，确保健康体检的质量。

1.健康体检类别　健康体检主要分为2类：一是预防保健性体检，是健康体检中最主要的一类。这类体检大部分是由单位组织安排以对疾病早发现、早诊断、早治疗为目的的健康体检。二是职业性体检，这类体检是出于社会因素，按照国家制定的有关政策文件要求，对从事相关专业的人员进行的上岗前、上岗期间和离岗前的健康检查。

2.健康体检中的风险

（1）选项风险　如果不细致了解受检者的健康状况与体检需求，则可能为受检者选择不能做或不适宜做的检查，导致受检者受损，出现医疗风险。例如：①胸部X射线检查，少年儿童、孕妇、准备妊娠的女性不适宜接受此项检查；②妇科及阴式超声检查，未婚、妊娠、行经期的女性不适宜做此项检查；③二便常规检查，行经期的女性不适宜此项检查；④增加特殊检查项目要慎重，费用较高的项目，即使需要检查，也要与受检者充分协商，避免因告知不全而发生纠纷，如核磁检查。部分有创检查，可能有潜在风险，检查前要与受检者充分沟通。

（2）医疗过程风险　在体检过程中，使受检者潜在的疾病或问题表现出来。①空腹体检或患有糖尿病患者空腹时间长，容易出现低血糖反应；②采血时引起晕针反应，可由于受检者恐惧、焦虑发生晕针，也可能由于医务人员技术水平原因多次穿刺不成功造成；③原有的心血管疾病加重，如检查前未服药、检查前过于紧张、睡眠不足、动作急、等待时间过长，出现高血压危象、心绞痛，甚至心肌梗死；④影像学检查漏诊、误诊。受所使用仪器的分辨率、操作者的技术水平、疾病发展所处阶段等影响，制约了体检对受检者疾病的正确判断，导致出现漏诊和误诊。

（3）环境风险　跌倒损伤。体检人群以中老年人居多，如果卫生间湿滑、地面不平，在受检者留取二便标本时可能会跌倒损伤；由于前列腺及子宫、附件超声检查一般需憋尿，在膀胱极度充盈后排尿，可能会引发排尿性晕厥而跌倒损伤。另外，消防器材的齐备、消防通道的畅通，都是体检中心所必不可少的。

（4）流程风险　①体检信息错误。在体检工作中，常常不同团体同时进行，每个团体又按年龄、性别、岗位、职级分层，使得每天执行的体检套餐种类多，极易出现错误，避免此类错误的发生，有赖于成熟的体检软件、员工对工作内容的熟练掌握，更有赖于严格的查对制度。②体检执行顺序有误。随着受检者对体检的个性化需求的增加，体检项目已经不再是简单分为餐前和餐后项目，尚有用药前后检查、有创检查等。如碳13呼吸试验检查幽门螺杆菌、糖耐量试验、胃肠镜检查、CT冠脉造影检查等，这些都要求体检时细心安排体检顺序，既要争取在短时间内完成，又要保证检查质量，避免因安排不周到，导致受检者多次无效往返，长时间滞留在体检中心。③体检报告内容有误。如体检信息输入有误、特殊检查报告汇总有误、装订方式有误等。

（5）告知风险　因体检前未告知或者告知不全面，使受检者体检前准备不充分，影响检查结果的准确性。例如，未告知高血压患者体检前应照常服药，导致体检时血压骤然升高；怀孕的女性在不知情的情况下接受了放射性检查等。

3.健康体检中的风险规避　规避健康体检风险是确保体检质量的重要方面，应该引起高度重视。规避风险要把握以下几点：第一，要有风险意识，有了风险意识，才能够及时发现风险、识别风险、应对风险。第二，要有风险应对措施，制定各项风险应对流程，物资准备齐全，这样才能确保及时化解风险。第三，要有风险管理办法，包括成立组织、明确职责分工、制定应急流程、落实物质准备等，确保风险处理的顺利实施。

任务三　健康风险评估

一、健康相关危险因素

（一）健康危险因素的概念及特点

健康管理的核心内容是针对健康危险因素进行干预和管理，因此，全面掌握健康危险因素的相关知识是开展健康管理的必备条件。

1.健康危险因素的概念 健康危险因素是指能使疾病或死亡发生的可能性增加的因素，或者是能使健康不良后果发生概率增加的因素。主要包括生物遗传因素、环境因素、医疗卫生服务因素、行为生活方式因素等。

2.健康危险因素的特点

（1）潜伏期长 长期、反复接触危险因素之后才会发病，通常把在危险因素暴露与疾病发生之间存在的较长时间间隔称为潜伏期，潜伏期因人、因地而异，不易确定。例如，吸烟是肺癌的危险因素之一，肺癌患者吸烟史通常要长达数十年后才发病；高脂、高盐、高热量饮食以及缺乏锻炼，也需要长时间积累，最后才有可能引发心脑血管疾病。由于危险因素的潜伏期长，使危险因素与疾病之间的因果关系不易确定，给疾病的预防工作带来一定的困难，但是，也正是由于潜伏期长，才给人们减弱或消除危险因素，预防或延缓疾病的发生发展提供了时机。

（2）联合作用 多种危险因素常同时存在，可明显增加致病危险性。例如高血脂是冠心病发病的危险因素，加上高血压引起血管内膜损伤，促使脂质在血管内膜沉积，提高了冠心病的发病风险。正是由于多个危险因素之间的协同作用，即使每个危险因素水平只是轻度增加，也比只有一个高水平危险因素的发病率要高，但这种情况很少引起人们的重视。

（3）特异性弱 一种危险因素往往与多种疾病有联系，也可能是多种危险因素引起一种慢性疾病，所以在一定程度上，危险因素具有弱特异性。例如，吸烟是引起支气管炎、肺癌、心脑血管疾病和胃溃疡等多种疾病的危险因素；超重与糖尿病、冠心病有关，但糖尿病、冠心病的危险因素不止超重一个。不同因果关系网络模型显示出危险因素与疾病发生之间有较弱的因果联系，即特异性弱，加上个体差异的存在，人们很容易忽视危险因素或轻视危险因素对健康的危害。

（4）广泛存在 危险因素广泛存在于人们日常生活之中，但其对健康的危害往往是潜在的、长期的和渐进性的，因此增加了人们发现和认识危险因素的困难程度，难以引起人们足够的重视。特别是不良生活习惯已经形成，要改变会有一定的困难。因此，对危险因素采取深入、持久、灵活、有效的干预措施尤为重要。

（二）健康危险因素的分类

引起人类疾病和死亡的危险因素的种类非常广泛，总的来说，主要包括以下几类。

1.环境危险因素

（1）自然环境危险因素 ①生物性危险因素，包括细菌、真菌、病毒、寄生虫等，是传染病、寄生虫病和自然疫源性疾病的直接病原体。②物理性危险因素，有噪声、振动、电离辐射、电磁辐射等。例如长时间或高频率使用无线电设备（移动电话机、医疗磁共振设备、计算机等），其电磁辐射会对人体健康造成威胁。③化学性危险因素，包括毒物、农药、废气、污水等。

（2）社会环境危险因素　包括政治、经济收入、文化教育、居住条件、家庭关系、工作压力等。随着社会现代化和信息化步伐的不断加快，社会环境因素对人类健康的影响越来越大。

2.行为生活方式危险因素　行为危险因素是指由于自身行为生活方式而产生的健康危险因素，也称为自创性危险因素。行为生活方式与常见慢性病密切相关。不良行为生活方式主要有吸烟、酗酒、熬夜、不合理饮食、缺乏运动等。

3.生物遗传危险因素　包括直接与遗传有关的疾病以及与其他危险因素共同作用的疾病因素，如遗传病史、年龄、性别、种族、身高、体重等。

4.医疗卫生服务危险因素　是指医疗卫生服务系统中存在的各种不利于保护并增进健康的因素，如医疗质量低、误诊漏诊、院内交叉感染、医疗制度不完善等。例如，医师开大处方、过度检查、滥用抗生素和激素等。

二、概念及基本步骤

（一）健康风险评估的概念

健康风险评估是指根据个体或群体的健康风险因素和健康状况，预测个人的寿命与其慢性病、常见病的发生率或死亡率。并通过数理模型，对可改变危险因素作出定量调整，重新估测人的寿命与发病率。健康风险评估的目的不在于作出明确的诊断而是估计特定事件发生的可能性，从而促进人们改变不良行为，减少危险因素的发生，提高健康水平。

（二）健康风险评估的基本步骤

健康风险评估的步骤主要包括个人健康信息的收集、风险估算、风险沟通。

1.个人健康信息的收集　方法包括问卷调查、体格检查、实验室检查。问卷的组成主要包括：①一般情况调查，如年龄、性别、婚姻状况、文化程度、职业、经济收入等；②现病史、既往史、家族史调查；③生活习惯调查，如吸烟状况、身体活动状况、饮食习惯、营养调查、饮酒状况等；④其他危险因素，如精神压力等。体格检查及实验室检查主要包括身高、体重、腰围、血压、血脂、血糖等。

2.危险度计算　计算方法主要有两种：第一种是建立在单一危险因素与发病率基础上的单因素加权法，即将这些单一因素与发病率的关系以相对危险性以表示其强度，得出的各相关因素的加权分数即为患病的危险性。这种计算方法简单实用，不需要大量的数据分析，是健康管理发展早期主要的危险性评价方法，其典型代表是哈佛癌症风险指数。第二种方法是建立在多因素数理分析基础上的多因素模型法，即采用统计学概率理论的方法得出患病危险性与危险因素之间关系的模型。其所采用的数理方法，除常见的多元回归外（物流回归和考克斯回归），还有基于模糊数学的神经网络方法等。这类方法的典型代表是弗雷明汉的冠心病模型，它是在前瞻性队列研究的基础上建立的。很多机构以此为基础构建出适合自己国家或地区的评价模型。风险评估的结果主要用绝对风险和相对风险表示，绝对风险评估基于队列研究构建，估计未来若干年内患某种疾病的可能性，用以估计多个危险因素对疾病的影响。如5年患病的绝对风险为10%，表示5年内将发生被评估疾病的概率为10%。

3.风险沟通 是个体、群体以及机构之间交换信息和看法的相互作用的过程。在疾病的风险管理中，恰当的风险沟通有助于医护人员和患者更好地理解疾病绝对风险的概念。在风险评估报告中，用患者和医生容易理解的工具来表示风险评估所给出的结果，简单、直接地向患者和医生传达风险程度。

健康风险评估报告可分为个体评估报告和群体评估报告。个体评估报告主要包括健康风险评估结果与分析，及有针对性的健康教育信息。群体评估报告主要包括受评群体的人口学特征、患病情况、危险因素总结、干预措施建议和方法等。

三、分类和方法

健康风险评估可分为一般健康风险评估、疾病风险评估、生命质量评估、行为方式评估、体力活动评估、膳食评估和精神压力评估。

1.一般健康风险评估 通过问卷、危险度计算和评估报告3个基本模块进行的健康风险评估。

（1）问卷法 健康风险评估要根据健康危险因素与健康状况来预测疾病的发生率或死亡率，而收集健康信息和危险因素最基本的方法就是问卷法，它是全面、准确、迅速进行健康风险评估的重要依据。

（2）风险计算 健康风险评估是根据所收集的个人健康信息，对个人的健康状况及未来患病和死亡危险性用数学模型进行量化评估。健康风险评估的目的是帮助个体综合认识健康风险，鼓励人们纠正不良行为习惯。

（3）评估报告

1）健康风险评估报告的要求 一是实事求是地反映客观存在的危险因素，对多种健康危险因素应根据危险性大小分清主次，按照先后顺序排列。二是评估报告还应考虑和结合当地习俗和社会生活环境。三是群体健康风险评估报告，应包括个体的和人群的评估报告。四是健康风险评估的适应范围只针对健康人群评估没有发生的疾病，对于已经发生和曾经发生过的疾病建议去医院进行诊治。

2）健康风险评估报告的内容 一般应包括人口学特征、疾病风险评估分析与描述、健康风险评估结果、健康干预建议、体检项目建议等。

3）健康风险评估报告的分析　应从三个方面对评估结果中发病风险高于参考风险的疾病进行分析：一是个人风险与参考风险的对比分析，参考风险是指同年龄同性别人群发病的概率。二是确定风险项，即影响该疾病发生的风险因素有哪些。

4）健康风险评估的结果　包括两方面：一是发病风险高于参考风险的疾病，指未来3~5年内高发的疾病。二是确认的疾病，指评估对象在评估过程中确认已经发生的和曾经发生过的疾病。

5）健康风险报告的形式　报告形式多种多样，如文字、图表、影像、互联网等形式。

（4）一般健康风险评估指标

1）血压评估　是根据被评估人血压水平（收缩压和舒张压），评估结果分为正常血压、正常高值、高血压1级、高血压2级、高血压3级、单纯收缩期高血压。血压水平的定义和分类如表5-1所示。

表 5-1　血压水平的定义和分类

分类	收缩压（mmHg）	舒张压（mmHg）
正常血压	<120	<80
正常高值	120~139	80~89
高血压	≥140	≥90
高血压1级	140~159	90~99
高血压2级	160~179	100~109
高血压3级	≥180	≥110
单纯收缩期高血压	≥140	<90

2）血糖评估　根据被评估人的血糖水平，评估结果分为正常、空腹血糖受损（IFG）、糖耐量减低（IGT）、糖尿病。糖尿病的诊断标准如表5-2所示。

表 5-2　糖尿病诊断标准

分类	项目	静脉血浆葡萄糖或HbA1C
糖尿病	典型糖尿病症状	烦渴多饮、多尿、多食、不明原因体重下降（无糖尿病典型症状者，需改日复查确认）
	加上随机血糖	≥11.1mmol/L
	空腹	≥7.0mmol/L
	或负荷后2h	≥11.1mmol/L
	或HbA1C	≥6.5%
糖耐量减低（IGT）	空腹	<7.0mmol/L
	或负荷后2h	≥7.8~<11.1mmol/L
空腹血糖受损（IFG）	空腹	≥6.1~<7.0mmol/L
	或负荷后2h	<7.8mmol/L

续表

分类	项目	静脉血浆葡萄糖或HbA1C
正常	空腹	<6.1mmol/L
	或负荷后2h	<7.8mmol/L

3）血脂评估 评估项目包括胆固醇（TC）、低密度脂蛋白胆固醇（LDC-C）、高密度脂蛋白胆固醇（HDC-C）、甘油三酯（TG）。根据被评估人血脂水平，评估结果分为正常、临界值、升高、降低。血脂水平判断标准见表5-3所示。

表5-3 血脂水平判断标准

分类	血脂项目（mmol/L）			
	胆固醇（TC）	低密度脂蛋白胆固醇（LDC-C）	高密度脂蛋白胆固醇（HDC-C）	甘油三酯（TG）
正常	<5.20	<3.12	≥1.04	<1.65
临界值	5.20~6.20	3.12~4.13		1.65~2.19
升高	≥6.21	≥4.14		≥2.20
降低			<1.04	

4）体重与体质指数评估 根据被评估人的体重和身高，评估结果分为体重正常、体重过低、超重、肥胖。体重与体质指数如表5-4所示 [体质指数（BMI)=体重（kg）/身高^2（m）]

表5-4 体重与体质指数

分类	体质指数（BMI）（kg/m^2）
体重过低	<18.5
体重正常	18.5≤BMI<24.0
超重	24.0≤BMI<28.0
肥胖	≥28.0

5）肥胖与相关疾病危险的关系 根据被评估人的体重、身高、腰围，评估结果分为增加、高、极高。肥胖与高血压、糖尿病、血脂异常的危险关系如表5-5所示。

表5-5 肥胖与高血压、糖尿病、血脂异常的危险关系

分类	体质指数（BMI）（kg/m^2）	腰围（cm）		
		男：<85 女：<80	男：85~95 女：80~90	男：≥95 女：≥90
体重过低	<18.5			
体重正常	18.5≤BMI<24.0		增加	高
超重	24.0≤BMI<28.0	增加	高	极高
肥胖	≥28.0	高	极高	极高

6）高血压危险分层　根据高血压患者预后影响因素，高血压危险分层评估结果分为低危险、中危险、高危险、很高危险。高血压患者预后影响因素如表5-6所示，高血压危险分层如表5-7所示。

表 5-6　高血压患者预后影响因素

心血管疾病危险因素	靶器官损害（TOD）	糖尿病	并存临床情况（ADC）
·男性>55岁	·左心室肥厚	空腹血糖≥7.0mmol/L	·脑血管疾病
·女性>65岁	心电图	餐后血糖≥11.1mmol/L	缺血性脑卒中
·吸烟	超声心电图：LVMI		脑出血
·血脂异常	或X线		短暂性脑缺血发作
TC≥5.7mmol/L或	·动脉壁增厚		·心脏疾病
LDL-C>3.6mmol/L或	颈动脉超声IMT≥0.9mm		心肌梗死
HDC-C<1.0mmol/L	或动脉粥样硬化性斑块		心绞痛
·早发心血管疾病家族史：	的超声表现		冠状动脉血运重建
一级亲属，发病年龄<	·血清肌酐轻度升高：		充血性心力衰竭
50岁	男性115~133μmol/L		·肾脏疾病
·腹型肥胖或肥胖	女性107~124μmol/L		糖尿病肾脏
腹型肥胖腰围	·微量白蛋白尿		肾功能受损（血清肌酐）
男性≥85cm	尿白蛋白30~300mg/24h		男性>133μmol/L
女性≥80cm	白蛋白/肌酐：		女性>124μmol/L
肥胖BMI≥28.0kg/m²	男性≥22mg/g		尿蛋白>300mg/24h
·缺乏体力活动	女性≥31mg/g		·外周血管疾病
·高敏C-反应蛋白≥			·视网膜病变：出血或渗出，
3mg/L或C-反应蛋白			视盘水肿
≥10mg/L			

表 5-7　高血压危险分层

其他危险因素和病因	血压（mmHg）		
	1级	2级	3级
	收缩压140~159 或舒张压90~99	收缩压160~179 或舒张压100~109	收缩压≥180 或舒张压≥110
Ⅰ.无其他危险因素	低危险	中危险	高危险
Ⅱ.1~2个危险因素	中危险	中危险	很高危险
Ⅲ.≥3个危险因素或靶器官损害或糖尿病	高危险	高危险	很高危险
Ⅳ.并存临床情况	很高危险	很高危险	很高危险

2.疾病风险评估　是针对特定疾病进行的风险评估，主要是用于筛查出患有特定疾病的个体进行疾病管理；测量医生和患者良好临床实践的依从性与有效性；测量特定干预措施所要达到的结果；评估医生或患者的满意度。

疾病风险评估主要有四个步骤：选择要预测的疾病（病种）、不断发现并确定与该疾病发生有关的危险因素、运用适当的预测方法建立疾病预测模型及验证评估模型的准确性。

3.生命质量评估　生命质量又称生活质量、生存质量，是指以社会经济、文化背景和价值取向为基础，人们对自己的身体状态、心理功能、社会能力以及个人综合状况的感觉体验。生命质量是一种主观健康评价指标，反映了个人期望与实际生活状况之间的差距，该差距越大，生命质量就越差。生命质量评估的内容包括躯体健康、心理健康、社会功能等。

（1）躯体健康　是个体体能和活力的反映，是生命质量的基础。躯体健康主要包括患病情况、慢性症状及自我评价的健康。

（2）心理健康　相对要复杂些，包括焦虑、抑郁、认知、幸福感、满意度等内容。

（3）社会健康　是衡量一个人生活是否正常的指标之一。包括社会网络的大小、社会交往的频率、社会参与的程度、社会支持等方面。

4.生活方式（行为）评估　不良生活方式对健康产生直接或间接的影响。如不合理膳食、体力活动不足、吸烟、酗酒、熬夜、压力大等是造成慢性疾病的常见危险因素。生活方式评估与疾病评估有显著不同，它仅对现状进行评估，不预测未来，评估重点领域主要有体力活动、膳食和精神压力，评估的主要目的是让被评估者认识不良行为方式及其危害，并针对性地提出改善建议和措施。

任务四　健康干预方案制订

根据健康风险评估结果存在的健康风险来制定控制目标和危险因素的干预方案，是健康管理中必不可少的重要环节，能保证健康干预措施的科学性和可行性。健康干预方案制定需要遵循以下基本程序：健康干预需求评估、确定干预目标、制订干预策略、干预方案执行及评价方案、编制健康干预项目预算五个步骤。

一、健康干预需求评估

在制订健康干预方案时，首先要考虑的是目标人群的需求，即了解他们存在哪些健康问题，其中哪些问题是最为迫切、需要优先解决的。

1.健康问题分析 目的在于确定目标人群的主要健康问题及其严重性，并确定优先干预的健康问题。可以通过查阅卫生行政部门的统计信息、医疗卫生机构的数据资料或通过专门调查获得个体或群体的健康信息。无论群体还是个体，存在的健康问题往往不止一个，这就需要人们对健康资料进行的分析，最终确定一个或一组问题为重点干预的健康问题。

📢 **素质提升**

"健康中国2030"规划纲要指出，推进健康中国建设，要坚持预防为主，推行健康文明的生活方式，营造绿色安全的健康环境，减少疾病发生。要调整优化健康服务体系，强化早诊断、早治疗、早康复，坚持保基本、强基层、建机制，更好满足人民群众健康需求。要坚持共建共享、全民健康，坚持政府主导，动员全社会参与，突出解决好妇女儿童、老年人、残疾人、流动人口、低收入人群等重点人群的健康问题。要强化组织实施，加大政府投入，深化体制机制改革，加快健康人力资源建设，推动健康科技创新，建设健康信息化服务体系，加强健康法治建设，扩大健康国际交流合作。

2.健康问题的影响因素分析 就是分析个体、群体健康问题的各类影响因素（包括环境、生活方式、生物遗传、医疗卫生服务因素等）有哪些，进而确定优先干预的影响因素。

3.确定优先干预的健康问题 目标人群或个体的健康需求是多方面、多层次的，而一些健康需求往往互相关联，满足一项优先的需求实际可以解决多个问题，另一方面，健康管理的资源是有限的，因此应把有限的资源应用于人群最关切、干预最有效的项目上。确定优先干预的健康问题，可以遵循以下原则。

（1）对人群健康威胁的严重性 ①该疾病发病率高，受累人群比例大；②该疾病致残、致死率高；③与该疾病相关的危险因素分布广；④该疾病的危险因素与疾病的结局关系密切。

（2）危险因素的可干预性 包括环境、生活方式、生物遗传、医疗卫生服务等因素。①该因素是明确的与健康问题相关的因素；②该因素有明确的客观指标，可以定量地评价消长，能够长期进行随访观察；③该因素是预防措施之一，且有明确的健康效益；④该因素的干预措施操作简便易行，易为干预人群所接受。

二、确定干预目标

1.总体目标 健康干预计划的总体目标是指干预计划的最终理想结果。如高血压健康管理计划的总体目标是"控制血压，减少高血压并发症，提高高血压患者的生活质量"。

2.具体目标 健康干预计划的具体目标是对总体目标进行的具体化，包含明确的、具体的、量化的指标。其要求可归纳为"SMART"5（special具体的；measurable可测量的；

achievable可完成的；reliable可信的；time bound有时间性的）。具体地说，计划目标要能回答以下问题，即Who对谁、What实现什么变化、When多长时间内实现这些变化、How much变化程度是多大。

3.具体目标的分类制订　健康干预的具体目标一般可以分为健康目标、行为目标和教育目标。

（1）健康目标　即干预后健康状况的变化。不同的健康管理项目要根据具体干预的健康问题、项目周期来确定健康目标。

（2）行为目标　即干预后行为生活方式的改善，如戒烟、盐摄入量减少、能进行规律运动、遵医嘱服用药物等。

（3）教育目标　即干预后，目标人群或个体健康知识和技能的提高。

三、制订干预策略

健康管理项目干预策略的制订，需综合考虑目标人群的需求、健康管理机构的资源与能力、目标人群所在场所的重视程度与能力、区域卫生服务机制与能力等因素最终进行确定。常用的健康干预策略如下。

1.目标人群/个体能力建设　目的在于增强其健康意识、健康知识水平，增加自我保健康管理能力。干预策略以提供信息、指导行为为主。

（1）随诊指导　即在就诊过程中，由医务人员根据个人的健康状况、认知水平、行为状况等，给予针对性的健康指导。

（2）健康讲座、培训　是把具有共同需求的目标人群集中在一起，举办健康讲座或培训，提高目标人群的健康知识和技能。

（3）小组讨论　即由医务人员或目标人群中的"领袖人物"组织大家围绕关心的健康问题展开讨论，交流经验，用目标人群中榜样的力量影响其他人。

（4）发放印刷类健康教育材料　折页、小册子等印刷类健康教育材料形式小巧、便于携带和保存，适宜用于健康指导和干预。内容通常图文并茂，帮助目标人群掌握行为操作技能。

（5）电子类材料　随着科学技术的发展，手机、电脑等普及率越来越高，通过卫生服务机构网站、微信公众号等，提供健康信息与行为指导、提醒定期服药、血压血糖监测、按时随诊等，已经得到了越来越普遍的使用。

（6）社区活动　在目标人群工作、生活的场所或社区组织活动，如健康操比赛、健康烹饪大赛、健康演讲等，唤起目标人群对健康的关注，促使目标人群养成良好的行为生活方式。

2.形成支持健康干预的环境

（1）建立制度　在目标人群工作、生活的场所或社区，通过工会、社区组织，建立健康相关制度，用制度规范人们的行为。如单位食堂限盐、减油制度，办公场所禁止吸烟的制度等。

（2）改善环境 在目标人群工作、生活的场所或社区，通过工会、社区组织，改善社会环境和物质环境，使环境条件更有利于人们的健康。如居民区建设健身场所，定期组织健身活动。

（3）提供服务 社区卫生服务机构、健康管理机构主动向目标人群、社区居民提供健康服务。如开展免费测量血压血糖、为目标人群预约健康体检服务等。

四、健康干预计划的执行及评价方案

健康干预计划还应该包括各项干预活动何时实施、如何实施以及如何评价干预效果，这样才能构成完整的健康干预计划。

1.制订干预活动执行方案

（1）确定教育活动日程 健康管理项目的活动日程按照工作计划的顺序合理安排，每项活动时间的设定要有一定弹性和缓冲空间，避免过于僵硬，难以落实。

（2）确定组织网络与执行人员 通常而言，健康干预计划的执行者为健康管理机构专业人员、卫生服务机构专业人员等。在干预项目计划中，要根据每项活动的内容和要求，确定相关专业的科室或人员负责执行。

2.制订监测与评价方案
监测与评价是保证健康干预方案顺利进行并最终实现目标的重要手段。在健康干预计划中，要明确监测指标、监测方法，以及效果评价指标和评价方法。

（1）监测指标与方法 监测指标要根据干预活动的具体要求来确定。比如高血压患者健康管理项目的干预活动之一是每月为高血压患者免费测量一次血压，监测指标是"参与血压测量的高血压患者人数或比例"。监测方法主要包括填写活动记录，定期核查活动实际执行情况与计划是否一致，是否能按时、保质、保量完成活动。

（2）评价指标与方法 效果评价是在健康干预各项活动实施结束后进行，旨在评价项目效果的活动。健康干预项目的效果评价指标一般来源于项目的具体目标，采用干预前后比较的方法，即在实施干预活动前后各进行一次测量，比较两次测量的结果，从而判断健康干预项目的效果是否达到预期目标。例如，高血压患者健康管理项目中，设定的目标之一是"某社区高血压患者健康管理项目实施一年后，70%以上的高血压患者能有效控制血压"，那么，相应的效果指标就是该社区高血压患者血压的控制率。

五、健康干预计划的预算

制定干预预算要将每项活动中涉及的费用项目、费用标准以及活动要求达到的数量所需的费用累加在一起，计算出健康干预项目的总预算。

任务五　健康管理效果评价

一、评价内容与指标

健康管理效果评价内容包括行为影响因素评价、行为生活方式评价、健康风险评价、健康状况评价、生活质量评价以及社会经济评价。

（一）行为影响因素评价

研究表明，人的行为生活方式的形成和发展受个体和环境因素的双重影响。个体因素主要包括人的卫生保健知识、健康价值观、对疾病的易感性和严重性的信念、采纳促进健康行为的动机与意向，以及实现健康行为生活方式所必需的技术。环境因素指促进或阻碍人们的健康行为形成和维持的外在因素，如物质资源条件、他人影响等。对每一个人而言，要实现健康行为生活方式，既要有个人的知识、态度、信念、动机，同时也需要外在支持。例如要实现合理膳食，既需要了解膳食营养知识、烹饪技术，还需要市场提供低钠盐以及丰富的食物品种，若食堂、餐馆能够提供低盐低油饮食，家人、同伴给予理解和支持，也是对人们健康饮食意愿的极大支持。

常见的从个体角度评价影响行为因素的指标有：①健康知识知晓率＝知晓（正确回答）健康知识题目数/健康知识题目总数×100%。②健康行为技能水平：可根据个体操作技能的表现进行评价。③健康素养水平：健康素养指个人获取和理解健康信息，并运用这些信息维护和促进健康的能力。

常见的从人群角度评价影响行为因素的指标有卫生知识均分、卫生知识知晓率（正确率）、卫生知识合格率、信念持有率，以及环境、条件、服务、公众舆论等方面的改变（如安全饮用水普及率）等。其中：

（1）卫生知识均分＝受调查者知识得分之和/被调查者总人数×100%

（2）卫生知识知晓率（正确率）＝知晓（正确回答）某卫生知识的人数/被调查者总人数×100%

（3）卫生知识合格率＝卫生知识达到合格标准人数/被调查者总人数×100%

（4）信念持有率＝有某种信念的人数/被调查者总人数×100%

（5）社区行动与影响　如社区参与程度、社区能力发展程度、社会规范和公众舆论。

（6）健康政策　政策条文、法律法规等的出台，财政资源配置等。

（7）环境条件　如卫生设施、卫生服务、自然环境等。

（8）政策、环境、服务、条件方面的改变，大多数难以用定量指标来反映，通常表现为定性指标，少部分指标可以用定量指标来反映，如安全饮用水普及率。

（9）安全饮用水普及率＝某地使用安全饮用水户数/当地总户数×100%

（二）行为生活方式评价

行为生活方式如体力活动、饮食习惯、吸烟、喝酒等，是影响健康的重要因素。行为生活方式评价的目的是观察项目实施前后目标人群或个体的健康行为所发生的改变，人群中各种变化如何分布，如烟草使用、食物选择、运动锻炼等。

通常用是否存在某行为表示来对个体行为生活方式进行评价，如是否吸烟、每天步行是否达到6000步等。此外，当测量一组行为时，评价指标为对这组行为的总评分，先根据每一种健康行为对某健康问题的重要性对这些健康行为赋予权重，该行为对某健康问题影响越大权重就越高，然后对测量的每个健康行为进行评分，并进行加和，最后得到行为生活方式的总评分。常用的群体行为指标如下。

某行为流行率＝有特定行为的人数/被调查者总人数×100%

某行为改变率＝在一定时期内改变某特定行为的人数/观察期开始有该行为的人数×100%

健康行为生活方式合格率＝达到健康行为生活方式合格水平的人数/测量总人数×100%。

（三）健康风险评价

具体内容见项目五任务三的内容。

（四）健康状况评价

健康状况的改善是健康管理的本质。反映个体健康状况的指标为躯体各器官、系统健康状况的指标，包括：①体重、腰围、BMI（体质指数）；②血压、血脂、血糖、血红蛋白等；③X线片、心电图、B超等。反映群体健康状况的指标如下。

（1）超重（肥胖）率＝测量人群中超重（肥胖）人数/测量总人数×100%

（2）高血压患病率＝测量人群中患高血压人数/测量总人数×100%

（3）贫血患病＝测量人群中患贫血人数/测量总人数×100%

（4）两周患病率＝测量人群中近两周患者数/测量总人数×100%

（5）婴幼儿死亡率、5岁以下儿童死亡率、孕产妇死亡率。

（五）生活质量评价

健康管理的最终目标是改善人群健康状况、提高生活质量，因此，健康管理效果评价中还要对生活质量进行评价。

个体生活质量指标包括：①生活质量指数；②美国社会健康协会指数；③日常活动量

表评分；④生活满意度指数。

群体生活质量指标包括：①生活质量平均指数（生活质量指数的算术平均数）；②日常活动评分均分；③生活满意度平均指数；④日常活动评分合格率，达到日常活动评分合格水平的比例。

（六）社会经济评价

对于企事业单位和社会而言，健康管理的目的是为企事业单位创造产值、促进社会进步与发展。因此，健康管理效果评价中还要对健康管理项目导致的社会和经济影响进行评价。社会经济评价观察的是健康管理项目实施后对于目标个体、群体社会参与度、经济花费等方面的改变。

个体评价指标为：①月（年）度病假天数；②年住院日；③年门诊花费；④年住院花费。

群体社会经济评价指标包括：①月（年）度患病总人数、总天数；②年住院总人数、总天数；③年医疗保健支出、年健康保险支出。

二、评价方法

（一）影响评价结果可靠性的因素

健康管理项目实施过程中，存在各种干扰健康管理效果评价的因素，如突发公共卫生事件、重大自然灾害等大环境变化、健康相关政策的变化、健康管理项目实施者的能力等。只有找到并采取适宜措施避免这些混杂因素的干扰，才能准确地评价健康管理项目的效果。常见的混杂因素如下。

1.**时间因素** 又称为历史因素，指在健康管理项目执行或评价期间发生的重大的、可能对目标人群健康相关行为产生影响的因素，如社会经济和文化发生的变化、相关的公共政策的出台、自然灾害、重大生活条件的改变等。

2.**测试或观察因素** 指由于测试或观察不准确而引起误差的因素。测量与观察的准确性取决于测试（观察）者、测量工具和测量对象三个方面。如测量者或评价者的态度、行为使测量对象感受到暗示，从而影响了测量对象的真实情况；测试（观察）者在项目初期和后期运用测量工具和技术的熟练程度不同也会导致测量结果偏倚；当测量对象得知自己正在被观察或研究时，其表现可能与平时不同，这些都有可能影响对项目效果的真实评价。

3.**回归因素** 指由于偶然因素，个别被测试对象的某特征水平过高或过低，但在以后的测试中可能会恢复到实际水平的现象。回归因素的影响不像其他因素一样容易识别，可采用重复测量来减少回归因素对项目效果的影响。

4.选择因素 指测量过程中，未使用随机方法选择样本，致使选择出来的样本不能很好地代表目标人群总体；或者干预组和对照组选择不均匀，无法有效发挥对照作用，从而影响观察结果的正确性。

5.失访 指在健康管理项目实施和评价过程中，目标人群由于种种原因不能被干预或评价，当目标人群失访比例过高（超过10%）或是非随机失访，即只是其中有某种特征的人失访时，就会影响评价结果。因此，在项目实施过程中应尽量减少失访，并对失访者的主要特征进行分析比较，判别是否为非随机失访，估计失访是否会引起偏倚及其偏倚程度。

（二）常见的健康干预效果评价方案

为了便于对健康管理方案的理解，采用以下符号表示各方案中的因子。①R（random）：随机化，指采取随机抽样的方法确定干预组和（或）对照组。②E（experiment）：指接受健康干预的人群，称为干预组或试验组。③C（control）：指不接受健康干预而是用作参照的人群，称为对照组。④O（observation）：指观察、调查、测量等收集资料的过程。⑤X：代表健康管理项目的干预。

1.不设对照组的干预前后测试 这是评价方案中最简单的一种，其通过比较目标人群在项目实施前和实施后有关指标的情况，从而确定健康管理项目的效果，通常以EOXO来表示。例如在肥胖人群的健康管理项目中，可以在健康管理干预开始前，对肥胖人群的运动量、饮食习惯及其影响因素等进行调查分析，然后开始为期一年的健康管理干预，在干预周期结束时，再次对这个人群的运动量、饮食习惯及影响因素等进行调查，然后比较干预前后运动量、饮食状况、体重、体脂率等指标，确定健康干预对肥胖人群的健康相关行为及健康状况产生了何种影响，这种影响是否达到预期的目标。

该评价方法的优点在于方案设计与实际操作相对简单，能节省人力、物力资源。缺点是不设置对照组导致无法控制时间、目标人群成熟程度等因素，影响到了对效果的准确认定。因此，这种方案适用于研究周期较短或资源有限的健康管理项目效果的评价。

2.非等同比较组设计 属于类试验设计，其设计思想是设立与接受干预的目标人群（干预组）相匹配的对照组，通过对干预组、对照组在项目实施前后有关指标变化的比较，来评价健康管理项目的效应和结局。同样以肥胖人群健康管理项目为例，非等同比较组设计的做法是在开展健康干预前，选择与干预组各方面条件相当（同一社区、年龄范围、男女比例、基本一致、家庭经济状况相当等）的另一组肥胖人群作为对照组，干预组实施为期1年的健康干预，对照组不开展健康干预活动，在干预周期结束时，对干预前后两组人群的运动量、饮食状况、体重、体脂率等指标的变化进行比较，得到的结果就是消除了混杂因素影响后健康管理项目的效果。

该评价方案的优势在于通过与对照组的比较，有效地消除一些混杂因素，如时间因素、测量与观察因素等对项目效果和结局的影响，从而更科学、准确地评价健康管理项目的效果。不足是增加对照组，即增加了工作量，消耗的人力、物力、财力更多，其次，对照组选择不当可能存在选择偏倚。

📖 **知识链接** ------------------------------------

生活方式病

"生活方式病"指由于人们日常生活中的不良行为习惯，以及社会、经济、文化各方面不良因素导致躯体或心理的慢性非传染性疾病，它是很多国家在对一些慢性非传染性疾病进行了大量的流行病调查研究后得出的结论。

目前，"生活方式病"已经取代传染疾病，成为"头号杀手"。"生活方式病"包含的疾病有：肥胖、高血压、冠心病等心血管疾病，脑卒中等脑血管疾病，糖尿病和一部分恶性肿瘤。这些都是现代医学还难以治愈，并严重地危害人们的生命和健康的疾病。

目标检测

习题

单选题

1.不属于健康风险评估目的的是
   A.帮助个体综合认识健康危险因素　　　B.鼓励和帮助人们修正不健康行为
   C.帮助患者选择就医下注　　　　　　　D.帮助制定个体化健康干预措施
   E.评价干预措施的有效性

2.以下不属于健康危险因素分类的是
   A.环境危险因素　　　　　　　　　　　B.行为生活方式危险因素
   C.生物遗传因素　　　　　　　　　　　D.医疗卫生服务危险因素
   E.心理压力

3.最常用的健康信息收集方法是
   A.问卷调查法　　　　　　　　　　　　B.会谈法
   C.直接观察法　　　　　　　　　　　　D.暗访法
   E.催眠法

4.由调查员到现场对调查对象进行直接观察、检查或测量而取得资料的一种健康信息收集方法是
   A.问卷调查法　　　　　　　　　　　　B.会谈法

C.直接观察法　　　　　　　　　　D.暗访法

E.催眠法

5.不属于问卷调查法中问题设计一般原则的是

A.逻辑性　　　　　　　　　　　　B.采用专业术语

C.明确性　　　　　　　　　　　　D.非诱导性

E.合理性

6.不属于健康档案的建立过程中应遵循原则的是

A.自愿与引导相结合　　　　　　　B.动态性

C.主观性　　　　　　　　　　　　D.准确性

E.保密性

7.以下不属于常规体检项目的是

A.血、尿、粪三大常规　　　　　　B.肿瘤筛查

C.心功能检查　　　　　　　　　　D.免疫功能检查

E.心电图

8.以下不属于健康体检中选项风险的是

A.胸部X射线检查，少年儿童、孕妇、准备妊娠的女性不适宜接受此项检查

B.妇科及阴式超声检查，未婚、妊娠、行经期的女性不适宜做此项检查

C.二便常规检查，行经期的女性不适宜此项检查

D.空腹体检或患有糖尿病患者空腹时间长，出现低血糖反应

E.费用较高项目的检查，与受检者充分协商

9.以下不属于健康体检中的医疗过程风险的是

A.采血时由于受检者恐惧、焦虑发生晕针

B.检查过程中出现跌倒导致骨折

C.空腹体检或患有糖尿病患者空腹时间长，出现低血糖反应

D.检查等待时间过长，导致心血管疾病加重，出现心绞痛甚至心肌梗死

E.影像学检查因仪器的分辨率导致漏诊、误诊

10.以下不属于健康危险因素特点的是

A.作用时间短　　　　　　　　　　B.潜伏期长

C.联合作用　　　　　　　　　　　D.特异性弱

E.广泛存在

（叶美琴）

项目六 中医健康管理

PPT

1.掌握中医健康管理的目标和技术方法。

2.熟悉中医健康管理方式。

3.了解中医健康管理理论体系。

4.学会运用所学知识，在中医理论思想指导下，对个体或群体进行中医信息采集、监测、分析、评估，对健康危险因素给予相关的中医干预、管理，通过中医体质辨识、养生指导等方式实施健康管理。

5.培养大医精诚精神，增强中医药文化自信。

情境导入

情境描述 患者，男，35岁，已婚，个体经营者。平素常感口苦口干、身重困倦，心烦懒怠。面垢油光、易生痤疮粉刺，常有大便黏滞不爽或燥结，小便短赤，阴囊湿疹时有发作。舌质偏红，舌苔黄腻，脉滑数。

讨论 1.该案例中患者属于什么体质类型？试问其心理特征、发病倾向、适应能力如何？

2.该如何根据该体质类型进行养生指导及调护？

任务一 中医健康管理的理论体系

中医药学是中华民族的瑰宝，中医药学包含着中华民族几千年的健康养生理念及医疗实践经验，凝聚着中国人民和中华民族的博大智慧。几千年来，中医药学为中华民族的繁衍昌盛作出了不可磨灭的贡献。多年以来，中医药服务体系不断健全，服务能力水平不断提高。中医药特色优势进一步发挥，逐步形成了融预防保健、疾病治疗、康复养生为一体的中医药服务体系。党的二十大报告指出，"推进健康中国建设。把保障人民健康放在优先发展的战略地位，完善人民健康促进政策"，对"推进健康中国建设"作出战略部署，强调"促进中医药传承创新发展"。因此，坚持中西医并重和优势互补，发展中医特色健康管理，实现"防、治、康"一体的中医药综合服务体系，是满足人民日益增长的健康需求、最大程度保护和保障人民生命健康的迫切要求。

一、中医健康管理的概念

中医健康管理就是运用中医学的基本理论，结合现代健康管理学的理论方法，对健康状况进行全面的信息采集、分析、评估、监测，以整体观念、辨证论治、治未病为指导思想，提供中医健康咨询指导、中医健康教育以及对健康危险因素进行中医干预的综合过程。

二、中医健康管理学理论体系构建的理论基础

（一）哲学基础

1.精气学说 是研究精气的内涵及其运动变化规律，并用以阐释宇宙万物的构成本原及其发展变化的一种古代哲学理论。在古代哲学中，精和气的概念基本上是一致的，都是指存在于宇宙中运行不息的无形的极其细微的物质，是构成宇宙万物的本原，也是推动宇宙万物发生、发展和变化的动力源泉，后来逐渐发展为"气一元论"。气一元论认为，世界上一切事物都是物质气的不同形态。中医学把中医古代哲学的气一元论应用于医学方面，形成了中医理论体系中的气一元论，用以建立中医学的自然观、生命观、健康观和疾病观、防治观、养生康复观及方法论等，尤其对中医精气生命理论和整体观念的构建，产生了深刻的影响。

精气学说认为精气是宇宙万物构成的本原，人为自然万物之一，与自然万物存在着共同的生化之源。运行于宇宙中的精气，充斥于万物之间，具有传递信息的中介作用，使万物之间产生感应、联系。这种哲学思想渗透于中医学理论之中，形成"天人相应""人与天地相参"的观念。中医学认为，人与自然、社会环境之间通过气的中介作用时刻进行着物质、能量的交换及信息的交流。自然、社会环境的各种变化，又可对人体的生理、病理产生一定的影响。正是因为气的中介作用，才使人与自然、人与社会之间表现出统一性，从而构建了人自身完整性、人与自然和社会环境相统一的整体观念。

2.阴阳学说 是研究阴阳的内涵及其运动变化规律，并用以阐释宇宙间万事万物发生、发展和变化的一种古代哲学理论。阴阳学说认为世界是物质性的，世界万物及现象都具备阴阳的属性，其发生、发展和变化是阴阳双方对立统一的结果。阴阳之间既相互对立

制约，又互根互用，在交感互藏、消长、转化的运动变化中维系着动态平衡。阴阳学说是古人认识自然、解释自然的一种世界观和方法论，是中国古代朴素的唯物论和辩证法。

先秦至两汉时期，医学家把阴阳的概念引入中医学理论体系当中，用阴阳来说明人体的组织结构、解释人体的生理功能、病理变化及指导疾病的诊断和治疗，形成了中医学的阴阳学说，促进了中医理论体系的形成和发展。阴阳学说贯穿于中医学理论体系的各个方面，指导着中医学的科学实践，成为中医理论体系中的重要组成部分。

3.五行学说　五行学说认为世界是物质的，宇宙万物是由木、火、土、金、水五种基本物质所构成。自然界各种事物或现象的发展和变化都是这五种物质的运动和相互作用的结果。五行学说是以木、火、土、金、水五种基本物质的特性及其生、克、乘、侮规律来认识世界、解释世界和探索宇宙事物在发生发展过程中相互联系规律的一种世界观和方法论。

中医理论体系在其形成过程中，受到五行学说的深刻影响，它同阴阳学说一样，作为一种思维方法贯穿于中医理论体系的各个方面，用以说明人体的组织结构、生理功能和病理变化，并指导疾病的诊断和治疗，成为中医理论体系的重要组成部分。五行学说把五种基本物质的属性加以抽象推演，对自然界的事物和现象进行归类，构建了自然界的五行系统（表6-1），将人体的脏腑组织分别归属于五行，构建了人体的五行系统，并在天人相应的思想指导下，将人体的生命现象与自然界的事物和现象联系起来，形成了联系人体内外环境的五行结构系统，用以说明人体及人与自然环境的统一性。

表 6-1　事物属性的五行归类表

自然界							五行	人体						
五音	五色	五味	五方	五季	五气	五化		五脏	五腑	五官	五体	五志	五液	五脉
角	青	酸	东	春	风	生	木	肝	胆	目	筋	怒	泪	弦
徵	赤	苦	南	夏	暑	长	火	心	小肠	舌	脉	喜	汗	洪
宫	黄	甘	中	长夏	湿	化	土	脾	胃	口	肉	思	涎	缓
商	白	辛	西	秋	燥	收	金	肺	大肠	鼻	皮	悲	涕	浮
羽	黑	咸	北	冬	寒	藏	水	肾	膀胱	耳	骨	恐	唾	沉

（二）中医生理学基础

1.藏象学说　藏，是指藏于体内的脏腑器官（"藏"通"脏"）。象，一是指脏腑器官的形态结构；二是指脏腑的生理功能和病理变化表现于外的征象。藏象，即是指人体内部的脏腑的生理活动和病理变化反映于外的征象。藏象学说，是研究人体内部各脏腑的形态结构、生理功能、病理变化及其与精、气、血、津液等之间的相互关系，以及脏腑之间、脏腑与形体官窍之间、脏腑与自然和社会环境之间相互关系的学说。藏象学说是中医学理论体系的核心内容之一。根据脏腑生理功能特点的不同，将脏腑分为五脏（心、肺、脾、肝、肾）、六腑（胆、胃、小肠、大肠、膀胱、三焦）和奇恒之腑（脑、髓、骨、脉、胆、女子胞）。

藏象学说的形成和发展是以一定的解剖学知识为基础的，并通过分析人体生命活动的外部特征和表现以及疾病状态下的外部表现和反映，来探知人体内部脏腑器官的生理功能和病理变化规律，以达到司外揣内、以表知里，从而确定"藏"与"象"的关系，构建了藏象的概念。藏象学说的基本特点是以五脏为中心的整体观，主要体现在以五脏为中心的人体自身的整体性及五脏与外在环境的统一性两个方面。人体的五脏、六腑、形体、官窍、五志、五液等，通过经络的联络及功能的配合与隶属的关系，构成五大功能系统，五脏是五大系统的核心。这五个功能系统之间，在形态结构上密不可分，在生理功能上相互协调，在物质代谢上相互联系，在病理上相互影响。同时这五个功能系统在生理和病理上又受四时阴阳的影响，与外界环境息息相通，从而体现了人体的结构与功能、物质与代谢、局部与整体、人体与环境的统一性。

2.**气血津液学说**　气、血、津液是构成人体和维持人体生命活动的基本物质，是人体脏腑、形体、官窍、经络进行生理活动的物质基础，而它们的生成、输布与代谢又依赖于脏腑、经络等组织器官的正常生理活动。气是人体内一种活力很强、不断运动变化的、看不见的极其细微的精微物质；血是循行于脉中富有营养的红色液态物质；津液是人体一切正常水液的总称。

气血津液学说是研究人体气、血、津液的生成、输布、代谢及其生理功能的学说，是中医理论体系的重要组成部分。它从整体角度来研究构成人体和维持人体生命活动的基本物质，着重揭示气、血、津液与脏腑、经络等组织器官的生理及病理方面的密切关系。

3.**经络学说**　是研究人体经络系统的组成、循行规律、生理功能、病理变化及其与脏腑、形体、官窍、气血津液之间相互关系的一门学说，是中医理论体系的重要组成部分。经络学说是古代医家在长期的生产生活与医疗实践中，应用针刺、艾灸、导引、推拿按摩及中药等方法进行保健养生及疾病的防治过程中，体验并发现了经络传感现象，再结合一定的解剖学知识及受到古代哲学思想的影响和渗透而逐步形成的一种理论体系。经络学说同藏象学说共同构成了中医学的人体结构理论。

经络学说在中医学中占有举足轻重的作用，它不仅是针灸、推拿等中医技术实施的理论基础，而且对中医临床各科均具有普遍的指导意义。

（三）中医病理学基础

病因，指一切破坏人体相对平衡状态，导致疾病发生的原因。中医学中病因包括外感病因（六淫和疠气）、内伤病因（七情内伤、饮食、劳逸失常）和其他病因（病理产物、外伤、虫兽伤、寄生虫、药邪、医过等）。人体是一个有机的整体，各脏腑、经络及气血津液之间保持着相对的动态平衡，从而维持着人体正常的生理活动。当这种动态平衡因某种病因遭到破坏，又不能通过自身调节恢复时，就会导致疾病的发生。

病因学说，是研究各种病因的形成、性质、致病途径、致病特点及临床表现的学说。中医学认为，各种致病因素在正气旺盛、生理功能正常的情况下，一般不会导致人体发病；只有在正气虚弱，各种致病因素乘虚而入，才会使人发病，正如《黄帝内经》里所说的："正气存内，邪不可干；邪之所凑，其气必虚。"中医学非常重视病因在疾病发生、发展及变化中的作用，因此准确地判断病因是临床诊治疾病的前提和依据，故尤其注重"辨证求因"。

病机是指疾病发生、发展变化及转归的机制，也称"病变机制"。病机学就是研究和揭示病机变化规律的学说，包括邪盛正衰、阴阳失调、气血津液代谢失常、脏腑经络功能紊乱等病机变化。病机学说运用整体、系统、辨证的研究方法，把局部病变同全身状况联系起来，从机体内部脏腑、经络之间及其与外界环境之间的相互联系，来探讨疾病的发生、发展和转归，从而形成了注重整体联系的病理观。

任务二　中医健康管理的特点

中医学理论体系是中国古代劳动人民在长期的生产生活实践中逐步形成和发展起来的，既来源于中医临床实践，又指导着中医临床实践。中医学理论体系的形成与发展不仅受到古代哲学思想的影响，还受到古代天文学、地理学、气象学、生物学、植物学、矿物学、农学、数学等科学技术的影响而形成了独特的理论体系、丰富的临床经验和科学的思维方法，构成了以自然科学为主体，与人文社会科学相交融的综合性医学科学知识体系。中医学理论体系的主要特点，包括整体观念和辨证论治两个方面。

中医学理论强调以人为本，以人与自然和谐共存的科学发展观为指导，应用整体观念、辨证论治、未病先防、三因制宜的思想方法对疾病、亚健康状态进行防治和综合调理。只有从整体上多维、动态地去把握与认识人体的生命状态，方可做出系统而行之有效的中医健康管理策略，在延续生命的同时，为提高生命质量创造机会。

一、整体观念

整体观念是中医学理论体系的指导思想，发源于中国古代哲学万物同源异构和普遍联系的观念，体现在人们在观察、分析和认识生命、健康和疾病等问题时，注重人体自身的完整性及人与自然、社会环境之间的统一性与联系性，并贯穿于中医学的生理、病理、诊法、辨证、养生和防治等各个方面。

（一）人体是一个有机整体

1.形体结构的整体性 人体由五脏、六腑、形体、官窍等部分构成，通过经络系统联络脏腑肢节、沟通上下内外，构成了以五脏为中心的五大生理系统，各脏腑、组织器官都有各自不同的生理功能。人体正常的生命活动依靠各脏腑正常发挥各自的功能，并依靠五脏系统之间相辅相成的协同作用和相反相成的制约作用来完成机体的各项功能活动。

形体和精神是生命的两大要素，是统一的整体。形体是指人体的脏腑组织、五官九窍、四肢百骸及贮存和运行于其中的精、气、血、津液等。神的含义有广义和狭义之分，广义的神指人体生命活动的总体表现，狭义的神指人的精神意识思维活动。中医学认为形神互相依存，有形才有神，形健则神旺，神又对形体发挥了主宰作用，控制和调节全身各脏腑组织的功能活动，这就是中医学的"形神一体观"。中医理论的"形神一体观"是养生防病、延年益寿以及诊断治疗的重要理论依据。

2.生理功能、病理变化的整体性 人体以五脏为中心，通过经络系统把全身各组织器官联系成一个有机整体，并通过精、气、血、津液的作用来完成机体统一的功能活动。各脏腑、组织器官都有各自不同的生理功能，这些不同的生理功能又是整体功能活动的组成部分，从而决定了机体的整体和谐统一。

脏腑之间、精气血津液之间，在生理上相互依存、协调统一，在病理上也必然是相互影响的。脏腑发生病变，可以通过经络反映于体表、官窍等部位；体表、官窍有病，也可通过经络影响脏腑；脏腑之间的病变也可以相互传变、相互影响。人体是形、神统一的整体，精、气、血、津液的病变可引起神的失常；而精神神志的失常也可导致形体和精、气、血、津液的病变。

3.诊治上的整体性 体现在人体是一个有机的整体，各脏腑、组织、器官在病理上相互影响，因而在诊察疾病时可以通过观察分析形体、官窍、面色、脉象等局部而推知内部脏腑及整体的情况。《灵枢·本脏》说："视其外应，以知其内脏，则知所病矣。"如舌诊是中医特色诊法之一，人体脏腑之虚实、气血的盛衰、津液的盈亏及疾病的轻重顺逆，均可呈现于舌，故察舌可推测脏腑的功能状态。

在治疗方面，中医学也强调整体观念，既注重局部的病变，更重视五脏之间的相互影响，在探求局部病变与整体病变的内在联系的基础上，确立适当的治疗原则和方法，调整阴阳、扶正祛邪、调理气血津液，以恢复全身各脏腑功能的协调平衡。在养生方面也非常重视形体和精神的整体调摄，提倡形神共养。

（二）人与外界环境的统一性

1.人和自然环境的统一性 自然界是人类赖以生存的外在环境，自然界的运动变化直接或间接地影响着人体的功能活动，而人体则相应地产生生理和病理上的反映，人生活在自然界中也会适应自然界的变化而产生相应的调节功能。故《灵枢·岁露》说："人与天地相参，与日月相应也。"这种"天人一体观"认为，自然界阴阳五行的运动变化，与人体五脏六腑经络之气的运动是息息相通的。故人在实现天人合一的过程中，应当尊重自然、适应自然，与自然保持和谐统一，从而提高健康水平、减少疾病，倘若违背了自然规律必将导致不良后果。

2.人和社会环境的统一性　人是社会的组成部分，必然具有一定的人文社会属性。在不同的社会环境中，人们形成了各自的心理活动方式和对社会环境的适应能力，社会环境因素的变动对人的身心产生的影响也可以引起生理或病理方面的改变。社会环境包括（政治、经济、文化等社会特征）、社会制度、贫富地位、风俗习惯、宗教信仰以及生活方式、饮食习惯等，直接影响人的生理、心理和病理变化，所导致的疾病谱的构成也不尽相同，其相应的健康管理策略也因人而异。心理因素与社会环境紧密联系，称之为社会-心理因素。中医学强调人与自然、社会的和谐统一，非常重视社会-心理因素，即情志因素对健康和疾病的影响。因此中医在诊疗疾病时，非常强调要了解患者所处的社会环境及心理状态，这也与现代医学的"生物—心理—社会医学"模式相一致。

二、辨证施管

（一）辨证论治

1.辨证论治的基本概念　辨证论治是中医学认识疾病和治疗疾病的基本原则和手段，是中医学的基本特点之一。辨证，即辨别、确立证候，是将望、闻、问、切四诊收集到的病情资料、症状、体征，通过分析、综合，辨清疾病的原因、性质、部位以及发展趋向，从而概括、判断为某种证候的过程。论治，是根据辨证的结果，确立相应的治疗原则和方法。辨证是治疗的前提和依据，论治是辨证的延续和目的，并可通过论治，检验辨证是否正确。辨证论治是理论和实践的有机结合，有效地指导了临床理、法、方、药的具体运用，并贯穿于预防、治疗与康复等医疗保健的实践过程中。

2.辨证与辨病相结合　中医诊断疾病，既以辨证为重点，也非常重视辨病，辨证与辨病相结合，从不同角度对疾病本质进行认识，使诊断更全面、准确，使治疗更具有针对性和全局性。例如，患者临床表现出恶寒发热、头身疼痛、鼻塞、流涕、咽痒、咳嗽等症状，初步诊断为感冒（辨病），再根据致病因素和机体反应性的不同进行辨证，辨别为风寒感冒、风热感冒或是体虚感冒等，再根据证候确定治法方药。只有把"感冒"所表现的证候辨别清楚，才能确定用辛温解表、辛凉解表或扶正祛邪的方法，进行相应的治疗。由此可见，辨证论治既有别于见痰治痰、见血治血、头痛医头、脚痛医脚的局部对症治疗，又不同于那种不分主次、不分阶段，一方一药治一病的治病方法。因此，辨证论治具有个体化、系统化、多维、动态、综合干预的特点。

如果中医临床只辨证而不结合辨病，即只考虑疾病当下的阶段性，不考虑疾病的整体面貌和全程规律，就很难准确认识疾病的本质和发展趋向，辨证的准确性也将难以保证。因此，只有从整体出发，以联系、运动的观点，全面地分析疾病过程中表现出来的各种临床现象，将辨证和辨病相结合，才能更好地发扬中医学辨证论治的精髓。

（二）辨证施管

中医通过辨证论治，准确地判断"证"，"证"可以反映疾病的本质，因而中医诊治疾病的着眼点是"辨证"，再根据"证"而施治。同一种疾病，由于发病时间、所处环境及患者机体反应性不同，或疾病处于不同发展阶段，所表现出来的证不同，因而治疗方法也不同。而不同的疾病，在其发展过程中，如果出现了相同的证候，则可采用相同的方法治疗。即所谓证同则治同，证异则治异。因此，辨证不仅是临床立法、遣方用药的依据，也是制定中医健康管理策略的根本基础。

辨证论治的原则体现了中医治疗疾病个体化、系统化的特点，这一特点符合现代健康管理的目标。辨证论治运用在健康管理中就是辨证施管，即把四诊（望、闻、问、切）收集到的病史、症状、体征等病情资料，通过分析、综合，辨别体质、病因、病位、病性及邪正之间的关系，概括为某种性质的证，并对被检者的健康状态和可能的疾病趋势及相关危险因素有较客观、准确的评估，进而进行分类管理和健康指导。辨证施管的过程，包括进行体质辨识、证候判断、心理评估、营养状况评估、疾病治疗评估、影响健康不利因素分析等，通过各种评估和数据分析，判断为健康、亚健康或疾病状态，予以分类指导，施以相应的预防调护及治疗措施。

三、治未病

（一）治未病的源流和理念

中医"治未病"历史悠久，其中所蕴含的未病先防、既病防变和瘥后防复等积极主动的防治思想，对促进中华民族的繁衍昌盛，维护人类健康发挥了巨大作用。

"未病"一词最早出自《黄帝内经》中的《灵枢·逆顺》："上工治未病，不治已病……""未病"从字面上理解就是"没有病"或"没有重疾"的意思。结合现代健康和疾病的概念，"未病"是指疾病潜藏而未发的病前状态，机体已受病理因素的影响或有发病的萌芽，即属于健康到疾病之间的中间状态，类似于现代医学所说的亚健康状态。《素问·四气调神大论》中指出："圣人不治已病治未病，不治已乱治未病，此之谓也。夫病已成而后药之，乱已成而后治之，譬犹渴而穿井，斗而铸锥，不亦晚乎？"可见中医学早已认识到预防疾病、防患于未然的重要意义。

孙思邈在《备急千金要方·绪论》中指出："上医医未病之病，中医医欲病之病，下医医已病之病。"把疾病分为"未病""欲病""已病"三种状态，这是中医学最早的三级预防概念，体现出现代预防医学的三级预防思想。历代医家都提倡"消未起之患，治未病之疾，医之于无事之前"，努力达到"上医之术"。

总之，中医治未病的思想就是要求医者不仅要能治疗疾病，还要指导人们防病，注意阻断疾病发生的趋势，在疾病未产生之前就采取一定的预防措施。

（二）治未病的基本内容

预防，就是采取一定的措施来防止疾病的发生与发展。中医治未病思想提倡平时就要注重预防保健，道法自然，平衡阴阳，增强正气，预先采取措施以防止疾病的发生与发展。其内容包括未病先防、既病防变两个方面。

1.未病先防　是指在疾病发生之前，充分调动人体的主观能动性，增强体质，养护正气，提高机体的抗病能力，同时能动地适应客观环境，避免病邪侵袭，做好各种预防工作，以防止疾病的发生。

（1）调畅情志　保持胸怀豁达，心情舒畅，精神愉快，尽量减少不良的精神刺激和过度的情志变动，对于减少和防止疾病的发生，促进病情好转，具有重要意义。

（2）起居有常　生活起居遵循自然规律，适应自然的变化，安排适宜的作息时间，以达到增进健康和预防疾病的目的。

（3）饮食有节　养成良好的饮食习惯，饮食定时适量，不过饥不过饱，重视食物种类的合理搭配，不过食肥甘厚味、辛温燥热、生冷寒凉的食物，注意饮食卫生，防止病从口入。

（4）锻炼身体　坚持适量的运动锻炼，可使人体气血调畅，关节灵活，肌肉壮实，体魄强健，不仅能增强体质，提高抗病能力，防止疾病的发生，而且对某些慢性疾病的调治也有一定的作用。

（5）药物预防及人工免疫　是简便易行、行之有效的预防方法。适时服用一些药物可以达到提高正气、防止疾病发生的目的。人工免疫，如接种疫苗等，使人体产生主动免疫，是预防传染性疾病的重要手段。

（6）防止病邪侵害　邪气是导致疾病发生的重要条件，未病先防除了调养身体，培养正气，提高抵抗力外，还要注意防止病邪的侵害。平时要讲究卫生，保护环境，防止空气、水源和食物污染。对疫病、虫兽、外伤等，则要在日常生活和劳动中，留心防范。

2.既病防变　是指疾病已经发生，应早期诊断、早期治疗，以防止疾病的发展和传变。

（1）早期诊治　疾病的发生、发展、传变是一个连续的过程。若不能早期发现、早期治疗，病情会由轻至重，病位会由浅入深，甚至会由某一脏器累及另一脏器，乃至多个脏器病变，使病情愈来愈复杂，治疗越来越困难。因此，既病之后，及早诊断和治疗，将病邪消灭在萌芽之中，使疾病在初期阶段被治愈，是防治疾病的重要原则。

（2）控制传变　是指应根据不同疾病的传变途径与发展规律，先安未受邪之地，做好预防。早在《金匮要略》就指出："见肝之病，知肝传脾，当先实脾"。是说临床治疗肝病时，常配合健脾和胃的方法，以防肝病传脾，从而达到控制肝病传变的目的。所以，在既病之后，应密切观察病情的变化，掌握疾病传变的规律和途径，及时采取有效的预防及治疗措施，将疾病控制在早期阶段，防止病情进一步发展。

（3）瘥后防复　是指疾病初愈时，采取适当的调养方法及善后治疗，防止因过度劳累、情绪影响或用药不当、饮食失宜等因素而复发。注意避免引起疾病复发的各种诱因，采取积极的康复措施，注意起居有常、饮食有节、寒温适当、精神愉悦、谨慎施补等。

（三）治未病是中医特色健康管理

中医治未病学是中医理论体系的重要组成部分，具有很强的学科交叉性。治未病学运用了中医学的基础理论、相关技术方法和干预措施，以维护人类健康，预防疾病的发生、发展和复发为目的。治未病的指导思想在于前瞻性的早期低成本的预防，以获得后期最大程度的健康效应，降低慢性病风险因素，减少临床医疗费用的支出，以提高人民群众的健康水平，服务于大健康需求。

2022年9月健康中国行动推进办、国家卫生健康委办公厅、国家中医药局办公室联合印发《健康中国行动中医药健康促进专项活动实施方案》，明确活动重点围绕全生命周期维护、重点人群健康管理、重大疾病防治，普及中医药健康知识，实施中西医综合防控，在健康中国行动中进一步发挥中医药作用。《实施方案》强调，将中医治未病理念融入健康促进全过程、重大疾病防治全过程、疾病诊疗全过程，开展中医治未病干预推广活动。

随着现代医学模式的转变，中医治未病的独特优势将进一步得到发挥，也将在健康中国行动中发挥更大的作用。

四、三因制宜

三因制宜是指因时因地因人制宜。即治疗疾病要根据人所处地理环境、季节气候及患者的体质、性别以及年龄等不同情况，制定相应的治疗方法。

（一）因时制宜

四时气候的变化，对人体的生理功能、病理变化均产生一定的影响，故应根据四时不同季节气候的特点，考虑治疗用药的原则。例如，春夏季节，气温由温渐热，阳气升发，人体腠理疏松开泄，即使外感风寒之邪，在发汗时也应慎用麻黄、桂枝等发汗力强的辛温发散之品，以免开泄太过，耗伤气阴。而秋冬季节，气温由凉转寒，人体腠理致密，阳气潜藏于内，如遇热证，也当慎用黄柏、黄连等寒凉之品，以防苦寒伤阳。

（二）因地制宜

因地制宜是根据不同地理环境特点，考虑治疗用药的原则。如我国西北地区，地势高而寒冷，其病多寒，治宜辛温；东南地区，地势低而温热，其病多热，治宜苦寒。

（三）因人制宜

因人制宜是根据患者年龄、性别、体质、生活习惯、职业特点等不同特点，考虑治疗用药的原则。如年龄不同，生理功能及病变特点也不同。老年人气血衰少，生理功能减退，患病多虚证或正虚邪实，治疗时，虚证宜补，正虚邪实者宜攻补兼施，尤其要注意祛邪而不伤正，扶正而不留邪。小儿生机旺盛，但形气未充，脏腑娇嫩，为稚阴稚阳之体，故治疗小儿当慎用峻剂和补剂，且药量宜轻。

三因制宜的治疗原则，充分体现了中医治疗疾病的整体观念和辨证论治在实际运用中的原则性和灵活性，说明治疗疾病必须全面地看问题，具体情况具体分析、具体对待，从而提高诊治疗效。

任务三　中医健康信息的采集和中医健康状态风险评估

一、中医健康管理服务对象

中医健康管理服务对象是健康人群、亚健康人群、慢性非传染性疾病早期及康复期人群以及妇女、青少年、老人等特殊人群。通过实施中医健康管理的方法及策略，使个体及相关人群更好地恢复健康、维护健康、促进健康，并节约经费开支，有效降低医疗支出。

（一）健康人群中体质偏颇者

体质是指人类个体在生命过程中，在先天禀赋和后天获得的基础上所形成的形态结构、生理功能和心理状态方面综合的、相对稳定的特质。"阴平阳秘，精神乃治"（《素问·生气通天论》），理想的体质应该是阴阳平衡之质。但某些人群存在偏颇体质，如气虚质、阳虚质、湿热质等，只要不超过机体的调节和适应能力，仍属正常的生理状态。但偏颇体质对某些病因和疾病往往有特殊的易感性。如阳虚质，易感寒邪而为寒病；阴虚质易感热邪而患热病；肥人多痰湿，善病中风；瘦人多火，易得痨嗽；年老肾衰或久病及肾，多病痰饮喘咳。

感邪之后，由于体质不同，其病理变化，即病机也往往不同。如同为感受风寒之邪，阳热体质者多从阳化热，而阴寒体质者则易从阴化寒。病情的寒热虚实随从体质而变化，称为"从化"。另外，体质还决定着疾病的传变、转归。体质强者正气旺盛，即使患病也不容易传变，预后良好；体质虚弱、正气亏虚者，不仅易于感邪患病，且病情传变较快，甚至出现预后不良的情况。

（二）亚健康人群

世界卫生组织将"健康"定义为"不但是身体没有疾病或虚弱，还要有完整的生理、心理状态和社会适应能力"。据相关调查发现，中国约有70%的人处在"亚健康"状态。即这70%的人通常没有器官、组织、功能上显现的病症和缺陷，但是自我感觉不适，疲劳乏力，反应迟钝、活力降低、适应力下降，经常处在焦虑、烦躁、失眠、健忘、注意力不集中的状态中。亚健康状态多种多样，且多与不良生活方式有关。健康管理应将工作的重点从单纯的防病、治病转到关注健康和亚健康上，及早干预，改变不良生活方式，降低危险因素，把70%的亚健康人群争取到健康队伍中来。

（三）慢性病人群

随着经济和社会的全面发展，近30年来，我国传染性疾病、母婴疾病、营养相关疾病大幅降低，而慢性非传染性疾病，尤其是心脑血管疾病、高血压、糖尿病、肿瘤等慢性病发病率及疾病负担不断增加。各类相关数据表明全国慢性病确诊人数为4亿，每年因慢性病死亡的人数约824万，占每年因各种因素导致死亡总人数的86.6%，而慢性病的疾病负担占医疗支出的68.6%。因此，实施科学有效的健康管理，调动社会每个成员尤其是慢性病患者的积极性，实现全程全人全方位的管理服务，达到以最小的投入预防疾病发生、控制疾病发展、提高生命质量，以此获得最大健康回报非常有必要。

（四）病后康复人群

许多疾病尤其是慢性疾病，不能根治，稍不注意调护就会反复发作，这就需要在急性发作控制之后予以中医健康管理调治，防止因过度劳累、情绪过激、饮食失宜或用药不当等因素而导致复发，注意避免引起疾病复发的各种诱因，这些都符合中医"治未病"瘥后防复的理念。此外，应采取各种积极的康复措施以利复健，中医康复有诸多行之有效的方法和手段，对于帮助慢性病、急性病缓解期、老年病患者及伤残者身体功能和心理状态最大限度地恢复健康，重返社会，发挥着极其重要的作用。

（五）特殊人群

人体在生、长、壮、老、已的生命过程中，不同年龄阶段及不同性别，脏腑功能活动的盛衰、气血津液的新陈代谢可表现出比较明显的体质差异。儿童处在生长发育阶段，妇女有经、带、胎、产、乳的特殊生理时期，老年体质具有肾精亏虚、气血不畅的特点。我国老年人口规模庞大，老龄化速度快。老龄化问题及老年人的健康状况是整个社会需要共同参与面对的问题和挑战。针对不同年龄段的人群，防病保健的重点和方法不同，以上三类人群都是中医健康管理的重点人群。2022年9月健康中国行动推进办等三部门联合印发的《健康中国行动中医药健康促进专项活动实施方案》中，强调开展妇幼、老年人中医药健康促进活动，以及开展青少年近视、肥胖、脊柱侧弯中医药干预等活动。

二、建立中医健康档案

中医健康管理的核心理念是基于"治未病"思想提出来的，治未病是中医特色健康管理。中医健康管理还需结合现代健康管理学的理论方法，通过四诊、调查问卷、健康访谈等方式对健康状况进行全面的中医信息采集，录入健康信息，建立中医健康档案，并以现代信息技术为手段，对健康信息进行有目的的管理，提供健康咨询和指导，并全程跟踪管理。

三、中医健康信息的采集——四诊

中医健康管理的信息采集方法采用传统中医诊法即望、闻、问、切四诊来收集健康信息、确定健康状态，为下一步的健康风险评估和健康指导提供依据。望、闻、问、切四诊从不同角度诊察、收集资料，各有其特点和意义，不能相互替代，因此必须"四诊合参"，将各种诊法有机结合起来，在中医基本理论指导下进行信息整合，才能全面了解和正确判断健康状况，对健康状态进行全面评估，提高诊断的准确性，为辨证论治和辨证施管提供依据。

（一）望诊

望诊，是对患者的神、色、形、态、局部情况、分泌物、排泄物及舌象变化，运用视觉有目的地观察，以测知脏腑病变的一种诊察方法。通过对人体外部的观察，可以了解内在的病变。

1.望神　通过观察患者的目光神色、形态动静、面部表情、语言气息等，从总体来判断疾病情况的诊法。其中，神的概念有广义和狭义之分。广义的神，指生命活动的外在表现；狭义的神，指人的精神、意识、思维、情感活动。精气是神的物质基础，而神是精气的外在表现。观察神的盛衰，可以判断精气的多少，借以推断机体的抗病能力，判断疾病的预后。神的表现类型有以下几种。

（1）得神　又称有神，是指精充、神旺的表现。表现为神志清楚，双目灵活，明亮有神，面色荣润，呼吸平稳，反应灵敏，动作灵活，体态自如，肌肉不削等。反映脏腑精气充盛，身体功能良好，是健康的征象，即使有病也提示脏腑精气未衰，病情轻浅，易于恢复。

（2）少神　神气不足，介于得神与失神之间。是指精气不足、神气不旺的表现。表现为精神不振，目光乏神，思维迟钝，面色少华，暗淡不荣，肌肉懈软，倦怠乏力，动作迟缓等。提示精气轻度不足，脏腑功能减退。常见于素体虚弱者，或病情较轻，或疾病恢复期。

（3）失神　有虚、实之分，包括精亏神衰和邪盛神乱。表现为精神萎靡或意识模糊，两目晦暗，目光呆滞，面色无华，暗淡不荣，反应迟钝，动作艰难，形体羸瘦。或神昏谵语，呼吸气粗，喉中痰鸣；或卒倒神昏，牙关紧闭，双手握固等。提示精气大伤，脏腑功能衰竭。多见于久病重病之人，也可见于急性危重病患者，机体功能严重障碍，预后不良。

（4）假神　是指久病、重病之人，精气本已极度衰竭，正气将脱，突然出现某些症状暂时"好转"的假象。古人将其比作"回光返照""残灯复明"。

（5）神乱　指神智错乱异常，为狭义之神的异常表现。主要包括神志不宁、癫、狂、痫等。

2.望色　是通过观察面部皮肤的颜色和光泽以诊察疾病的方法。面部色泽是脏腑气血的外部反映，根据其变化可推断脏腑气血之盛衰、疾病的性质、病情的轻重和预后等。

（1）常色　是指健康人皮肤的色泽。中国人属黄种人，正常面色多为红黄隐隐、明润含蓄。常色又包括主色和客色。

1）主色　是指人生来就有，终生不变的基本色泽。由于种族和遗传禀赋等原因，主色可有偏黄、偏白、偏黑等不同。

2）客色　是指受各种外界因素影响和生活条件不同，面部发生的细微色泽变化，为非病理性改变，仍具有常色明润、含蓄的基本特征。如人的面色也可因剧烈运动、日晒等形成不同的客色。

（2）病色　是指人体在疾病状态下，面部所显现的异常色泽。其特点为晦暗、暴露。晦暗，即面部皮肤枯槁而无光泽，是脏腑精气不充，胃气不能上荣的表现。暴露，即面部某种异常颜色明显外露，为病色外现或真脏色外现的表现。病态面色可分为青、赤、黄、白、黑五种。

1）青色　主寒证、痛证、瘀血、惊风。多因经脉瘀滞、气血运行不畅所致。

2）赤色　主热证。虚热、实热皆可见。

3）黄色　主脾虚证、湿证。多为脾虚湿蕴所致。

4）白色　主虚证、寒证、失血证。多由气虚血少，不能上荣所致。

5）黑色　主肾虚证、水饮证、寒证、痛证、瘀血证。多因肾阳虚衰、水饮不化或阴寒内盛所致。

3.望形、态　形体的胖瘦、强弱，动作灵活还是迟缓，姿态自如还是受限，均是机体功能强弱的外在表现。中医有"肥人多痰湿""瘦人多火"之说，可根据不同形体特征推测患者阴阳气血盛衰，诊断疾病，分析危险因素，因人制宜进行健康干预。

4.望舌象　望舌，又称舌诊，是观察舌象以了解病情的诊察方法，是中医诊察疾病的重要方法。所谓舌象是指舌质和舌苔的外部形象。五脏六腑直接或间接地通过经络与舌有联系，所以，脏腑的病变可以通过舌象反映出来。望舌主要是观察舌质和舌苔的变化，一般来说，舌质反映脏腑气血的虚实，舌苔反映邪气的深浅及胃气的存亡。正常舌象表现为淡红舌，薄白苔。望舌时要在充足的自然光线下进行，要求自然地将舌伸出口外，充分暴露舌体，此外还应注意因为吸烟、饮食等因素造成"染苔"的假象。

（1）舌质　是舌的肌肉脉络组织，又称舌体。望舌质包括舌色、舌形、舌态。

1）舌色　即舌体的颜色，包括淡白、红绛、青紫等。淡白舌主气血两虚证、阳虚证；红舌主热证，舌红苔黄，主实热证，舌红少苔，主虚热证；绛舌主里热亢盛或阴虚火旺；紫舌主气血瘀滞。

2）舌形　即舌体的形状，包括老嫩、胖瘦、芒刺、裂纹等。

3）舌态　即舌的动态，包括颤动、吐弄、强硬、歪斜、痿软等。

（2）舌苔　是舌面上附着的苔状物，由胃气上蒸而成。主要观察苔色和苔质两方面的变化，以测知病位的深浅、病邪的性质、疾病的轻重及发展。

1）苔色　即舌苔的颜色变化，包括白、黄、灰黑苔等。白苔为正常舌苔，或主表证、寒证；黄苔主热证、里证；灰黑苔主阴寒内盛，或里热炽盛。

2）苔质　即舌苔的质地，包括厚薄、润燥、腐腻、剥落等。

（二）闻诊

闻诊是通过听声音和嗅气味来诊察疾病的方法。

1.听声音　是指运用听觉辨别患者的语言、呼吸、咳嗽、呕吐及肠鸣等声音的变化以判断疾病。声音是人体生命活动的外在征象之一，不仅能反映发音器官的状态，还能反映脏腑功能活动和气血津液的盛衰。健康人的声音，虽有个体差异，但发声自然，音调和畅，刚柔并济，是正常声音的共同特点，是宗气充沛、气机调畅的表现。病变声音的一般规律是"高亢为实，低微为虚"。听声音具体包括听发音、言语、呼吸、咳嗽、肠鸣音等。

2.嗅气味　平人气血调畅，脏腑得水谷精微充养，气化代谢正常，故不产生异常气味。患者受邪气侵扰，气血运行失常，脏腑功能失调，秽浊排出不利，故出现口气、体味、分泌物、排泄物的气味异常。

（三）问诊

问诊，是医生通过对健康管理者进行有目的的询问，以了解现有症状、现有疾病及既往病史的一种诊察方法。四诊中，问诊所获取病情资料最为全面。问诊是医生获得疾病的发生、发展、变化、诊治经过及现在症状等相关临床资料最为重要的途径，是中医四诊中获得疾病相关情况最丰富的诊法。明代的张景岳将问诊称为"临证之首务"。问诊的主要内容包括：一般情况（包括姓名、年龄、性别、婚否、民族、职业、籍贯、工作单位、现住址等基本情况）、现病史、既往史、个人生活史、家族史、过敏史等。

（四）切诊

切诊，是医生用手对患者体表某些部位进行触、摸、按、压，从而获得病情资料的一种诊察方法。包括切脉、按诊两个部分。

1.切脉　又称脉诊、把脉、候脉，是医生用手指触按患者的脉搏，根据动脉应指的形象，以了解病情、辨别病证的诊察方法。心主血脉，心气推动血液在脉管内运行，形成脉搏。人体的血脉贯通全身，联系脏腑，外达肌表，运行气血，周流不息，故脉象能反映脏腑的功能活动及气血津液运行、输布的综合信息。

📖 **知识链接** -

诊脉的部位和方法

临床诊脉常用"寸口"部位，并将此部位分为寸、关、尺三部，即医生分别用示指、中指及无名指指腹触按病人的掌后桡骨茎突内侧桡动脉的浅表搏动处。

患者取坐位或仰卧位，掌心向上平放（可在腕关节下垫一脉枕），手臂与心脏保持同一水平。医生先将中指按在掌后高骨（桡骨茎突）内侧以定关位，再以示指按在关前定寸位，以无名指按在关后定尺位。三指应呈弓形，指头平齐，以指腹触按脉体，细心体会脉搏的搏动状态。切脉时须注意指力的轻重，以轻、中、重三种不同的指力来探查脉象，又称之为"举、寻、按"或浮取、中取、沉取。寸、关、尺三部，每部都有浮、中、沉三候，合称三部九候。

- -

正常的脉象，称为"常脉"，又称"平脉"。其特点为：三部有脉，一息四至五至（一呼一吸称为一息），不浮不沉，不大不小，和缓有力，节律一致。疾病反映于脉象的变化，即为病脉。常见的病脉及主病如下。

（1）浮脉　脉象轻取即得，如水上浮木。特点是脉搏显现部位表浅。主表证，有力为表实证，无力为表虚证。

（2）沉脉　脉象重按始得，如石沉水底。特点是脉搏显现部位深沉。主里证，有力为里实证，无力为里虚证。

（3）迟脉　脉象一息脉来不足四至。特点是脉搏次数少。主寒证，有力为实寒，无力为虚寒。

（4）数脉 脉象一息脉来五至以上。特点是脉搏次数多。主热证，有力为实热，无力为虚热。

（5）虚脉 脉象举之无力，按之空虚，应指软弱。主虚证。

（6）细脉 脉象脉细如线，应指明显。特点是脉窄、幅度小。主诸虚劳损、湿证。

（7）滑脉 脉象往来流利，应指圆滑。特点是如珠走盘。主痰饮、食积、实热，亦为青壮年的常脉和妇人的孕脉。

（8）弦脉 脉象端直而长，如按琴弦。特点是脉的硬度较强。主肝胆病、痛证、痰饮。

（9）结脉 脉来缓中时止，止无定数。主阴盛气结、寒痰血瘀。

（10）代脉 脉来缓慢而止有规则，止有定数。主脏气衰微、风证、痛证、惊恐、跌扑损伤。

相兼脉是两种或两种以上的单因素脉相兼出现，复合构成的脉象。相兼脉象的主病，往往是各脉象主病的总和。如浮紧脉，多见于外感寒邪之表寒证，或风寒痹病疼痛。

2.按诊 就是用手直接触、摸、按、压患者的皮肤、四肢、胸腹部及俞穴等部位，以了解局部的冷热、润燥、压痛、肿块及其他异常变化，从而判断健康状态方法。

四、中医健康状态风险评估的特色和基本方法

健康风险评估是通过收集大量的个人健康状态信息，分析和评估生活方式、环境因素、遗传因素和医疗卫生服务等因素与健康状态之间的量化关系，从而预测个人在一定时间内发生某种特定疾病（生理或心理疾病）或因某种特定疾病导致死亡的可能性，对个人健康状况及未来患病或死亡危险性的量化评估，也称为疾病风险评估与预警。"评估"与"预警"是一个连续的过程，是健康管理过程中关键的专业技术部分，是健康管理的核心，并且只有通过健康管理才能实现，是慢性病预防的第一步。

（一）中医健康状态风险评估的特色

中医健康风险评估即首先通过四诊等方法手段，对疾病易患因素的各种指标进行有效地采集，然后对易患因素与疾病的相关度进行评估，并对相关度高的易患因素进行预警。中医健康状态风险评估的特色有以下几点。

1.注重环境评估 人是自然界的产物，禀天地之气生，依四时之法成，自然界天地阴阳之气的运动变化与人体的生理病理变化息息相通，密切相关。故中医学认为，从某种程度上来说，疾病的发生、发展、变化，就是天、地、人等诸多因素共同作用的结果。因此要做好中医健康风险评估，就要把审察天地之阴阳、季节气候、五运六气、地域物候以及是否存在环境污染等环境因素考虑进去，根据具体情况具体分析，区别对待，以采取适宜

的干预方法。中医学不仅强调人与自然的和谐统一，也很注重人和社会环境的和谐统一，即社会-心理因素对健康和疾病的影响。在进行风险评估时，不可忽视经济状况、社会地位、职业环境以及社会动荡等对心理和健康的影响。

2.注重行为和生活方式评估 慢性病的发生与不良生活方式密切相关。心脑血管疾病、糖尿病、慢性呼吸系统疾病以及肿瘤等常见慢性病的发生都与不健康饮食（高盐、高糖、高脂饮食，而维生素摄入不足）、吸烟、饮酒、长时间静坐等不良生活方式/行为有关。此外，饮食不节、七情过激、劳逸失常、作息无常、药品滥用、缺乏体育锻炼等不良生活方式/行为，都会使机体正气减弱而影响人体健康。各种慢性病和各种危险因素之间已形成"一果多因、一因多果、多因多果、互为因果"的复杂关系。据世界卫生组织统计，随着疾病谱的改变，不良生活方式/行为已经跃升为人类健康的最主要威胁。

中医健康管理充分调动人的健康意识，从而使人积极主动地进行自我维护、促进健康状态。在以"每个人都是自己健康的第一责任人"为理念的新的健康医学模式下，个人健康素养水平是影响整个健康管理效果的关键因素。全面研究个人的生活方式和行为对生理健康、心理健康、保健就医情况产生的正面或负面影响，而有的放矢地对不良生活习惯和行为方式进行干预，从而达到降低健康风险、提高生活质量、优化医疗费用支出、合理配置医疗服务的目的。

3.宏观监测评估和微观监测评估相结合 中医健康风险评估不仅要从生活环境、饮食起居习惯、生活行为方式、体质类型、职业状况等宏观监测出发，也注重结合健康管理对象的微观监测获取微观参数，如常规微观监测项目包括三大常规、血压、血糖值、生化指标、心电图及影像检查等，以及视服务对象健康状况而定的特殊检查项目等。通过宏观因素和微观信息采集和分析，便可准确把握健康管理对象当前的状态，对其体质因素和健康危险因素等进行评估和预测，并运用现代化信息技术建立中医健康管理数据库，利用云计算、大数据等技术手段，为不同人群提供个性化、专业化、智能化、动态连续的跟踪管理，进而为疾病风险预警提供依据。

（二）中医健康状态风险评估的基本方法

以中医学基本理论为指导，在建立完整的健康信息收集的基础上，应用中医辨证施管的方法，定期体检、检测相关指标、收集健康信息，对个体或人群进行干预的前后状态进行评估，判断方案实施的效果，对管理目标进行动态、连续的评估。中医健康状态风险评估的基本方法包括以下四种。

1.个人健康素养评估 个人健康素养是指个人获取和理解健康信息，并运用这些信息维护和促进自身健康的能力。其包括基本知识和理念、健康生活方式与行为、基本技能等三个方面的内容。一般而言，较高的健康素养水平会帮助个体识别自身的不健康行为方式，充分认识到这些行为和风险对他们的生命和健康造成不良影响，并促使个体修正不健康行为。个人健康素养水平是影响整个健康管理效果的关键因素。在中医健康管理整体框架下，健康素养还包括养生防病、合理膳食、起居有常、适当运动、适宜技术运用等基本理念、生活方式和基本技能，在进行健康素养评估时要从多维度、多层次去进行评估，以便今后能有的放矢地对不良生活习惯和行为方式进行干预、纠正。

2.中医健康状态综合评估　　健康状态是人体在某一时间内，包括形态结构、生理功能、心理状况及其适应外界环境能力的综合状态，并能体现健康的状况和态势。不同的健康状态，其干预原则和方法不同，中医将健康状况划分为以下几种。

（1）未病养生　　未病阶段，重在预防，通过各种养生调摄活动，提高人体正气，避免邪气入侵，调养情志，使身心处于最佳状态。

（2）欲病救萌　　疾病尚处于萌芽阶段，积极干预调理，纠正不良生活行为习惯等，防止疾病形成。

（3）初起早治，控制传变　　在疾病初起阶段，就及早诊断和治疗，使疾病在初期阶段被治愈。并根据不同疾病的传变途径和发展规律，先安未受邪之地，防止病情进一步加重。

（4）瘥后防复　　在疾病初愈或康复过程中，对身体加以调养，提高身体素质，防止疾病复发。

3.中医常见证候评估　　中医的证候，是疾病发展过程中某一阶段的病理概括，是中医学认识疾病和治疗疾病的核心。它提示了疾病的原因、部位、性质和邪正盛衰变化，能揭示疾病发展过程中某一阶段病理变化的本质，可为治疗和健康管理提供正确的依据和方向。中医健康管理过程中，常见的证候有心脾两虚证、脾虚湿阻证、肝气郁结证、肝郁脾虚证、心肾不交证、气血两虚证等，根据辨证的结果进行评估管理。

4.中医体质分类评估　　中医体质是健康信息评估的必备要素，是实施个人健康管理的重要评估工具。通过对中医健康信息采集后的综合评估，可将个体或人群体质辨识为以下九种：平和质、气虚质、阳虚质、阴虚质、湿热质、痰湿质、气郁质、血瘀质、特禀质。再通过风险评估找出各类型体质的危险因素，分析调理体质的健康行为，依据中医理论制定有针对性、可行性的健康干预措施。

任务四　中医健康管理技术方法

中医健康管理是将中医学"整体观念""辨证论治""治未病"的核心思想，有机地结合到现代健康管理学的每一个环节中，对个体或群体进行中医信息采集、监测、分析、评估，以维护和改善个体和群体的健康为目的，对每个不同个体和群体给予针对性的中医健康咨询指导、健康教育以及对健康危险因素给予相关的中医干预措施，以期达到良好的健康状态和最佳的生活质量，从而尽享天年。

一、体质辨识

（一）体质的概念

体，指身体、形体、个体；质，指素质、质量、性质。体质，有身体素质、形体质量、个体特质等多种含义。

在中医体质学中，体质的概念是指人体生命过程中，在先天禀赋和后天获得的基础上所形成的形态结构、生理功能和心理状态方面综合的、相对稳定的特质，是人类在生长、发育过程中所形成的与自然、社会环境相适应的人体个性特征。

（二）体质的分类和辨识方法

在中医学发展过程中，不同历史时期的历代医家从不同角度对体质作出了不同的分类。无论何种分类方法，中医体质学说主要是根据中医学阴阳五行、藏象、气血津液等基本理论，来确定人群中不同个体的体质差异及体质特征，以便有效地指导养生和防治疾病。历代的分类方法有阴阳分类法（三分法：阴阳平和质、偏阳质、偏阴质。阴阳五态分类法：太阴之人、少阴之人、太阳之人、少阳之人、阴阳平和之人）、五行分类法（木型人、火型人、土型人、金型人、水型人）、体型胖瘦分类及禀性勇怯分类法等。

在古代分类法基础上，现代医家结合现代人的体质特点及临床实践，应用文献研究法、流行病学调查法等方法，对体质进行了新的划分。现在多采用中华中医药学会颁布的《中医体质分类与判断标准》，该标准将体质分为平和质（A型）、气虚质（B型）、阳虚质（C型）、阴虚质（D型）、痰湿质（E型）、湿热质（F型）、血瘀质（G型）、气郁质（H型）、特禀质（I型）九个类型。以下分述九种常见体质类型的特征表现。

1.平和质（A型）

（1）特征表现　体态适中，面色、唇色及肤色皆红润，目光有神，头发稠密有光泽，嗅觉通利，精力充沛，不易疲劳，耐寒热，睡眠好，胃纳佳，二便调，性格开朗随和。

（2）发病倾向　平素患病较少。临床舌脉诊察常见舌淡红，苔薄白，脉缓和有力。

（3）对外界环境适应能力　对自然环境和社会环境适应能力较强。

2.气虚质（B型）

（1）特征表现　平素说话，声音常低弱无力，气短懒言，易疲乏，活动量稍大就容易出虚汗。常觉心慌、头晕或站起时眩晕，易患感冒，喜欢安静。

（2）发病倾向　易患感冒、内脏下垂等病，病后康复缓慢。临床舌脉诊察常见舌淡红，边有齿痕，脉弱。

（3）对外界环境适应能力　不耐受风、寒、暑、湿邪。

3.阳虚质（C型）

（1）特征表现　平素怕冷，手足不温，容易患感冒，喜热饮食，受凉或进食生冷后易发生腹泻。

（2）发病倾向　易患痰饮、肿胀、泄泻等病；感邪易从寒化。临床舌脉诊察常见舌淡胖嫩，脉沉迟。

（3）对外界环境适应能力　耐夏不耐冬；易感风、寒、湿邪。

4.阴虚质（D型）

（1）特征表现　面部常见两颧潮红或偏红，皮肤或口唇偏干，常感手足心热以及眼睛干涩、口干咽燥，总想喝水，容易便秘或大便干燥，形体偏瘦。

（2）发病倾向　易患虚劳、失精、不寐等病；感邪易从热化。临床舌脉诊察常见舌红少津，脉细数。

（3）对外界环境适应能力　耐冬不耐夏；不耐受暑、热、燥邪。

5.痰湿质（E型）

（1）特征表现　形体肥胖，腹部肥满松软，常见面部皮肤油脂分泌较多，上眼睑浮肿，常感胸闷或腹部胀满，身体沉重，口黏腻或甜，平时痰多，常见舌苔厚腻、脉滑。

（2）发病倾向　易患消渴、中风、胸痹等病。临床舌脉诊察常见舌苔腻、脉滑。

（3）对外界环境适应能力　对梅雨季节及潮湿环境适应力差。

6.湿热质（F型）

（1）特征表现　面部或鼻部常有油腻感或者油光发亮，易生痤疮，常感口苦口干，身重困倦，小便短黄，大便常黏滞不爽，女性常见带下色黄，男性常出现阴囊潮湿。

（2）发病倾向　易患痤疮、黄疸、热淋等病。临床舌脉诊察常见舌质偏红，苔黄腻，脉滑数。

（3）对外界环境适应能力　对夏末秋初湿热气候、潮湿或气温偏高环境较难适应。

7.血瘀质（G型）

（1）特征表现　肤色晦暗，面部、口唇颜色偏暗，容易出现黑眼圈或褐斑，皮肤常在不知不觉中出现青紫瘀斑（皮下出血），身体某些部位经常出现刺痛感，容易健忘。

（2）发病倾向　易患癥瘕及痛证、血证等。临床舌脉诊察常见舌紫黯或有瘀点，舌下络脉紫黯或增粗，脉涩。

（3）对外界环境适应能力　不耐受寒邪。

8.气郁质（H型）

（1）特征表现　常感到闷闷不乐、情绪低沉或精神紧张、焦虑不安，多愁善感，感情较为脆弱，容易感到害怕或易受惊吓，常有胁肋部或乳房胀痛，时常叹气。性格多内向、敏感多疑。

（2）发病倾向　易患脏躁、梅核气、百合病及郁证等。临床舌脉诊察常见舌淡红，苔薄白，脉弦。

（3）对外界环境适应能力　对精神刺激适应能力较差；不适应阴雨天气。

9.特禀质（I型）

（1）特征表现　容易过敏，常因季节变化、温度变化或异味等原因而引发喷嚏、咳喘，皮肤易起荨麻疹，或因过敏出现紫癜。先天禀赋异常者或存在某些生理缺陷。

（2）发病倾向　过敏体质者易患哮喘、荨麻疹、花粉症及药物过敏等。

（3）对外界环境适应能力　适应能力差，如过敏体质者对易致过敏季节及环境适应能力差，易引发宿疾。

中医体质辨识是根据各体质类型的基本特征，结合《中医体质分类与判断标准》来进行分类判断的。

（三）中医体质辨识在健康管理中的作用

体质是治疗的重要依据，在疾病的防治过程中，按体质论治是因人制宜的重要内容。体质具有可变性、可调性，可因后天的多种因素影响而演变，这为中医健康管理提供了很好的调摄依据，即根据不同的体质，通过相应合理的调摄可以达到改善体质、预防疾病或促进疾病痊愈的目的。

1.平和质

（1）精神摄养　保持良好的精神状态，及时调整化解不良情绪，培养广泛的兴趣爱好。

（2）起居调养　顺应自然，做到"起居有常，不妄作劳"，有规律地学习工作生活，按时作息，不违背自然规律。

（3）饮食调养　五谷为养，五果为助，五畜为益，五菜为充，做到粗细、荤素搭配，营养均衡。饮食七八分饱，不暴饮暴食。

（4）运动锻炼　打球、跑步、散步、登山、游泳、跳舞、太极拳等各项运动均可。

2.气虚质

（1）精神摄养　培养乐观豁达的积极心态，不过度劳力和劳神。因"劳则气耗"，过劳最易损伤人体正气。

（2）起居调养　起居、饮食规律，不熬夜，保持充足的睡眠，养成定时排便习惯，坚持运动锻炼。

（3）饮食调养　宜注意调养脾胃，可选用性平偏温、健脾益气的食物。如小米、糯米、山药、扁豆、莲子等。

（4）运动锻炼 宜选择慢跑、散步、太极拳、太极剑、八段锦、瑜伽等有氧运动，避免过于剧烈的运动耗气太过。

3.阳虚质

（1）精神摄养 保持良好心态，增加户外活动，多晒太阳，宜听轻快、活泼、兴奋、鼓舞人心的音乐。多与人交流沟通，学会与人倾诉，保持心情愉悦。

（2）起居调养 阳虚质者不耐寒冬，因此在冬季尤其要注意保暖，避免受寒，养护阳气，不可熬夜（因熬夜最伤阳气）。

（3）饮食调养 阳虚质者以脾肾阳虚多见，宜多食温补脾肾的食物，如羊肉、牛肉、鹿肉、核桃、龙眼、栗子、大枣、韭菜等。少食生冷寒凉的食物，如田螺、螃蟹、苦瓜、冷饮及清热解毒的凉茶等。

（4）运动锻炼 阳虚质者宜振奋、提升阳气的锻炼方法，如散步、慢跑、各种球类运动等，不适宜游泳。

4.阴虚质

（1）精神摄养 阴虚质者性情急躁，活泼、外向、好动，易五志过极。要学会调节自己的不良情志，安神定志，舒缓情绪。

（2）起居调养 阴虚质者不适合夏练三伏、冬练三九。不宜做磨损关节的运动，尤其是膝关节，不宜登山、上下楼梯等运动锻炼。睡眠要充足，节制房事，严禁熬夜，戒烟酒。

（3）饮食调养 宜多食滋阴养液的食物，如银耳、木耳、绿豆、苦瓜、鸭肉、海参、鳖甲以及各种绿色蔬菜、水果等。忌食辛辣刺激、温热香燥、煎炒油炸类食物。

（4）运动锻炼 宜选择中小强度的运动，以少出汗为宜。可选择太极拳、太极剑、八段锦、瑜伽等较柔和的静功法，忌大量出汗而使津液丢失过多。

5.痰湿质

（1）精神摄养 平时多参加社会活动，将自己融入社会，关爱他人，乐于助人，培养广泛的兴趣爱好，培养阅读习惯，增加知识，开阔眼界。

（2）起居调养 居处宜干燥通风朝阳。宜多晒太阳，多进行户外活动。常洗热水澡，使毛孔张开，有利于痰湿消散。衣服宽松，透气性好，一年四季都要保持多出汗以有利于水湿代谢，可通过运动出汗。

（3）饮食调养 宜食用具有宣肺、健脾、补肾、化湿的食物，如山药、薏苡仁、赤小豆、扁豆等。少食酸性、寒凉、肥甘厚味、油腻的食物。

（4）运动锻炼 痰湿质者多形体肥胖，宜进行较长时间的有氧运动。如慢跑、散步、乒乓球、武术、舞蹈、游泳等。

6.湿热质

（1）精神摄养　注重自身修身养性，湿热质者宜静，静能养神。可以经常听流畅舒缓悠扬的具有镇静安神作用的音乐，以宁神静志。保持情绪稳定，缓解紧张、焦虑、烦躁的不良情绪。

（2）起居调养　起居有常，生活规律，讲究卫生，衣服宜宽松透气。戒烟酒，保持二便通畅，不熬夜，保证睡眠时间和质量。

（3）饮食调养　宜食用清热利湿的食物，如茯苓、薏苡仁、绿豆、赤小豆、海带、绿茶等。不宜食辛辣燥热、大热大补、肥甘厚腻的食物，如辣椒、生姜、酒、羊肉、动物内脏等。忌食油炸烧烤类食物。

（4）运动锻炼　体育运动宜做大强度、大运动量的锻炼，如中长跑、登山、各种球类运动等，通过运动消耗多余的热量、水分，有助于清热除湿。注意肢体关节柔韧性的锻炼。

7.血瘀质

（1）精神摄养　是血瘀质者养生的重点，培养开朗乐观的精神，不骄不躁，不偏激，与人为善，待人平和。

（2）起居调养　注意保暖，避免受寒，有利气血运行。平时要动静结合，劳逸有度，不宜长时间久坐，少动怕动，易加重气血郁滞。

（3）饮食调养　宜食用具有活血化瘀作用的食物，如山楂、韭菜、黄酒、葡萄酒等。不宜吃生冷、酸涩、油腻及高脂肪、高胆固醇的食物，如乌梅、柿子、石榴、奶酪、动物内脏等。

（4）运动锻炼　运动可使血脉通畅、气血调和，应坚持经常性的有氧运动，如慢跑、散步、舞蹈、太极拳、太极剑等。不宜做大强度、超负荷的体育运动。

8.气郁质

（1）精神摄养　培养积极进取、乐观向上的心态，多参加集体活动和文娱活动，广交朋友，多与人交流沟通，适时发泄内心不快，学会排解不良情绪。

（2）起居调养　居室宽敞明亮，生活起居有规律，顺应自然变化，多融入自然，徜徉于大自然山水之间，陶冶情操，磨砺意志，愉悦心情。

（3）饮食调养　宜选用理气解郁、疏肝健脾的食物，如山楂、柑橘、萝卜、菊花、玫瑰花、山药等。不宜食用酸涩收敛的食物，如乌梅、柿子等。

（4）运动锻炼　增加户外活动的时间，坚持较大运动量的体育锻炼，大负荷、大强度的运动是一种发泄情绪的极好的锻炼方法。可采取长跑、登山、游泳、跳舞、健身操、各种球运动类等，能鼓动气血，还能增进食欲、改善睡眠。

9.特禀质

（1）精神摄养　对外界适应能力较差，有不同程度的内向、多疑、敏感等心理反应。

应采取针对性的心理疏导措施，使之心情愉悦，精神调畅，情绪稳定。

（2）起居调养 季节更替时，要及时增减衣被，防止外感。避免接触各种过敏原，防止发生过敏反应，出门宜做好防护措施。

（3）饮食调养 忌食生冷、辛辣、肥甘油腻及"发物"，如鱼、虾、蟹等海鲜，以及浓茶、咖啡、酒等。宜选择清淡富营养的食物，荤素搭配，粗细粮搭配，多食绿色蔬菜和新鲜水果。

（4）运动锻炼 根据特禀质的不同特征，选择有针对性的运动项目，逐步改善体质。通过运动锻炼，有利于调动机体的免疫功能，增强抗病能力，减少疾病的发生。过敏体质者应避免春天或季节交替时长时间在户外锻炼，防止过敏性疾病发作。

二、脏腑辨证

脏腑辨证是在认识脏腑功能、病变特点的基础上，将四诊所收集的症状、体征及有关病情资料进行综合分析，从而判断疾病所在的脏腑部位、病因、病性等，为临床治疗提供依据的辨证方法。脏腑辨证是辨证体系中的重要组成部分，是临床辨证的基本方法及核心。

（一）心与小肠病辨证

1.心的生理功能 主血脉，主神明，主明则下安。其华在面，开窍于舌，在体合脉。

2.心的病理特点 可有心脏本身病变及主血脉功能失常，以及精神意识思维等精神活动的异常。常见症状有心悸、怔忡、心烦、失眠、多梦、健忘、心痛、神昏、神乱以及脉结、代、促等。舌的病变如舌痛、舌疮等亦常责之于心。

3.心与小肠病辨证的常见证候

（1）心气虚 临床表现可见心悸怔忡，胸闷气短，活动后加重，面色淡白，神疲体倦，舌淡苔白，脉细。

（2）心血虚 临床表现可见心悸，失眠多梦，眩晕健忘，面色无华，唇舌淡白，脉细弱。

（3）心脉痹阻 临床表现可见心悸怔忡，心胸憋闷刺痛，痛引肩背或手臂，时作时止，甚则昏厥，脉微欲绝。

（4）心火亢盛 临床表现可见心中烦热，夜寐不安，或口舌糜烂，舌尖红赤，苔黄脉数，甚则狂躁谵语。

（5）痰蒙心窍 临床表现可见意识模糊，语言不清，甚至昏不知人，或喃喃自语、举止失常，或突然昏仆、不省人事、喉中痰鸣，舌苔白腻，脉滑。

（6）小肠实热 临床表现有心烦口渴，口舌生疮，小便短赤，尿道灼痛，舌红苔黄，脉数。

（二）肺与大肠病辨证

1.肺的生理功能 主气司呼吸；主宣发、肃降，通调水道；开窍于鼻，在体合皮，其华在毛。

2.肺的病理特点 在于呼吸功能失常，宣降失常，通调水道及输布津液失职，卫外不固等。常见症状有咳嗽、气喘、咯痰、胸痛、咽喉痒痛、声音变异、鼻塞流涕或水肿等。尤以咳喘最为多见。

3.肺与大肠病辨证的常见证候

（1）肺气虚 临床表现可见咳喘无力，动则益甚，痰白清稀，神疲体倦，声低懒言，易感冒，舌淡苔白，脉虚。

（2）肺阴虚 临床表现可见咳嗽无痰，或痰少而黏不易咯出，形体消瘦，午后潮热，五心烦热，盗汗，舌红少津，脉细数。

（3）寒邪犯肺 临床表现可见咳嗽气喘，痰稀色白，形寒肢冷，舌淡苔白，脉迟缓。

（4）热邪犯肺 临床表现可见咳嗽气喘，痰稠色黄，壮热口渴，小便短赤，大便干结，舌红苔黄，脉数。

（5）燥邪伤肺 临床表现可见干咳无痰，或痰少而黏，难以咯出，唇、舌、鼻、咽干燥，舌红少津。

（6）痰浊阻肺 临床表现可见咳嗽痰多，色白而黏，易于咯出，胸闷，甚则痰鸣气喘，舌淡苔白腻，脉滑。

（7）大肠湿热 临床表现可见腹痛泄泻，里急后重，色黄而臭，肛门灼热，小便短黄，舌红苔黄腻，脉滑数。

（三）脾与胃病辨证

1.脾的生理功能 主运化水谷、水液，为气血生化之源，被称为后天之本；主统血；主升清。

2.脾的病理特点 运化升清功能失职，水谷、水湿不运，致消化功能减弱、化源不足，水湿潴留，或统血失职为其主要病变。其常见症状有腹胀、腹痛、纳少、便溏、浮肿、肢体困重、内脏下垂、慢性出血等。

3.脾与胃病辨证常见证候

（1）脾气虚 临床表现可见纳少腹胀，食后尤甚，大便稀溏，神疲倦怠，少气懒言，舌淡苔白，脉缓弱。

（2）中气下陷 临床表现可见脘腹坠胀，食后益甚，脱肛，或子宫脱垂，或内脏下垂，舌淡苔白，脉缓弱。

（3）脾不统血 临床表现可见便血、尿血、肌衄、齿衄，或妇女月经过多、崩漏，血色淡而质稀。

（4）脾阳虚　临床表现可见腹胀纳呆，形寒肢冷，四肢不温，腹痛绵绵或冷痛，喜温喜按，大便溏薄或完谷不化，妇人带下量多质稀，舌淡胖，苔白滑，脉沉迟。

（5）胃寒　临床表现可见胃脘冷痛，遇寒加重，得温则减，口淡不渴，苔白滑，脉沉紧。

（6）胃热　临床表现可见胃脘灼痛，吞酸嘈杂，渴喜冷饮，或消谷善饥，口臭，舌红苔黄，脉滑数。

（四）肝与胆病辨证

1.肝的生理功能　主疏泄，调畅气机；主藏血。

2.肝的病理特点　疏泄失职，气机逆乱，精神情志及消化功能障碍；肝不藏血，全身失养，筋目爪甲失濡。临床常见症状有精神抑郁、烦躁易怒、胸胁少腹胀痛、头晕目眩、巅顶疼痛、肢体震颤、手足抽搐，以及目疾、月经不调、睾丸疼痛等。

3.肝与胆病辨证常见证候

（1）肝气郁结　临床表现可见情志抑郁，胸闷而喜太息，胸胁或少腹胀痛，或梅核气，妇女月经不调，乳房胀痛，痛经，闭经，舌淡红，脉弦。

（2）肝火上炎　临床表现可见头目眩晕，头痛头胀，面红目赤，口苦咽干，急躁易怒，失眠或恶梦纷纭，胁肋灼痛，或耳鸣如潮，或吐血衄血，便秘尿黄，舌红苔黄，脉弦数。

（3）肝阳上亢　临床表现可见头目胀痛，眩晕耳鸣，面红目赤，头重脚轻，急躁易怒，失眠多梦，腰膝酸软，舌红，脉弦细数。

（4）肝风内动　临床表现可见出现眩晕欲仆、震颤、抽搐等具有"动摇"特点的症状。

（5）肝胆湿热　口苦，纳少呕恶，腹胀，厌食油腻，胁肋灼热胀痛，身目发黄，寒热往来，小便短赤，大便不调，舌红，苔黄腻，脉弦数。

（五）肾与膀胱病辨证

1.肾的生理功能　主藏精，主生长发育及生殖，被称为"先天之本"；主水；主纳气。

2.肾的病理特点　肾精不足导致生长发育迟缓、成人早衰、性功能障碍等；水液代谢失常；呼吸功能减退，以及脑、髓、骨、发、耳和二便功能异常为主要病理变化。临床常见症状有腰膝酸软、疼痛，耳鸣耳聋，发脱齿摇，阳痿遗精，精少不育，经闭不孕，水肿，呼吸短促气喘，二便异常等。

3.肾与膀胱病辨证常见证候

（1）肾阳虚　临床表现可见形寒肢冷，腰膝为甚，神疲乏力，头晕耳鸣，阳痿，不孕，五更泄泻，面色黧黑，舌淡胖，脉沉弱。

（2）肾阴虚　临床表现可见腰酸膝软，耳鸣如蝉，潮热盗汗，形体消瘦，失眠多梦，五心烦热，咽干口燥，男子梦遗，女子闭经不孕，舌红少苔，脉细数。

（3）肾精不足　临床表现可见小儿发育迟缓，身材矮小，囟门迟闭，骨骼痿软。成人未老先衰，发脱齿摇，发白发少，耳鸣耳聋，男子精少不育，女子经闭不孕，舌淡，脉虚弱。

（4）肾虚水泛　全身浮肿，按之没指，腰以下为甚，小便短少，畏寒肢冷，腰膝冷痛，咳喘痰鸣，心悸气短，舌淡胖，苔白滑，脉沉迟无力。

（5）膀胱湿热　尿频尿急，排尿艰涩，尿道灼痛，腰酸胀痛，小便短黄或尿血，或有砂石，舌红，苔黄腻，脉滑数。

三、药膳食疗

药膳食疗，是在中医药理论指导下，通过合理选择食物，改善饮食习惯，注意饮食宜忌，科学地摄取食物，以增进健康，益寿延年的养生方法。

药膳发源于我国传统的饮食和中医食疗文化，药膳是在中医药学理论指导下，按照一定的组方配方，将中药与某些具有药用价值的食物相配，采用我国独特的饮食烹饪技术结合药性理论而制成的具有一定调治作用的美味食品。简言之，药膳即中药材与食材相配而做成的美食。它是中国传统的医学知识与烹饪经验相结合的产物，"寓医于食""药食同源"，既将药物作为食物，又将食物赋以药用，药借食力，食助药威，二者相辅相成，相得益彰，既具有较高的营养价值，又可防病治病、保健延年。运用药膳食疗的基本方法如下。

（一）以药膳为主治疗疾病

某些疾病或疾病中的某个阶段可以用药膳食疗为主进行治疗。例如气血两虚证可用党参、花旗参炖鸡汤或黄芪乌鸡汤加强营养；《金匮要略》中的甘麦大枣汤以治妇人脏躁等，都是以药膳食疗方为主来治病的实例。

（二）药食结合以辅助治疗疾病

《黄帝内经》提出："药以祛之，食以随之"，药膳食疗法是综合疗法中重要的不可缺少的内容。古代医家主张在病邪炽盛阶段依靠药物，一旦病邪已衰，在用药治疗的同时，饮食营养亦须给予保证，以恢复正气，增强其抗病能力。金元四大家张从正主张攻邪居先，食养善后，这是典型的药食结合。可给予黄芪枸杞水鱼汤、太子参无花果炖兔肉、燕窝银耳羹等补气滋阴，增强正气，改善化疗后白细胞减少、食欲不振等不良反应，这也是药食结合辅助治疗的现代应用。

（三）辨证施膳改善偏颇体质

辨证施膳是从辨证论治发展而来的。它是根据药性和食性理论，以中药及食物的四气、五味、归经、阴阳属性等与人体的生理密切相关的理论和经验作为指导，针对患者的体质和证候，根据"阴阳平衡，五味调和"的原则，以及"寒者热之，热者寒之，虚者补之，实者泻之"的法则，应用相关的食物和药膳治疗调养亚健康人群及患者，以达到治病康复的目的。如体胖之人，多有痰湿，故饮食宜清淡，而肥甘油腻则不宜多食；体瘦之人，多阴虚内热，故在饮食上宜多吃甘润生津的食品，而辛辣燥烈之品则不宜多食。

四、传统养生方法

中医养生就是根据生命发展的规律，采取能够保养身体、减少疾病、增进健康、延年益寿的手段，所进行的各种养生保健活动。中医养生是通过养精神、调饮食、练形体、慎房事、适寒温等各种改善行为方式的方法去实现的，是一种综合性的强身益寿活动。中医养生方法注重整体性和系统性，为中医健康管理提供了多种行之有效的干预措施，是健康管理的重要手段。中医养生原则如下。

（一）顺应自然

人以天地之气生，依四时之法成，人依赖于自然而生存，同时也受到自然规律的支配和制约，即人与天地相参，与日月相应。人应顺应自然而摄生，如春夏养阳，秋冬养阴，起居有常，动静和宜，衣着适当，饮食调和，使生理活动稳定有序，机体阴阳协调健康。另一方面，社会因素可以通过对人的精神状态和身体素质的影响而影响人的健康。因此，人必须适应自然和社会因素的变化而采取相应的摄生措施，才能健康长寿。

（二）形神共养

形神合一，又称形与神俱，是中医学的生命观。形者神之质，神者形之用；无形则神无以生，无神则形不可活；形与神俱，方能尽终天年。所以，养生只有做到形神共养才能健康长寿，即不仅要注意形体的保养，还要注意精神的调摄，使形体强健，精力充沛，身体和精神得到协调发展。中医学主张以调神为首务，神明则形安。静以养神，通过修身养性、四气调神、清静养神等方法以保养神志的安定，使神清静内守，而不躁动妄耗。

动以养形，以形劳而不倦为度，用劳动、导引、太极拳、八段锦、五禽戏、舞蹈、散步等方式，以运动形体，调和气血，疏通经络，通利九窍，健身防病。静以养神，动以养形，只有形神共养、动静结合、刚柔相济，达到调神和强身的统一，才符合生命活动的客观规律，有益于健康长寿。

（三）保精护肾

精是构成人体和促进人体生长发育的基本物质。肾藏精，精化气，气生神，神御形，故精是气形神的基础。精竭则身惫，欲不节则精耗。精耗则气衰，气衰则病至，病至则身危。精禀于先天，养于水谷而藏于五脏。五脏安和，精自得养。保养肾精方法甚多，除节欲保精外，还有运动保健、导引补肾、食疗补肾和药物调养等。

（四）调养脾胃

脾胃为后天之本，气血生化之源，故脾胃是决定人之寿夭的重要因素。《景岳全书·脾胃》说："土气为万物之源，胃气为养生之主……有胃则生，无胃则死，是以养生家当以脾胃为先。"因此，中医养生十分重视脾胃的调养，通过调节饮食，谨和五味，饮食有节制、有规律、避免饥饱无度，并注意饮食卫生和饮食宜忌等方法调养脾胃。此外，调精神以疏肝健脾，常运动以和胃化食，防劳累以保养脾气，均为保养脾胃、调养后天的重要方法。

先天之本在肾，后天之本在脾，先天生后天，后天养先天，二者相辅相成，相得益彰。

（五）持之以恒

养生是实践性很强的延年益寿的保健活动，学习和掌握了养生的知识和方法之后，需持之以恒地去身体力行。无论是饮食养生、运动养生、调神养生及改善作息规律等，都必须长期坚持，日积月累，才能从量变到质变，改善偏颇体质及调整脏腑功能、促进健康，呈现出养生的效果。特别是体质虚弱或慢性病患者，应有坚持不懈的养生意识和决心，选择适宜的养生保健方法，循序渐进、持之以恒，逐渐增强体质，却病延年。否则半途而废，或欲速而不达，都起不到养生的效果。

素质提升 -

孙思邈是唐代著名医家，也是古今医德医术堪称一流的名家，被后人尊称为"药王"。他著有《备急千金药方》《千金翼方》等著作。孙思邈不仅医术精湛，且医德高尚，他认为"人命至重，有贵千金"，这是他将自己的两部著作均以"千金"命名的缘由，并提出"大医精诚"的思想。孙思邈重视并提倡养生，他将各家的养生思想与中医学的养生理论相结合，提出的许多切实可行的养生方法，且身体力行，度百岁乃无疾而终。

《礼记中庸》说："大德必得其寿"。孔子在《论语》中说"仁者寿"。孙思邈的事迹也告诉我们，养生以修德为首务，高寿之人必有大德。道德高尚之人往往表现为胸怀坦荡，光明磊落，乐善好施，淡泊名利，故能神志安宁，气血调和，阴阳平衡，形与神俱，得以健康长寿。

- -

习题

目标检测

单选题

1.藏象的基本含义是

　A.五脏六腑的解剖结构　　　　　B.内在组织器官的形象

　C.五脏六腑和奇恒之腑　　　　　D.藏于内的脏腑及表现于外的生理病理现象

　E.以五脏为中心的整体观

2.中医学的基本特点是

　A.治病求本　　　　　　　　　　B.人与天地相应

　C.整体观念和辨证论治　　　　　D.阴阳和五行学说

　E.四诊八纲

3.患者，男，70岁。患慢性支气管炎，5年。前几天因受寒后引发咳嗽，痰白清稀，量较多。彻夜咳嗽，睡眠不佳。望诊，见到该患者精神不振，目光乏神，反应迟钝，面色少华，暗淡不荣，倦怠乏力，动作迟缓，应判为

　A.得神　　　　　　　　　　　　B.少神

　C.失神　　　　　　　　　　　　D.假神

　E.神乱

4.常感手足心热，口燥咽干，喜冷饮，大便干结，舌红少津，脉细数，属（　　）人群的常见表现

　A.平和质　　　　　　　　　　　B.阳虚质

　C.阴虚质　　　　　　　　　　　D.气虚质

　E.血瘀质

5.下列对诊断中气下陷证最有意义的是

　A.头晕目眩　　　　　　　　　　B.大便稀溏

　C.食少腹胀　　　　　　　　　　D.有内脏下垂的表现

　E.身倦乏力

（凌耀军）

项目七 全生命周期健康管理

PPT

学习目标

1.掌握儿童期健康管理要点；中老年人群的健康干预策略；孕产妇的健康干预策略。

2.熟悉儿童期生理特点；青春期女性及更年期女性的健康干预策略。

3.了解各阶段人群存在的健康风险。

4.学会运用本章知识评估重点人群的健康风险，具备制定正确干预措施并给予健康指导的能力。

5.提高健康素养，培养社会责任感，忠于职守，服务群众，乐于奉献。

情境导入

情境描述 患者，女，56岁。3年前因劳累出现胸骨后钝痛，休息后可自行好转。每次持续时间较短，伴心悸，无胸闷气急，无恶心呕吐，无畏寒发热，无头晕头痛，无夜间阵发性呼吸困难等。一年中偶尔发作数次，均能自行好转，因而未做任何治疗。近来常感觉胸部闷痛，持续约数分钟，尤其劳累后明显加重。遂入院就诊。

讨论 1.请问该患者健康管理的要点是什么？

2.该患者应如何进行调理？

"健康中国2030"规划纲要要求将全民健康理念上升到国家战略的高度，提出全方位、全周期维护和保障人民健康。健康管理要覆盖全生命周期，针对生命不同阶段的主要健康问题及主要影响因素，确定若干优先领域，强化干预，实现从胎儿到生命终点的全程健康服务和健康保障，全面维护人民健康。由于儿童、妇女、中老年人群在年龄、生理、心理以及疾病方面的差异，对健康管理的需求、内容及方式等具有一定的特殊性，因此成为健康管理的重点关注人群。

全生命周期是指人体正常生长的状态下，从开始到结束的整个过程，包括备孕期、孕期、新生儿期、婴幼儿期、儿童期、青少年期、成年期、老年期，直至死亡的各个阶段。

每个阶段都是生命周期的重要组成部分，构成生命周期的系统连续的过程。全生命周期健康管理就是从人的生命周期纵线着眼，对个体从孕育至死亡的全过程进行连续的健康管理和服务。涵盖预防、急性病、慢性病、康复、养老等公平可及、系统连续的健康服务，对个体或群体从胚胎到死亡全生命周期的健康，进行全面监测、分析评估、提供咨询和指导、对健康危险因素进行干预的全过程。

任务一　儿童期及青春期健康管理

1989年11月20日联合国大会通过《儿童权利公约》，将"儿童"界定为"18岁以下的任何人"。我国一般把0~14周岁的孩子称为儿童；医学界以0~14岁的儿童为儿科的研究对象。

生长发育是儿童生命过程中最基本的特征，是儿童区别于成年人的重要标志。儿童的生长发育既是一个连续的过程，又具有一定的阶段性。由于受遗传、地域、种族、性别、营养状况等因素的影响，儿童个体发育速度表现出一定的差异。因而，不同年龄阶段的儿童在解剖、生理、病理发展中具有一定的特点，根据这些阶段的特点，医学上人为地将儿童的生长发育划分为7个年龄期，分别是胎儿期、新生儿期、婴儿期、幼儿期、学龄前期、学龄期、青春期。但生长发育是一个连续的过程，各期之间并无严格的界限。

一、胎儿期健康管理

从受精卵形成到胎儿出生，正常约40周（280天），为胎儿期。

（一）胎儿期的生理特点和健康风险

生命活动的萌芽，起始于胚胎。新的生命个体产生之后，始终处在生长发育的动态变化过程中。此期胎儿生长发育迅速，完全依赖母体而生存，因而孕妇的健康状况和生活环境均可影响胎儿的生长发育。在孕期内，最初8周为胚胎期，是各系统器官成形的关键时期，如受到各种不利因素的影响可导致流产或各种先天畸形。从第9周到出生为胎儿期，是各系统器官发育逐渐完善的时期。因此孕期如遭受不良因素的影响，如物理、化学、心理因素的不良刺激、营养缺乏、疾病等，均可影响胎儿的发育，形成先天性疾病或缺陷，或导致流产、死胎、畸胎等。

（二）胎儿期的保健要点

此期保健重点是加强孕期指导，通过对孕母的产前保健达到对胎儿保健的目的。

1.预防遗传性疾病、先天畸形　提倡和普及婚前检查及遗传咨询，禁止近亲结婚；孕妇应避免接触放射线和铅、汞、苯、有机磷农药等有毒化学物质；避免吸烟、酗酒及滥用药物；避免孕期感染及妊娠并发症以免造成胎儿畸形和流产；注意保暖，预防感冒，患疾病时，要在医生的指导下用药，以免发生药物致畸。

2.注意合理膳食、营养均衡　孕妇要注意膳食搭配，饮食应多样化，保证营养均衡；适当增加蛋白质、脂肪及钙、铁、碘等微量元素的摄入，妊娠前后注意补充叶酸；特别是妊娠后期应加强铁、锌、维生素D等营养素的补充。

3.保持心情愉悦、环境舒适　家人应为孕妇提供良好的生活环境，避免环境污染，保持居室空气新鲜、流通，经常进行居室通风；注意劳逸结合，保持精神愉快，减少情志刺激。

4.适度运动　健康孕妇可胜任一般工作，适当地进行室内、室外活动，能促进胃肠蠕动，增进食欲，预防便秘；避免过重的体力劳动，不搬、提重物，以免引起流产、早产。

5.定期产前检查、产时保健　做好孕妇产前登记，按时进行产前检查，了解孕妇及胎儿的情况，以便随时发现异常，及时给予处理；预防产伤和产时感染。

二、新生儿期健康管理

从胎儿娩出、脐带结扎完毕到出生后满28天，为新生儿期。其中，胎龄满28周（体重≥1000g）至出生后足7天，为围生期（围产期），是胎儿经历分娩、生命遭受最大危险的时期，此期死亡率、致残率亦最高。

（一）新生儿期的生理特点和健康风险

新生儿出生后刚刚脱离开母体，开始自主呼吸和调整循环、消化、泌尿等各个系统发挥各自的功能以适应新的外界环境的变化。新生儿的各种功能均较幼稚，大脑皮质处于抑制状态，因此对环境的适应能力和对疾病的抵抗力均较差，患病后的反应性亦较差，故病死率较高。新生儿的疾病与胎内及分娩过程有关，如早产、畸形、窒息、新生儿黄疸、新生儿破伤风、脐部疾病、呼吸道感染、腹泻等均为多发病。因而，应注意细心护理和合理喂养，注意保暖和食具、衣物、尿布的卫生，防止皮肤、黏膜损伤等。

（二）新生儿期的保健要点

新生儿各器官系统发育不完善，适应和调节功能差，应加强喂养、保暖及预防感染。此期保健重点在生后1周内。

1.新生儿家庭访视

（1）访视次数　一般2~3次，包括出生后5~7天的周访，出生后10~14天的半月访和出生后27~28天的满月访。高危儿或检查发现有异常者适当增加访视次数。

（2）访视内容

1）了解基本情况　如新生儿出生、吃奶、睡眠、哭声、大小便等情况及母亲泌乳情况。

2）详细体格检查　包括观察新生儿面色、呼吸、皮肤黏膜、脐部；测量身长、体重、体温、脉搏。

3）指导日常护理　新生儿居室温度应保持在22~24℃，相对湿度为55%~65%，冬季注意保暖，夏季注意通风；提倡母乳喂养，如母乳不足或无母乳，则指导采取科学的人工喂养；衣着、尿布和被褥应用浅色、柔软、吸水性强的棉布，每日擦洗或温水浴保持皮肤清洁；注意脐部、臀部及皮肤皱褶处的护理。

4）预防疾病和意外　保持室内空气清新，注意哺乳卫生，新生儿的用具要专用，食具用后要消毒；尽量减少亲友探视，避免交叉感染；按时接种卡介苗和乙肝疫苗；注意防止蒙头过严、哺乳姿势不当、乳房堵塞小儿口鼻而导致窒息。

5）指导早期教育　新生儿期的视、听、触觉已初步发展，家长在教养中起着重要作用，应鼓励家长多拥抱、抚触新生儿，刺激感知觉发育和父母与新生儿的交流，为小儿心理-社会的发展奠定基础。

2.新生儿疾病筛查

（1）听力筛查　可早期发现有听力障碍的新生儿，使其在语言发育的关键时期之前就能得到适当的干预。

（2）遗传代谢、内分泌疾病的筛查　目前我国筛查的是苯丙酮尿症和先天性甲状腺功能减退症。

三、婴儿期健康管理

从出生后至满1周岁为婴儿期。

（一）婴儿期的生理特点和健康风险

婴儿期是小儿体格发育最为迅速的时期，称为出生后的第一个生长高峰期。足月新生儿出生时平均体重约3kg、平均身长约50cm，满1周岁时体重已为出生时的3倍，身长为出生时的1.5倍。因而婴儿对营养的需求多，但由于消化功能较差，故容易发生消化功能紊乱（如呕吐、腹泻）和营养不足的疾病（如贫血、蛋白质和维生素不足等）。胎儿出生6个月后从母体获得的抗体已完全消失，自身免疫功能又未发育成熟，易患各种传染性疾病。此外，婴儿的中枢神经系统发育迅速、条件反射不断形成，但大脑皮质功能还未成熟，不能耐受高热、毒素或其他不良刺激，容易发生惊厥等神经系统功能紊乱的症状。

（二）婴儿期的保健要点

此期应注意合理喂养，及时添加辅食，多晒太阳，按计划进行预防接种，积极预防各种传染病和感染性疾病。此期的保健重点是保证充足营养及预防感染。

1. 合理喂养，及时添加辅食 6个月以内婴儿宜母乳喂养，根据婴儿具体情况指导断乳。对人工喂养或部分母乳喂养者应首选配方奶粉。6个月以上婴儿要及时给予转乳食品，根据小儿月龄和发育状况循序渐进地添加辅食，为断奶作准备。断奶应采取渐进的方式，以春、秋两季较为适宜。

2. 日常护理和睡眠 每日给小儿擦洗或温水浴。婴儿的衣服应简单、宽松，以利穿脱和四肢活动。保证小儿睡眠时间，6个月前每天睡15~20个小时，1岁时每天睡15~16小时。乳牙萌出时，指导家长用软布或指套牙刷帮助小儿清洁牙齿。指导对婴儿进行大小便训练，如会坐后可以练习坐便盆大小便。

3. 按时完成疫苗接种，预防疾病和意外 自出生以后按月龄及时完成基础免疫；定期体格检查，6个月内每月体检一次，6个月以上者每2~3个月检查一次，进行生长发育监测，尽早发现营养不良、佝偻病、贫血等疾病，并及时干预和治疗。注意预防意外事故，如异物吸入、窒息、中毒、烧伤和烫伤、溺水、跌伤等，意外事故是婴儿最常见的死因之一，应加以预防。

4. 培养良好的生活习惯 早期培养如睡眠、饮食、排便及卫生习惯等。提供视觉、触觉、听觉等刺激活动，促进感知觉、语言和动作的发育。

5. 坚持体格锻炼 家长应每日带婴儿进行1~2小时户外活动，呼吸新鲜空气和晒太阳，以增强体质和预防佝偻病的发生。但要做好防护，注意遮挡眼睛，并防止皮肤灼伤。户外活动时间以上午10点以前和下午4点以后紫外线辐射强度小的时间段为佳，以防婴儿被阳光灼伤或中暑。还可进行皮肤抚触、被动体操、温水浴。

四、幼儿期健康管理

从满1周岁后到满3周岁，为幼儿期。

（一）幼儿期的生理特点和健康风险

此期，小儿体格发育速度较婴幼儿期稍缓，中枢神经系统的发育也开始减慢，各系统功能逐渐发育，语言、行为、表达能力明显发展，乳牙出齐，前囟闭合，与年长儿和成年人接触较多，社会心理发育最为迅速。此期由于小儿活动范围增加，但对各种危险的识别能力差，因而应防止意外创伤和中毒；接触感染的机会亦增多，故传染病的发病率较高；同时由于断奶、饮食物的改变，容易发生消化功能紊乱和营养不良。

（二）幼儿期的保健要点

此期应注意断奶后的合理喂养；重视早期教育，注意培养幼儿良好的生活习惯；注意传染病的预防和意外伤害的发生；做好预防接种和复种；重视幼儿语言发育及大运动能力的发育。

1.饮食营养丰富　幼儿期饮食由乳类为主转为进食固体食物为主，要指导家长掌握合理喂养方法和技巧，食物种类和制作要多样化，应软、烂、碎。要注意食物的色、香、味、形，以增进幼儿食欲，每天以3餐主食另加2~3次点心为宜。就餐时要保持情绪愉快，不挑食不偏食。

2.日常护理与体格锻炼　幼儿衣着应保暖、宽松、轻便，利于自己穿脱与活动；颜色应鲜艳，有利于识别；保证每日睡眠10~12小时，白天小睡1~2次；注意保持清洁，预防龋齿发生，早期可用软布轻轻清洁幼儿牙齿表面，以后逐渐改用软毛小牙刷；注意大小便训练，养成定时排便的习惯。坚持户外活动，进行日光浴、空气浴、水浴等锻炼，做简单的体操和游戏，如幼儿模仿操、搭积木等。

3.预防疾病和意外　继续进行预防接种，每3~6个月健康检查1次，进行生长发育监测。幼儿期是最易发生意外事故的时期，提醒家长防止意外发生，如异物吸入、烫伤、跌伤中毒、电击伤、交通事故等。

4.早期教育，防治常见的心理行为问题　指导家长培养幼儿良好的卫生和生活习惯。鼓励和帮助幼儿自己进食洗手。3岁左右学习穿脱衣服、系鞋带、整理自己的用物等。重视与幼儿的语言交流，通过讲故事、唱儿歌、游戏等促进幼儿言语和动作的发育。幼儿常见的心理行为问题包括违抗、发脾气和破坏性行为等，应针对原因采取有效措施。注意品德教育，从培养行为习惯入手，使其在与人分享、诚实友爱、尊敬长辈等行为体验中受到教育。

五、学龄前期健康管理

自3周岁至6~7岁入小学前为学龄前期。

（一）学龄前期的生理特点和健康风险

此期儿童的体格发育速度减慢，趋于稳步增长；神经精神发育迅速，与成年人接触更多，语言和动作能力均迅速提高，智力发育更趋完善，模仿力强，好奇多问；防病能力有所增强，感染性疾病减少，同时自身免疫性疾病（如急性肾炎、风湿热等）发病率上升；同时常因不知危险而发生跌伤、烫伤、中毒等意外事故。此期儿童具有较大的可塑性，因此要加强学前教育，培养良好的品质和生活及学习习惯，注意预防自身免疫性疾病和防止意外伤害。

（二）学龄前期的保健要点

此期是儿童性格形成的关键时期，智力发展迅速、独立活动范围大，具有较大的可塑性。要加强教育，培养其良好的道德品质和学习习惯；开展合适的文娱体育活动；继续做好预防保健工作和防止意外事故的发生。

1.**食物多样化** 学龄前儿童饮食接近成年人，食物制作要多样化，粗、细、荤、素要搭配合理。保证能量和蛋白质的摄入。儿童喜欢参与食物的制作和餐桌的布置，家长可利用此机会进行营养、食品卫生和防止烫伤等知识教育。

2.**预防疾病和意外** 每年对儿童进行1~2次健康检查，继续生长发育监测，按计划免疫程序进行加强免疫，预防近视、贫血、龋齿、寄生虫病及免疫性疾病。由于儿童活动范围扩大，常发生外伤、溺水、交通事故、食物中毒等意外，应注意预防。

3.**早期教育** 此期儿童已有部分自理能力，虽然在进食、洗脸、刷牙等情况下常表现为不协调，需他人帮助，但应给予鼓励，耐人教导。每日保证11~12小时的睡眠时间。培养独立生活能力和学习能力。以游戏的方式，促进智力发展，养成讲卫生、讲礼貌的良好习惯和爱集体、爱劳动的道德品质。

4.**防治常见的心理行为问题** 学龄前儿童常见的心理行为问题包括吮拇指和咬指甲、遗尿、攻击性或破坏性行为等，应针对原因采取有效措施。

六、学龄期健康管理

从6~7岁入小学起到进入青春期前称为学龄期（一般女性从6~7岁到11~12岁、男性从6~7岁到13~14岁，进入青春期）。

（一）学龄期的生理特点和健康风险

此期，儿童体格发育稳步增长，骨骼处在成长发育阶段，除生殖系统以外其他系统的发育基本接近成年人水平。大脑发育趋于完善，记忆力增强，智力发育进一步加速，理解、分析、综合能力逐渐增强，是接受科学文化教育的重要时期。淋巴系统发育加速，对各种传染病的抵抗力增强，其疾病的病种和表现基本接近成年人。乳牙全部更换，并长出除第二、三磨牙外的全部恒牙。机体抵抗力增强，感染性疾病减少，发病率有所降低，但易患近视、龋齿和脊柱畸形等病。

（二）学龄期的保健要点

学龄期是儿童接受科学文化教育的重要时期，也是儿童心理发展上的一个重大转折时期，周围环境对其影响较大。

1.**平衡膳食** 学龄前期儿童生长发育速率仍处于较高的水平，加之儿童活泼好动，体力消耗增加，因而需要更多的营养供给。影响此期儿童良好营养的因素较多，如挑食、偏食、贪玩、喜吃零食、喜食甜饮等。此期应注意培养良好的饮食习惯和给予健康的膳食模式。日常膳食要营养充分而均衡，多食用富含钙的食物，如牛乳、豆制品；加强运动，使骨骼发育达最佳状态；预防缺铁性贫血、营养不良等常见病；应调整食谱，改善进食行为，重视早餐和课间餐；加强锻炼，避免肥胖。

2.日常保健　此期儿童恒牙逐渐替换乳牙，要注意保持牙齿的清洁，限制含糖量高的零食。注意用眼卫生，保证每天9~10小时的睡眠时间。每天应进行户外活动和体格锻炼。学校重视体育课，并充分利用课间进行眼保健操等体格锻炼。

3.预防疾病和意外　继续按时进行预防接种，每年至少体格检查一次，监测生长发育，及时发现体格生长发育偏离及异常并及早干预。每年做眼、口腔检查一次，预防屈光不正、龋病的发生。宣传常见传染病的预防知识。培养正确的坐、站、走和读书、写字的姿势，预防脊柱侧弯和近视。此期常发生的意外伤害有车祸、溺水、外伤或骨折等，儿童必须学习交通规则和意外事故的防范知识，以减少伤残的发生。

4.加强教育，防治常见的心理行为问题　学龄期儿童常见的心理行为问题是对学校的不适应，表现为焦虑、恐惧或拒绝上学。家长和学校一定要查明原因，采取相应措施并提供适宜的学习条件，培养良好的学习兴趣和习惯，培养良好的个性和品格，锻炼独立思考、自己处理问题的能力，提高社会适应性。

📢**素质提升** --

孟子幼年时，因其家离墓地较近，时常以墓地见到的事作为游戏内容，学出殡者的样子，扮孝子，哭死人。孟母见自己的儿子不学好，就把家搬到街市附近。年幼的孟子却又再次学起了"贾人街卖之事"，迫使孟母再次乔迁，把家搬到了学宫旁边。于是孟子开始学读书人，刻苦读书。至此，孟母才感到此地"可以居吾子矣"。

"孟母三迁"的故事揭示了社会环境影响儿童成长的朴素哲理。大量研究结果显示，儿童知识经验的获得，兴趣爱好和个人习惯的形成，甚至品行、才能、个性、脾气和心理素质的发展，都与社会生活环境有着密切关系，尤其以家庭影响更为显著。因此，应当重视社会和家庭生活环境对儿童生长发育的影响，努力为儿童的成长创造良好的环境。

七、针对婴幼儿社区系统健康管理

（一）0~6岁儿童健康管理

1.新生儿家庭访视　新生儿出院后1周内，医务人员到新生儿家中进行访视。了解出生时情况、预防接种情况，在开展新生儿疾病筛查的地区应了解新生儿疾病筛查情况等。观察家居环境，重点询问和观察喂养、睡眠、大小便、黄疸、脐部、口腔发育等情况。为新生儿测量体温、记录出生时体重、身长，进行体格检查，同时建立《母子健康手册》。

根据新生儿的具体情况，对家长进行日常护理、喂养、发育、防病、口腔保健和疫苗接种指导。如果发现新生儿未接种卡介苗和第1剂乙肝疫苗，提醒家长尽快补种。如果发现新生儿未接受新生儿疾病筛查，告知家长到具备筛查条件的医疗保健机构补筛。对于低出生体重、早产、双多胎或有出生缺陷等具有高危因素的新生儿根据实际情况增加家庭访视次数。

2.新生儿满月健康管理 新生儿出生后28~30天，接种乙肝疫苗第二针，在乡镇卫生院、社区卫生服务中心进行随访。重点询问和观察新生儿的喂养、睡眠、大小便、黄疸等情况，对其进行体重、身长、头围测量、体格检查，对家长进行喂养、发育、防病指导。

3.婴幼儿健康管理 满月后的随访服务均应在乡镇卫生院、社区卫生服务中心进行，偏远地区可在村卫生室、社区卫生服务站进行，时间分别在3、6、8、12、18、24、30、36月龄时，共8次。有条件的地区，建议结合儿童预防接种时间增加随访次数。服务内容包括婴幼儿喂养、患病等情况，进行体格检查，做生长发育和心理行为发育评估，进行科学喂养（合理膳食）、生长发育、疾病预防、预防伤害、口腔保健等健康指导。在婴幼儿6~8、18、30月龄时分别进行1次血常规（或血红蛋白）检测。在6、12、24、36月龄时使用行为测听法分别进行1次听力筛查。在每次进行预防接种前均要检查有无禁忌证，若无禁忌证，体检结束后接受预防接种。

📖 **知识链接** -

疫苗接种禁忌

有免疫缺陷或进行免疫抑制剂（如肾上腺皮质激素、放射疗法、抗代谢化学疗法）治疗者不能接种活疫苗；有急性传染病接触史和处于急性传染病恢复期者不宜接种；有慢性心脏病、肾脏病、肝病者也不宜接种疫苗；脑发育不全或有惊厥史者，不宜接种；经常患荨麻疹、喘息等过敏性疾病者，可能产生过敏反应；严重营养不良与佝偻病儿不宜接种；接种百白破混合制剂后出现严重的接种后反应，发热虚脱、休克、抽搐、体温超过40.5℃或其他神经系统症状后，下次则停用百白破，而只注射白喉及破伤风类毒素（二联制剂）；注射过多价的免疫球蛋白者（如 γ-球蛋白），在6周内不应接种麻疹疫苗；一般感冒、轻度低热等一般性疾病视情况可暂缓接种。

- -

4.学龄前儿童健康管理 为4~6岁儿童每年提供一次健康管理服务。散居儿童的健康管理服务应在乡镇卫生院、社区卫生服务中心进行，集居儿童可在托幼机构进行。每次服务内容包括询问上次随访到本次随访之间的膳食、患病等情况，进行体格检查和心理行为发育评估，血常规（或血红蛋白）检测和视力筛查，进行合理膳食、生长发育、疾病预防、预防伤害、口腔保健等健康指导。在每次进行预防接种前均要检查有无禁忌证，若无，体检结束后接受疫苗接种。

5.健康问题处理 对健康管理中发现的有营养不良、贫血、单纯性肥胖等情况的儿童应当分析其原因，给出指导或转诊的建议。对心理行为发育偏异、口腔发育异常（唇腭裂、高腭弓、诞生牙）、龋齿、视力异常或听力异常儿童等情况应及时转诊并追踪随访转诊后结果。

6.0~6岁儿童健康管理服务流程 具体如图7-1所示。

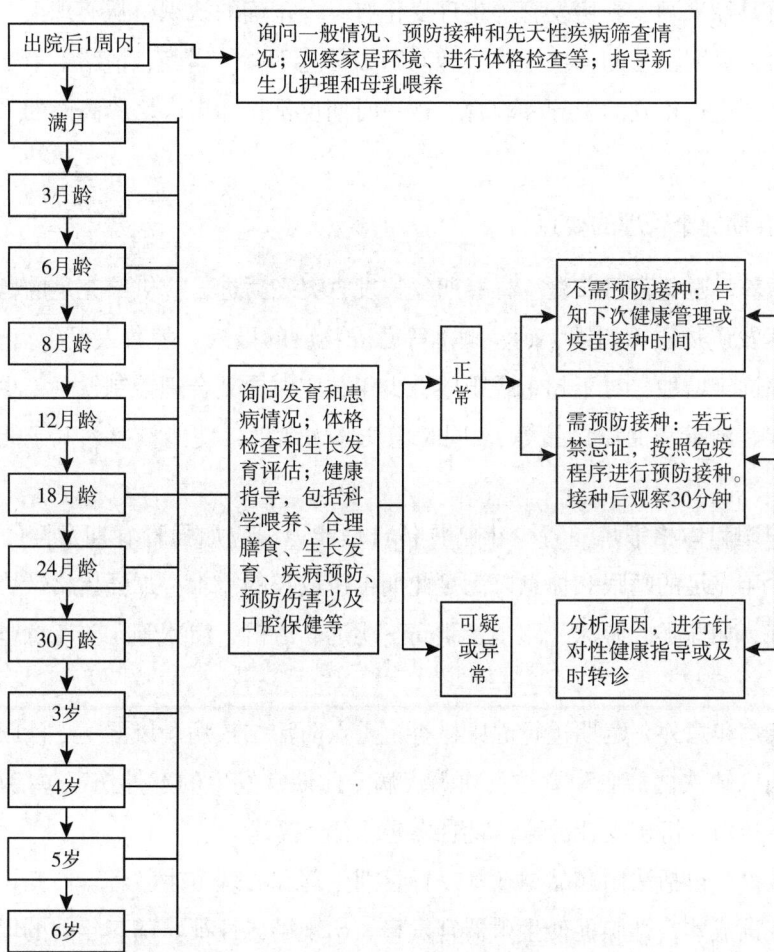

图7-1 0~6岁儿童健康管理服务流程

八、青春期健康管理

青春期亦称青少年期，是指由儿童逐渐发育成为成年人的过渡时期（女性自11~12岁至17~18岁，男性自13~14岁至18~20岁）。从第二性征开始出现到生殖功能基本发育成熟、身高停止增长的这一段时期称为青春期。通常，女性较男性提前2年进入青春期，且个体差异性较大。

（一）青春期的生理特点和健康风险

青春期是人体迅速生长发育的关键时期，也是继婴幼儿期后，人生第二个生长发育的高峰。其显著的特点是体重、身高增长幅度加大，亦是肾气盛、天癸至，生殖系统发育趋于成熟，女性行经，男性溢精，第二性征凸显。青春期生理变化大，社会接触增多，容易引起心理、行为和精神方面的不稳定。这一时期要重视青春期生理心理卫生的教育，使青春期的儿童对月经来潮、乳房发育等生理变化有一个正确的认识，从心理上、生活上适应这些变化；对青春期常见的一些生理心理问题如月经不调、痛经、情绪不稳定、对异性的好奇、好感等要进行正确的引导和教育。这一时期也是长知识、培养高尚的人生观和正确的世界观的关键时期。

（二）青春期健康管理的要点

1.合理营养，避免盲目节食　青春期生长发育突飞猛进，应供给充足的营养，增加蛋白质、维生素及矿物质（如铁、钙、碘）等营养物质的摄入。随着人民生活水平的提高，青少年肥胖率逐年增加，对于超重或肥胖青少年，应引导其合理控制饮食，少吃高能量的食物（如肥肉、糖果和油炸食品等），同时增加体力活动，使能量摄入低于能量消耗，逐渐减轻体重。

2.日常护理和体格锻炼　青少年已具备自理能力，应加强青春期女性的经期卫生指导。确保青少年充足的睡眠和休息以满足此期迅速成长的需求。加强体格锻炼，可进行系统的体育锻炼，如球类、游泳、跑步、跳高、跳远、滑雪、溜冰等，要注意坚持不懈，持之以恒。

3.预防疾病和意外　定期进行健康检查，重点防治结核病、风湿病、沙眼、龋齿、肥胖、屈光不正、缺铁性贫血和脊柱弯曲等疾病。此期常发生的意外伤害包括车祸、溺水、擦伤、割伤、挫伤、扭伤或骨折等，应继续进行安全教育。

4.加强教育　包括法制和品德教育、青春期生理和心理卫生教育、性知识教育。青春期性腺发育逐渐成熟，性腺促使生殖器官发育、出现第二性征。随着年龄的增长，该时期青少年性功能逐渐成熟，进入青春期后，如果对自己的身体形态和生理上的变化缺少思想准备，很容易产生一些异常心理，会对异性有特殊的好感和好奇心，个别还会早恋，甚至以不正常的方式满足性要求，而导致不良后果的发生。应根据心理特点加强教育和引导，使其在集体活动与体育锻炼中培养意志，学习与人相处，礼貌待人，遵守规则；注意培养青少年有承受压力与失败的良好心态；帮助青少年正确认识社会的不良现象，提高辨别是非的能力，把握自己的行为，远离烟、酒、毒品、偷窃、斗殴、说谎等恶习，帮助其养成良好的生活习惯。

任务二　中老年人群健康管理

随着社会的不断进步和发展，人们已逐渐意识到健康长寿的重要性，由过去单一地追求长寿，转变为更加关注生命的质量。机体老化会导致老年性疾病，同时会使得老年人在心理上更加脆弱，容易引发焦虑、恐惧、抑郁等心理问题。因此，老年群体对卫生服务诸如医疗、康复、健康教育、心理疏导等医疗卫生资源有着更多的需求。面对日益增多的老龄人口，医疗卫生服务资源压力增大，亟须通过健康管理改善老龄人口的健康状况和生命质量，缓解医疗资源的紧张和压力。

一、我国老龄化现状

国家统计局、国务院第七次全国人口普查领导小组办公室2021年5月11日发布，全国人口共141178万人（14.1178亿人），其中，人口0~14岁人口为25338万人，占17.95%；15~59岁人口为89438万人，占63.35%；60岁及以上人口为26402万人，占18.70%（其中，65岁及以上人口为19064万人，占13.50%）。与2010年相比，60岁及以上人口上升幅度分别提高了2.51和2.72个百分点。以目前的增速推算，5年内60岁及以上人口将会突破3亿。

根据联合国给出的定义，当一个国家或地区60岁及以上老年人口数量占总人口比例超过10%，或者65岁及以上老年人口数量占总人口比例超过7%，总人口年龄中位数超过30岁，0~14岁的少儿人口占总人口的比例低于30%，老年人口与少儿人口的比值在30%以上，这个国家或地区就进入了老龄化社会。中国自1999年开始迈入老龄化社会，之后呈现出快速老化的发限趋势，老龄人口的年递增速度远高于世界平均水平。

二、中老年人群的人口学特征

中老年是中年和老年的统称，泛指年龄在45~59岁阶段的人，为成年人从中年到老年的过渡时期。加强中老年人健康管理，是实现健康老龄化和积极老龄化的重要措施，也是人口健康可持续发展的重要体现。国家统计局2017年人口抽样调查数据显示，中老年人群比例达到40.2%，其中45~59岁人口占比为22.9%，60岁及以上人口占比为17.3%。女性人口中的中老年人群占比略高于男性人口。

三、中老年人群的生理特征和健康风险

人到中年，机体功能开始由盛转衰，加之工作和生活的双重压力，中年阶段就已面临

多种健康危机。科学的健康管理对于避免早衰、预防老年性疾病、提高生活质量具有重大的意义。

（一）形体及组织结构的变化

人体正常衰老的典型变化是肌肉和骨骼减少、总脂肪量增加和向心性肥胖。随着年龄增长，机体组织发生很大的变化，机体的水分含量、组织、骨量会随之减少，脂肪重量随之增加，特别是腹部脂肪堆积，人体的骨量和骨密度逐渐下降，骨骼的强度减低，脆性增加，骨骼重塑时间延长，骨矿物质沉积速率下降，易导致骨折。尤其是女性在绝经期后下降速度加快。机体衰老变化的程度取决于遗传基因、生活方式、疾病相关因素等的综合影响。即使没有疾病症状，营养与身体成分的变化也会对新陈代谢、心血管和骨骼肌功能产生负面影响。

（二）营养不良与肥胖

营养不良既包括营养不足，也包括营养过剩。蛋白质-能量营养不良（protein-energy malnutrition，PEM）是中老年人群中最为常见的一种营养不足。日常生活中如果经常选择一些含糖量高而蛋白质低的食物，即使进食量很少，也可能会导致能量摄入过多，从而增加体重。超重或肥胖并不完全意味着营养过剩，也有可能是缺乏所需要的充足营养素，导致机体营养不足。此外，由于营养问题引起的贫血也很常见。

肥胖患病率在所有年龄群体中都呈现持续增加的趋势，其中，中老年人群更容易发生肥胖。随着年龄的增长，人体的体重减轻，但内脏脂肪会增加，内脏肥胖比全身性肥胖的代谢性风险更大。肥胖与许多疾病和健康问题有关，包括高血压、2型糖尿病、心脏病、骨关节炎、血脂障碍、睡眠紊乱、抑郁、脂肪肝、代谢综合征和死亡风险的增加。老年人肥胖率增加的主要问题是进食过多、体力活动减少和静息代谢率改变。体力活动少被认为是肥胖的主要原因之一，反过来，超重或肥胖更可能使人发生各种功能障碍，包括躯体运动障碍和日常生活活动减少。中年肥胖将使他们以后的日常生活活动受限的概率增加2倍。

（三）高血压

高血压是冠心病、脑卒中、心肌梗死的主要危险因素。盐摄入量过高是高血压的危险因子，钠盐摄入过多时，主要通过提高血容量使血压升高。世界卫生组织建议每人每天钠盐的摄入量应该小于5g，但我国居民普遍摄入盐分过多。中老年人群，80%~90%的人会终生存在患高血压疾病的风险。

肥胖和体力活动过少亦引起血压升高。肥胖通过增加全身血管床面积和心脏负担，引起胰岛素抵抗而导致血压升高。体力活动过少可以引起中心性肥胖、胰岛素抵抗以及自主神经调节功能下降，从而导致高血压发生。大量饮酒者高血压发病率是非饮酒者的5倍，同时大量饮酒可以减弱降压药的降压效果。人的心理状态和情绪与血压水平密切相关，中年人群紧张的生活工作节奏，长期焦虑、烦恼等不良情绪，更容易诱发高血压。高血压患者如果情绪长期不稳定，也会影响抗高血压药物的治疗效果。

（四）缺乏运动

肥胖、高血压、冠心病等都与缺乏运动锻炼有关，长期久坐是胰岛素抵抗和2型糖尿病的独立危险因素。世界范围内60%~85%的成年人活动量都不够，久坐的工作方式和懒于运动的生活习惯使得每年有200多万人死于运动缺乏导致的相关疾病。影响老年人参与体育锻炼的主要因素：①急慢性疾病与残疾；②护理患者的配偶或家人缺乏兴趣；③缺乏家庭和健康护理团体的支持；④害怕受伤或夸大危险；⑤经济拮据；⑥地理或环境限制有关；⑦缺乏恰当的运动器材；⑧缺乏关于运动的教育；⑨感觉没有时间；⑩心理原因（不自信、抑郁、怕跌倒、社会隔离等）；⑪增值效益降低；⑫社会观念影响；⑬交通不便。

（五）烟酒过度

世界上30%的癌症由吸烟引起，吸烟者开始吸烟的年龄越早、年限越长、数量越多、肺癌、咽喉癌、口腔癌、胰腺癌等癌症的发生率就越高。吸烟还是心血管疾病的三大危险因素之一，会导致动脉硬化，并增加心脑血管疾病的患病率和死亡率。此外，烟草中的尼古丁使人食欲减退，特别是吸烟量大的中老年男性群体，容易导致营养不良或营养失衡。研究显示，一手烟和二手烟对于人体的健康具有同等危害。中国的吸烟者已经超过3亿，占全世界吸烟总人数的三分之一，中国二手烟受害者超过7亿。世界卫生组织和联合国开发计划署联合报告指出，中国每年有100多万人死于吸烟相关疾病。由于吸烟危害的滞后性，预计到2030年，中国每年将有200万人死于吸烟相关疾病。

乙醇对食管和胃的黏膜损害很大，会引起黏膜充血、肿胀和糜烂，导致食管炎、胃炎、溃疡病。过量饮酒会损伤心脏、肝脏、胃肠、大脑、乳房等组织，目前已发现乳腺癌、大肠癌与过量饮酒有关。摄入较多乙醇对人的记忆力、注意力、判断力、功能及情绪反应都有严重伤害。此外，过量饮酒可能导致跌倒、交通事故、治安事件等的发生。长期酗酒还会造成身体营养失调和引起多种维生素缺乏症。因为乙醇中不含营养素，经常饮酒者食欲下降，进食减少，势必造成多种营养素的缺乏，特别是维生素 B_1、维生素 B_2、维生素 B_{12} 的缺乏，容易出现机体功能损伤或者疾病，例如肝硬化、心肌病和神经系统疾病。

（六）睡眠障碍

产生睡眠问题的原因很多，比如某种睡眠障碍、躯体疾病、生活方式、环境因素、情感因素等。由年龄引起的睡眠改变，男性群体比女性群体大约平均要早10年。人到中年常常会感到累，这种累主要源于职场和家庭的双重压力。过度的压力及应对压力的透支性行为会造成睡眠困难、睡眠时间减少、睡眠质量下降等问题。而老年人群中的睡眠问题更为常见，他们要花较长的时间才能入睡，睡眠变浅，夜里经常会频繁醒来。研究表明长期睡眠不足会出现记忆力下降，伴随神经元细胞营养不良、萎缩乃至凋亡，与心脑血管疾病的发生直接相关。

四、中老年人群的健康干预

（一）平衡膳食、保持健康的体重

随着年龄的增加，中老年人的器官功能出现渐进性的衰退，如牙齿脱落、味觉反应迟钝、消化液分泌减少、消化吸收能力下降等，这些改变会明显影响老年人食物摄取、消化和吸收的能力，使得老年人营养缺乏和慢性非传染性疾病发生的风险增加。而平衡膳食、合理营养是健康饮食的核心。

1. 合理安排饮食　根据老年人吞咽、咀嚼状况，合理选择食物和适宜的烹调方法，促进食欲，保证食物摄入充足。日常膳食中如果食物摄入不足，合理利用营养强化食品来进行弥补。对于有吞咽障碍和80岁以上老年人，可选择细软食物，进食过程中要细嚼慢咽、预防呛咳和误吸。尽量少饮酒和浓茶，避免影响营养素的吸收。出现贫血，钙和维生素D、维生素A、维生素C等营养素缺乏的老年人，应在营养师和医生的指导下，选择适合自己的营养素补充剂。

增加食物的摄入量和多样化是中老年人群健康和长寿的基本保证。老年人膳食提倡食物多样，质地应细软、易消化，多吃鱼禽肉蛋奶，合理选择营养品，经常测量体重并进行营养筛查。高龄老年人更应该注意食物的荤素搭配，要防止因为单纯吃素、怕荤、不吃荤菜而导致的蛋白质摄入过少、肌少症等营养不良情况的发生。而不合理的饮食行为则会影响人体健康，例如，进食过多可能引发高脂血症、冠心病、高血压、糖尿病、某些恶性肿瘤等，进食过少可能导致慢性疲劳、内分泌紊乱、低血糖、神经性厌食症等，进食不规律则会造成胃肠道疾病、肥胖症等。由此可见，合理的营养对保持身体健康、器官功能和身体完好状态非常必要。

2. 延缓肌肉衰减，维持适宜体重　体重过低和过高均易增加疾病的发生风险。中老年人体重过低容易引起骨质疏松和营养不良，体重过高会增加心脏、肝脏等脏器的负担，从而增加高血压等心脑血管疾病、糖尿病等代谢性疾病的发病风险。

骨骼肌肉是身体的重要组成部分，延缓肌肉衰减对维持老年人活动能力和健康状况极为重要。延缓肌肉衰减的有效方法是吃动结合，一方面要多吃富含优质蛋白质的瘦肉、海鱼、豆类等食物，另一面要进行有氧运动和适当的抗阻运动。

老年人体重应维持在正常稳定水平，不应过度苛求减重，体重过高或过低都会影响健康。从降低营养不良风险和死亡风险的角度考虑，老年人的体质指数应不低于20kg/m^2，在血脂等指标正常的情况下，体质指数上限值可略放宽到26kg/m^2。

（二）营养筛查

营养筛查的目标是预防和早期发现由疾病并发症和生活独立性下降引起的营养相关并发症。衰老会影响营养状况和食物摄入，例如味觉和口渴改变，贫穷和孤独等心理因素导致食物摄入减少，因此评估与衰老相关的生理变化也很重要。

营养健康自我评估筛查表是中老年人群自我评估筛查的工具，用于提高中老年人对自身营养状况的认识并促使其进行常规营养筛查。营养健康自我评估筛查表共有10个相关问题，通过分数反映营养状况不良风险的高低。超过6分的中老年人被确认有营养不良高风险，提示健康状况不良的风险增加以及处于相当差的营养状况。营养健康自我评估筛查表见表7-1；营养健康评分提示见表7-2。

表7-1　营养健康自我评估筛查表

问题	是
是否患有改变摄食种类和（或）数量的疾病	2
是否每天进食少于两顿	3
是否吃很少的蔬菜、水果和奶制品	2
是否几乎每天喝3次或以上啤酒、烈酒和红酒	2
是否有牙齿或口腔问题导致进食困难	2
是否常常没有钱购买需要的食物	4
是否经常一个人吃饭	1
是否每天要吃3种或以上的处方或非处方药物	1
6个月内是否非自愿减少或增加5kg体重	2
是否常常不能去商店、煮饭或自己吃饭	2
总计	

表7-2　营养健康评分提示

您的营养评分，如果是：	
0~2分	您的营养状况良好；6个月后重新核对您的营养评分
3~5分	有中等程度的营养风险；需要改善您的饮食习惯和生活方式，3个月后重新核对您的营养评分
6分及以上	您有高度的营养风险；需要寻求医生、营养师的帮助，以改善您的营养健康

（三）适度运动

生命在于运动，所有成年人都应该积极参加运动，并从中获得良好的收益。无论什么年龄，身体状况如何，完全不运动都不利于身体健康。体力活动和体育锻炼作为促进各年龄层人群健康和预防疾病的主要手段被广泛认可。体力活动的益处很多，定期参与体力活动的人总体上更健康，总病死率更低，跌倒的危险更小，认知能力更好。适度运动，可增强心、脑、肺、胃肠、神经内分泌、免疫各系统功能。当然运动过度，会有损健康，甚至发生猝死、脑卒中等。动得过少甚至不动也有损健康，不动已成为全世界引起死亡或残疾的前10项原因之一。

1.制订运动处方　是指针对个人身体状况而采用的一种科学的、定量化的体育锻炼，类似医生给患者开的处方。用处方的形式制订对患者或者体育健身者适合的运动内容、运动强度、运动时间及频率，并指出运动中的注意事项，以达到科学地、有计划地进行康复治疗或预防健身的目的。制订可行性化的运动处方之前，对健康水平和不足之处进行评估至关重要，以便能够早期发现和解决出现的问题和障碍。中老年人运动处方制订方法如表7-3所示。

表7-3　中老年人运动处方制订方法

中老年人运动处方分期
（1）根据既往病史、生理状况和个人爱好评估运动需求和目标
（2）识别运动行为改变的意愿
（3）就运动的现况提供适当的咨询服务
（4）识别运动相关不良事件发生的潜在风险
（5）根据相关风险优选体育活动需求
（6）开出运动方式和运动量适宜的处方
（7）提供培训、设备的建议和选择，以及安全措施
（8）建立可接受的行动计划，并将计划转变成行为
（9）监控依从性、效益和不良事件
（10）根据健康状况/目标/行为阶段的变化修改运动处方

2.主动饮水，积极参加户外活动　老年人身体对缺水的耐受性下降，要主动饮水，每天的饮水量达到1500~1700ml，首选温热的白开水。中老年人应该坚持每天运动，维持能量平衡、保持健康体重，减少久坐时间。坚持每天户外锻炼1~2次，每次30~60分钟，以轻度的有氧运动（慢走、散步、太极拳等）为主，身体素质较强者，可适当提高运动的强度，如快走、广场舞、球类等。运动量应根据自己的体能和健康状况随时调整，量力而行，循序渐进。强度不要过大，运动持续时间不要过长，可以分多次运动，每次不少于10分钟。最好要有运动前的热身准备和运动后的整理活动，避免运动不当造成的损伤。活动强度以轻微出汗为宜。

（四）戒烟限酒

1.积极戒烟　做好宣传，让吸烟者了解吸烟的危害和戒烟的益处，尽早戒烟。鼓励吸烟者积极戒烟，戒烟越早越好，任何年龄戒烟都能从中获益。吸烟者可以通过各种有益的方式帮助克服烟瘾，如锻炼、深呼吸、饮水、吃零食等。吸烟者在戒烟过程中可能出现不适症状，可寻求周围人的帮助和支持，必要时可寻求戒烟门诊提供戒烟咨询和帮助。

2.酒精依赖的筛查 过度饮酒可导致躯体、心理、社会多方面严重损害，内脏系统和神经系统损害较明显。主要表现为震颤、焦虑、体温升高，以及幻听、定向力丧失、共济失调、被害妄想等。酒精使用障碍筛查量表（alcohol use disorders identification test，AUDIT）是目前最好的酒精依赖筛查工具，主要测量与饮酒有关的问题，用于在人群中筛查出可能有酒精依赖问题的对象，常用于流行病学调查。适用于可能有酒精依赖的易感人群，如精神科或心理咨询门诊患者，或特定社区群体。量表可由受检者自行填写，也可由检查者询问，根据受检者的回答记录。该量表在酗酒率低的人群中敏感度更高。酒精使用障碍筛查量表见表7-4。

表 7-4 酒精使用障碍筛查量表

问题	0分	1分	2分	3分	4分
1.你多长时间喝一次酒	从不	<1次/月	2~4次/月	2~3次/周	>4次/周
2.你喝酒时，一般一次喝几种酒	1~2种	3~4种	5~6种	7~9种	>10种
3.你一次饮酒超过6杯的频率是	从未有过	每月不到1次	每月1次	每周1次	每天或几乎每天1次
4.过去1年内，你发现自己一开始饮酒后就无法停止的情况，多长时间发生一次	从未有过	每月不到1次	每月1次	每周1次	每天或几乎每天1次
5.过去1年内，你因为饮酒而误事的情况，多长时间发生一次	从未有过	每月不到1次	每月1次	每周1次	每天或几乎每天1次
6.过去1年内，一次大量饮酒后你需要在第二天早晨喝一杯酒才能提起精神的情况，多长时间发生一次	从未有过	每月不到1次	每月1次	每周1次	每天或几乎每天1次
7.过去1年内，你酒后感到内疚和后悔，多长时间发生一次	从未有过	每月不到1次	每月1次	每周1次	每天或几乎每天1次
8.过去1年内，你因为喝酒而想不起前一天发生事情的情况，多长时间发生一次	从未有过	每月不到1次	每月1次	每周1次	每天或几乎每天1次
9.是否有人因为你饮酒而受伤	从未有过	有，但不是在最近一年中			有，且发生在过去一年内
10.是否有亲戚、朋友、医生或其他医疗人员关心过你的饮酒问题，或劝你戒酒	从未有过	有，但不是在最近一年中			有，且发生在过去一年内

在使用AUDIT量表进行筛查时，如果中老年人否认一个问题或调查人员对某问题不确定，可以询问其家人或配偶，重要的是完成筛查。和预防其他疾病一样，预防酗酒应早期告知酗酒的危害、早期识别酗酒的危险因素，并进行早期干预。

（五）养成良好的睡眠习惯

人生1/3的时间在睡眠。良好的睡眠能消除全身疲劳，使脑神经、心血管、内分泌、消化、呼吸等功能得到休整，增强免疫功能，提高对疾病的抵抗力。

世界卫生组织（WHO）把"睡得香"列为健康的重要客观指标。睡前3小时不进食，可散步、洗热水澡或热水泡脚，每天定点上床。避免兴奋过度。睡前不要多饮水，特别是浓茶、咖啡。床上用品以舒适为主，枕头高度适中，枕头以哑铃状为宜，仰卧取枕高5~9cm为好。营造良好的睡眠环境，卧室里应该尽量避免放置过多的电子产品，以确保休息中人脑不受太多干扰。睡眠期间尽可能消除或减少噪声源的影响，卧室内悬挂遮光效果好的窗帘，保持适宜的室内温度和湿度。正常人睡眠时间一般在每天8小时左右，体弱多病者应适当增加睡眠时间，晚上11点前入睡，早上起床不宜太晚。

对于工作和生活压力过大、睡眠困难者可以通过倾诉、宣泄、交流等方式缓解，从根源上解决睡眠障碍问题，对于严重的失眠者建议去医院进行诊疗。此外，亦可通过一些促进睡眠的方法帮助中老年人提高睡眠质量。促进中老年人睡眠的方法如表7-5所示。

表7-5 促进中老年人睡眠的方法

促进睡眠的方法
·下午进行适度的体育锻炼
·尽量避免进食兴奋神经的物质，例如咖啡、可乐和茶
·睡前喝一杯热牛奶
·每晚固定时间上床
·如果半小时内不能入睡，可以起床做些安静的活动，例如阅读、听音乐

五、针对老年人社区系统健康管理

社区老年人健康管理服务的对象为辖区内65岁及以上常住居民，每年为老年人提供1次健康管理服务，包括生活方式和健康状况评估、体格检查、辅助检查和健康指导。

1.社区老年人健康管理的内容 社区老年人健康管理工作者通过对影响老年人健康危险因素的评估，指导和帮助老年人采取有效预防和干预措施，控制社区老年人慢性病的发展，指导残疾的康复工作，宣传健康知识，倡导健康的生活方式和理念，以达到预防疾病，维护和促进老年人健康的目的。

（1）建立社区老年人健康档案 健康档案是健康管理的基础，是健康管理过程的规范、科学记录。档案内容包括基本信息、健康现状、个人病史、既往就诊记录、既往体检记录、过敏史、免疫接种史、家族遗传病史等，它是一个动态连续且全面的记录过程。建立健康档案的作用是为了帮助老年人更好地维护健康、减少疾病的发生、延缓疾病的发展。便于当老年人患病时，医务人员能快速地掌握其病史，及时诊断治疗。还可避免重复检查，降低医疗费用。

（2）指导老年人常规体检　健康体检是在身体健康时主动到医院或专门的体检中心对整个身体进行检查。目的是了解老年人的身体状况，预防疾病的发生，发现是否有潜在的疾病，以便做到早发现、早诊断、早治疗。目前我国很多地区已开展对老年人进行免费体检。

2.健康体检的内容

（1）一般情况检查　包括身高、体重、血压、脉搏、呼吸、体温等。

（2）临床各科检查　包括内科、神经科、外科、眼科、耳鼻喉科、口腔科、男性应检查泌尿外科（前列腺指诊）、女性应查妇科（乳腺、阴道检查）等。

（3）生化检验及功能检查　包括血、尿、粪三大常规及血糖、血脂、肝肾功能、乙肝五项、大便隐血、肿瘤的筛查及心电图、X线、B超（包括肝、胆、脾、肾和生殖系统）等影像学检查。

3.健康体检的注意事项

（1）针对老年人个体的特性要重视血压、体重、心脑血管病、神经内科病（脑萎缩、阿尔茨海默病等）、肿瘤的筛查及眼底检查。

（2）根据个人体质适当增加内容，如骨密度检测、胃肠镜检查等。

（3）老年女性即使已绝经，也不能忽视全面妇科检查；老年男性也要重视前列腺检查。

（4）认真阅读和执行健康体检前的注意事项及要求。

（5）保留每一次健康体检的资料，以便对照和动态观察。

（6）建议老年人一年做1~2次健康体检。

4.家庭访视　家庭是社区的重要组成部分，老年人社区健康管理的深入开展，需要健康管理师和护理人员进入老年人所在家庭，对居家养老的老年人进行包括疾病监测、健康教育、康复指导、心理–社会护理、对照顾者的评估及宣教等方面的指导和护理工作。

5.健康指导

（1）对发现已确诊的原发性高血压和2型糖尿病等患者，同时开展相应的慢性病患者健康管理。

（2）对患有其他疾病的（非高血压或糖尿病），应及时治疗或转诊。

（3）对发现有异常的老年人，建议定期复查或向上级医疗机构转诊。

（4）进行健康生活方式以及疫苗接种、骨质疏松预防、防跌倒措施、意外伤害预防和自救、认知和情感等健康指导。

（5）告知或预约下一次健康管理服务的时间。

6.社区健康教育　为促进老年人的全面健康，组织社区健康维护与促进活动成为社区健康工作者的一项重要工作。如开展社区卫生运动、组织健康义诊、进行各种形式的健康宣教、召开社区运动会等，通过生动活泼、老年人喜闻乐见的组织形式，增强老年人的健康意识，提起社会人群对老年人群健康的关注，促进老年人和社区其他人员之间的感情交流，消除老年人内心寂寞，丰富老年人生活。

7.老年人健康管理服务流程　具体如图7-2所示。

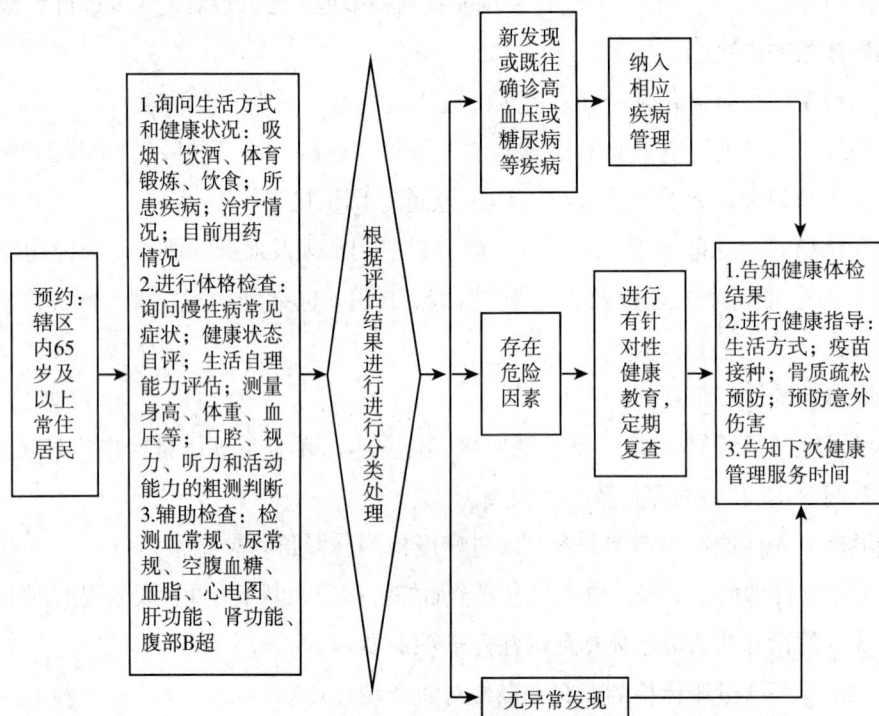

图 7-2　老年人健康管理服务流程

六、高血压患者健康管理

社区高血压患者健康管理的服务对象为辖区内35岁及以上常住居民中原发性高血压患者。

1.筛查

（1）对辖区内35岁及以上常住居民，每年为其免费测量一次血压（非同日三次测量）。

（2）对第一次发现收缩压≥140mmHg和（或）舒张压≥90mmHg的居民在去除可能引起血压升高的因素后预约其复查，非同日3次测量血压均高于正常，可初步诊断为高血压。建议转诊到上级医院确诊并取得治疗方案，2周内随访转诊结果，对已确诊的原发性高血压患者纳入高血压患者健康管理。对可疑继发性高血压患者，及时转诊。

（3）如有以下六项指标中的任一项高危因素，建议每半年至少测量1次血压，并接受医务人员的生活方式指导：①血压高值［收缩压130~139mmHg和（或）舒张压85~89mmHg］；

②超重或肥胖；③高血压家族史（一、二级亲属）；④长期膳食高盐；⑤长期过量饮酒（每日饮白酒≥100ml）；⑥年龄≥55岁。

2.随访评估　对原发性高血压患者，每年要提供至少4次面对面的随访。

（1）测量血压并评估是否存在危急情况，如出现收缩压≥180mmHg和（或）舒张压≥110mmHg；意识改变、剧烈头痛或头晕、恶心呕吐、视力模糊、眼痛、心悸、胸闷、喘憋不能平卧及处于妊娠期或哺乳期同时血压高于正常等危急情况之一，或存在不能处理的其他疾病时，须在处理后紧急转诊。对于紧急转诊者，乡镇卫生院、村卫生室、社区卫生服务中心（站）应在2周内主动随访转诊情况。

（2）若不需紧急转诊，询问上次随访到此次随访期间的症状。

（3）测量体重、心率，计算体质指数（BMI）。

（4）询问患者疾病情况和生活方式，包括心脑血管疾病、糖尿病、吸烟、饮酒、运动、摄盐情况等。

（5）了解患者服药情况。

3.分类干预

（1）对血压控制满意（一般高血压患者血压降至140/90mmHg以下；≥65岁老年高血压患者的血压降至150/90mmHg以下，如果能耐受，可进一步降至140/90mmHg以下；一般糖尿病或慢性肾脏病患者的血压目标可以在140/90mmHg基础上再适当降低）、无药物不良反应、无新发并发症或原有并发症无加重的患者，预约下一次随访时间。

（2）对第一次出现血压控制不满意或药物不良反应的患者，结合其服药依从情况进行指导，必要时增加现用药物剂量、更换或增加不同类的降压药物，2周内随访。

（3）对连续两次出现血压控制不满意或药物不良反应难以控制以及出现新的并发症或原有并发症加重的患者，建议其转诊到上级医院，2周内主动随访转诊情况。

（4）对所有患者进行有针对性的健康教育，与患者一起制订生活方式改进目标并在下一次随访时评估进展。告诉患者出现哪些异常时应立即就诊。

4.健康体检　对原发性高血压患者，每年进行1次较全面的健康检查，可与随访相结合。内容包括体温、脉搏、呼吸、血压、身高、体重、腰围、皮肤、浅表淋巴结、心脏、肺部、腹部等常规体格检查，并对口腔、视力、听力和运动功能等进行判断。

七、2型糖尿病患者健康管理

社区2型糖尿病患者健康管理的服务对象为辖区内35岁及以上常住居民中2型糖尿病患者。

1.筛查　对社区卫生服务工作中发现的2型糖尿病高危人群进行有针对性的健康教育，建议其每年至少测量1次空腹血糖，并接受医务人员的健康指导。

2. 随访评估 对确诊的2型糖尿病患者，每年提供4次免费空腹血糖检测，至少进行4次面对面随访。

（1）测量空腹血糖和血压，并评估是否存在危急情况，如出现血糖≥16.7mmol/L或血糖≤3.9mmol/L；收缩压≥180mmHg和（或）舒张压≥110mmHg；意识或行为改变、呼气有烂苹果味、心悸、出汗、食欲减退、恶心、呕吐、多饮、多尿、腹痛、有深大呼吸、皮肤潮红；持续性心动过速（心率超过100次/分）；体温超过39℃或有其他的突发异常情况，如视力骤降、妊娠期及哺乳期血糖高于正常值等危险情况之一，或存在不能处理的其他疾病时，须在处理后紧急转诊。对于紧急转诊者，乡镇卫生院、村卫生室、社区卫生服务中心（站）应在2周内主动随访转诊情况。

（2）若不需紧急转诊，询问上次随访到此次随访期间的症状。

（3）测量体重，计算体质指数（BMI），检查足背动脉搏动情况。

（4）询问患者疾病情况和生活方式，包括心脑血管疾病、吸烟、饮酒、运动、主食摄入情况等。

（5）了解患者服药情况。

3. 分类干预

（1）对血糖控制满意（空腹血糖值<7.0mmol/L）、无药物不良反应、无新发并发症或原有并发症无加重的患者，预约下一次随访。

（2）对第一次出现空腹血糖控制不满意（空腹血糖值≥7.0mmol/L）或有药物不良反应的患者，结合其服药依从情况进行指导，必要时增加现有药物剂量、更换或增加不同类的降糖药物，2周内随访。

（3）对连续两次出现空腹血糖控制不满意或药物不良反应难以控制以及出现新的并发症或原有并发症加重的患者，建议其转诊到上级医院，2周内主动随访转诊情况。

（4）对所有的患者进行针对性的健康教育，与患者一起制订生活方式改进目标并在下一次随访时评估进展。告诉患者出现哪些异常时应立即就诊。

4. 健康体检 对确诊的2型糖尿病患者，每年进行1次较全面的健康体检，体检可与随访相结合。内容包括体温、脉搏、呼吸、血压、空腹血糖、身高、体重、腰围、皮肤、浅表淋巴结、心脏、肺部、腹部等常规体格检查，并对口腔、视力、听力和运动功能等进行判断。

任务三 女性人群健康管理

在人类社会活动中女性肩负着建设祖国、孕育后代的双重任务，她们的身心健康不仅直接影响下一代的成长，而且关系到民族素质的提高和计划生育基本国策的贯彻与落实。

一、青春期女性健康管理

（一）青春期女性的生理、心理特点及健康风险

世界卫生组织将青春期的年龄范围界定为10~20岁，指青春征象开始出现到生殖功能发育成熟这一段时期。女性在青春期会发生显著的生理和心理变化，并由此引发一系列的健康问题。

1.**生理健康问题**　青春期女性的内分泌系统及生殖系统逐渐发育成熟，身高、体重迅速增长，身体各脏器功能趋向成熟，11~14岁出现月经初潮。青春期女性在月经期间容易发生卫生、营养以及痛经等问题。青春期女性意外怀孕已成为全球性问题，其中大部分是非意愿性妊娠。

2.**心理健康问题**　青春期女性的独立意识逐步增强，不太愿意和家长沟通交流，遇到事情容易出现大的情绪波动。青春期面临的学习压力、情感问题、人际关系不适应等都可能是不良嗜好和行为形成的影响因素，会给孩子带来一定程度的心理冲突，长期有心理冲突者不利于健康人格的形成，严重者可以导致心理疾病。

（二）青春期女性的健康干预

1.**注重经期卫生**　经期要注意卫生，一定要用消毒的卫生巾、卫生纸，保证外阴清洁；注意休息，保证充足的睡眠，以增加机体的抵抗力；注意饮食卫生，适当增加营养；注意保暖；做好月经周期记录。注意自我心理调节，保持心情舒畅，防止因心情变化而引起月经失调。

此外，对于生理性痛经者应帮助她们消除精神紧张和敏感心理，辅助以热敷等缓解疼痛的方法调理。但对于出现严重疼痛而不能缓解者，应该及时去医院接受诊治，注意排除其他疾病。

2.**加强心理健康教育**　青春期女性往往敏感细腻、情绪欠稳定，应激能力较差，要耐心倾听她们面临的压力和问题，注意交流沟通的技巧，尽可能用女性乐于接受的方式帮助化解心理冲突。

3.**加强性健康教育**　青春期应加强性知识教育和生殖健康教育，使女性对性知识和性行为有正确的认识，了解性病和艾滋病知识，不要过早发生性行为，一旦发生性行为一定要采取安全措施，防止意外怀孕。

二、孕产妇健康管理

（一）孕产妇的特点和健康风险

1.**生理特点**　孕妇怀孕期间，机体器官负荷增大，循环、内分泌、消化、泌尿系统等

功能改变明显，体重迅速增加。这些变化虽然是生理性的，但由于个体差异，也会导致部分孕妇发生一些常见的并发症。

2.心理特点 孕产妇的心理特征与其生理变化密切相关，主要表现为情绪不稳定、依赖性增强。巨大的身体变化和不适会使有些妇女产生恐惧和焦虑情绪，过分担心胎儿发育情况可能引发神经衰弱。

3.孕产妇的健康风险 孕期常见并发症主要有妊娠高血压综合征、妊娠心脏病、妊娠糖尿病等。产妇在产后两周内由于生理和心理因素容易患上产后抑郁，症状有紧张、疑虑、内疚、恐惧等，极少数严重的会有绝望、离家出走、伤害孩子或自杀的想法和行为。

（二）孕产妇的健康干预

1.孕期妇女健康干预 在计划怀孕前和孕早期在医生的指导下适量补充叶酸，常吃含铁丰富的食物，食用加碘盐。孕吐严重者，可少食多餐，摄入适量碳水化合物。督促孕妇按孕产期保健要求进行系统的产前检查。孕中晚期适量增加奶、鱼、禽、蛋、瘦肉的摄入，防止孕期缺钙和贫血。可以从事适量身体活动，维持体重适量增加。严禁烟酒，保持心情愉快，积极准备母乳喂养。

2.产褥期妇女健康干预 食物应多样化并富含营养，增加富含优质蛋白质及维生素A、维生素D的动物性食物和海产品，选用加碘盐。坚持母乳喂养，适度运动，逐步恢复适宜体重；保持心情愉悦，睡眠充足，以利于乳汁分泌；养成良好的卫生习惯，掌握自我监护技能，促进母婴心身健康；忌烟酒，避免浓茶和咖啡；督促产妇做产后42天健康检查。

3.哺乳期妇女健康干预 母乳是婴幼儿的最佳饮食，可以满足婴幼儿出生后4~6个月所需要的全部营养；尤其是初乳含有大量抗体，成熟乳含抗细菌和抗病毒的特异抗体，具有抗肠道感染和抗病毒活性作用，科学证明，母乳喂养能够大大降低婴幼儿的患病率；母乳喂养可建立和促进母婴感情，使婴幼儿获得更多的母爱，有利于婴幼儿早期智力发育和建立良好的亲子关系。因而，应大力提倡母乳喂养，争取全社会的支持是促进婴幼儿发育和确保健康的重要方式。

4.产后抑郁症的干预 主要是通过心理疏导增强患者的自信心，多给予产妇关心和无微不至的照顾，尽量调整好家庭成员之间的各种关系。社区护士应为产妇提供充足的个人保健、新生儿保健的信息支持，并调动产妇的家庭支持系统，平稳产妇的情绪，防止产后抑郁，协助产妇完成母亲角色的转变，促进良好的心理适应。产后抑郁症的治疗原则与一般抑郁症无显著差异，但哺乳期妇女使用药物应慎重。

（三）针对孕产妇社区系统健康管理

孕产妇是指从妊娠开始至产后42天的妇女，可以按孕早期、孕中期、孕晚期、产后四个阶段进行分期健康管理。

1.孕早期健康管理

（1）进行孕早期健康教育和指导。

（2）孕13周前为孕妇建立《母子健康手册》，并进行第1次产前检查。

（3）孕妇健康状况评估，询问既往史、家族史、个人史等，观察体态、精神等，并进行一般体检、妇科、血常规、尿常规、血型、肝功能、乙型肝炎检查，有条件的地区建议进行血糖、阴道分泌物、梅毒血清学试验、HIV抗体检测等实验室检查。

（4）开展孕早期生活方式、心理和营养保健指导，特别要强调避免致畸因素和疾病对胚胎的不良影响，同时告知和督促孕妇进行产前筛查和产前诊断。

（5）根据检查结果填写第1次产前检查服务记录表，对具有妊娠危险因素和可能有妊娠禁忌证或严重并发症的孕妇，及时转诊至上级医疗卫生机构，并在2周内随访转诊结果。

2.孕中期健康管理

（1）进行孕中期健康教育和指导。

（2）孕妇健康状况评估，通过询问、观察、一般体格检查、产科检查、实验室检查对孕妇健康和胎儿的生长发育状况进行评估，识别需要做产前诊断和需要转诊的高危重点孕妇。

（3）对未发现异常的孕妇，除了进行孕期的生活方式、心理、运动和营养指导外，还应告知和督促孕妇进行预防出生缺陷的产前筛查和产前诊断。

（4）对发现有异常的孕妇，要及时转至上级医疗卫生机构。出现危急征象的孕妇，要立即转诊至上级医疗卫生机构，并在2周内随访转诊结果。

3.孕晚期健康管理

（1）进行孕晚期健康教育和指导。

（2）开展孕妇自我监护、促进自然分娩、母乳喂养以及孕期并发症、并发症防治指导。

（3）对随访中发现的高危孕妇，应酌情增加随访次数。随访中若发现有高危情况，应建议其及时转诊。

4.产褥期健康管理

（1）产后访视　产妇出院后1周内，社区医务人员到产妇家中进行产后访视。访视内容包括：通过观察、询问和检查，了解产妇一般情况、乳房、子宫、恶露、会阴或腹部伤口恢复等情况；对产妇进行产褥期保健指导，对母乳喂养困难、产后便秘、痔疮、会阴或腹部伤口等问题进行处理；发现有产褥感染、产后出血、子宫复旧不佳、妊娠并发症未恢复者以及产后抑郁等问题的产妇，应及时转诊至上级医疗卫生机构进一步检查、诊断和治疗。

（2）产后42天健康检查　正常产妇由乡镇卫生院、社区卫生服务中心提供产后健康检查，异常产妇到原分娩医疗卫生机构检查。健康检查内容包括：通过询问、观察、一般体检和妇科检查必要时进行辅助检查对产妇恢复情况进行评估；对产妇进行心理保健、性保健与避孕、预防生殖道感染、6个月纯母乳喂养、产妇和婴幼儿营养等方面的指导。

5.孕期保健服务流程　具体如图7-3所示。

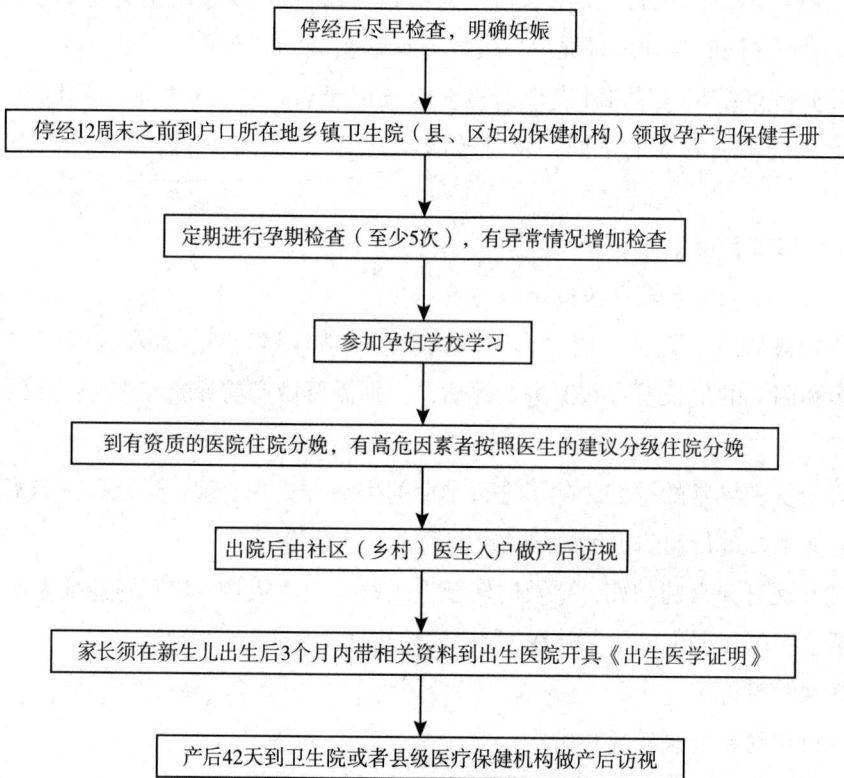

停经后尽早检查，明确妊娠

↓

停经12周末之前到户口所在地乡镇卫生院（县、区妇幼保健机构）领取孕产妇保健手册

↓

定期进行孕期检查（至少5次），有异常情况增加检查

↓

参加孕妇学校学习

↓

到有资质的医院住院分娩，有高危因素者按照医生的建议分级住院分娩

↓

出院后由社区（乡村）医生入户做产后访视

↓

家长须在新生儿出生后3个月内带相关资料到出生医院开具《出生医学证明》

↓

产后42天到卫生院或者县级医疗保健机构做产后访视

图 7-3　孕期保健服务流程

6.孕期检查项目一览表　具体如表7-6所示。

表7-6　孕期检查项目一览表

检查孕周及时间	检查项目	健康教育指导
第一次检查 （13周之前）	1.建立《孕产妇保健手册》 2.确定孕周，推算预产期 3.评估妊娠期高危因素 4.血压，体质指数，胎心， 5.血、尿常规，血型，白带常规，血糖，肝肾功能，甲状腺功能，丙肝检测 6.艾滋病、梅毒、乙肝"三病"检测 7.心电图、B超、NT-B超（11~13周）、唐氏筛查（9~13周）根据需要适当增加辅助检查项目	1.注意营养，改变不良生活方式，适当运动保持心理健康 2.慎用药物，避免接触有毒有害物质 3.继续补充叶酸（0.4~0.8mg/d）至三个月，有条件者可继续服用含叶酸的复合维生素 4.流产的认识及预防 5.艾滋病、梅毒感染的孕产妇请到当地妇幼保健中心
第二次检查 （14~20周）	1.分析首次产检的结果 2.产检常规 3.15~20周血清学唐氏筛查 4.预约胎儿系统B超 5.备查项目，有医学指征的孕妇，孕16~20周进行胎儿21-三体综合征和神经管缺陷两种疾病的产前筛查，高风险人群再做进一步诊断	1.妊娠中期糖筛意义 2.HB<105G/L.遵医嘱补充铁剂 3.开始补充钙剂 4.第一次产检如果没有查"三病"，应及时进行检测，发现感染应尽早治疗
第三次检查 （20~24周）	1.产检常规 2.胎儿系统B超（18~24周） 3.血常规，尿常规	1.胎儿系统B超筛查的意义 2.营养和生活方式指导早产的认识及预防
第四次检查 （24~28周）	1.产检常规 2.糖尿病筛查血常规 3.尿常规	1.妊娠期糖尿病筛查的意义 2.营养和生活方式指导 3.早产的认识及预防
第五次检查 （28~30周）	1.产检常规 2.血常规，尿常规	1.每天定时进行胎动计数确定 2.分娩医院、分娩方式指导
第六次检查 （30~32周）	1.产检常规 2.血常规，尿常规	3.母乳喂养指导 4.新生儿护理指导
第七次检查 （32~34周）	1.产检常规 2.血常规，尿常规，产科B超检查 3.胎心监测	1.胎动计数 2.分娩前生活方式的指导 3.分娩相关知识
第八次检查 （34~36周）	1.产检常规 2.血常规，尿常规 3.胎心监测	4.新生儿疾病筛查的指导 5.抑郁症的预防
第九次检查 （37周）	1.产检常规，胎心监测 2.血常规，尿常规	
第十次检查 （38周）	1.产检常规，胎心监测 2.血常规，尿常规，肝肾功能，B超	1.胎动计数 2.做好分娩前准备 3.产褥期指导
第十一次检查 （39周）	1.产检常规，胎心监测 2.血常规，尿常规	4.新生儿免疫接种的指导 5.超过40周，住院处理
第十二次检查 （40周）	1.产检常规，胎心监测 2.血常规，尿常规	

7.孕产妇健康管理服务流程 具体如图7-4所示。

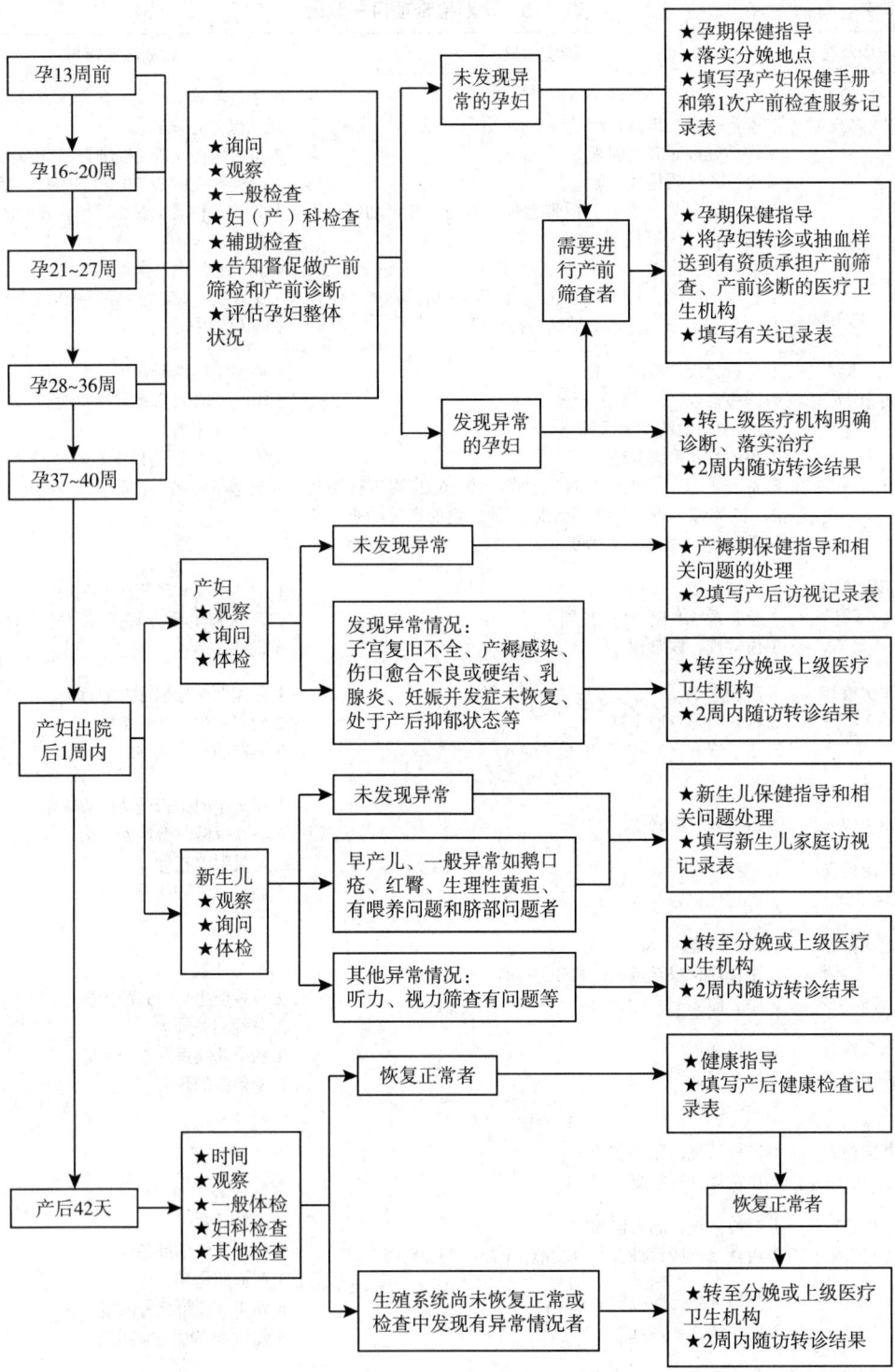

图 7-4 孕产妇健康管理服务流程

📢 **素质提升** -

胎教，是指妇女妊娠过程中，通过对其精神、行为的调养，促使胎儿身心得到良好的发育，亦是对未来婴幼儿的最初教育。《妇人良方·胎教门》说："自妊娠之后，则须行坐端严，性情和悦，常处静室，多右美言，令人讲读持书，陈礼说乐。耳不闻非言，目不观恶事。如此，则生男女福寿较厚，忠孝贤明。不然则男女既生，则多鄙贱不寿而愚。此所谓因外象而内盛也。"《万民妇人科·胎养条》说："凡视听言动，莫敢不正，喜怒哀乐，莫敢不慎，故其子女多贤，此非贤母不能也。"中医胎教理论始终强调孕妇的言行对于胎儿心理发育的影响，认为孕妇言行端庄，道德高尚，未来所生之子则贤良胜德。总之，孕期重视胎教有助于胎儿在宫内生长发育以及孕妇舒缓心情。

- -

三、更年期女性健康管理

（一）更年期女性的特点和健康风险

更年期亦称围绝经期（包括绝经前后的一段时期），一般始于40岁，历时10~20年，是女性自有生育能力的性成熟期进入老年期的一个过渡时期。更年期一般发生在45~55岁。主要表现为卵巢功能逐渐减退，月经不规则，直至绝经，生殖器官开始逐步萎缩，丧失生育能力。

1.生理特点　下丘脑–垂体–卵巢的变化导致卵巢功能衰减和激素分泌的紊乱，月经由不规则到无月经、绝经，生殖器因雌激素逐渐降低呈退行性的萎缩变化。

2.心理特点　更年期女性情绪变化大，多表现为焦虑、悲观、个性及行为改变，部分女性会出现偏执状态、抑郁症等精神障碍。

3.社会特点　妇女进入更年期后，在工作中将面临职业变动、职位升降、退休、下岗等情况，在家庭中可能经历子女成家立业、丈夫工作繁忙、婚姻关系紧张、离婚、丧偶等事件，导致情绪波动较大。

4.健康风险　伴随着卵巢功能的逐渐衰退和激素分泌的紊乱，围绝经期前后，女性的身体会发生一系列改变。

（1）血管舒缩综合征　以颜面潮红、身体潮热出汗多见，潮红发作同时，有些人还伴有头晕、耳鸣、头痛、头部压迫感或胸部紧迫感。思想不易集中，紧张激动，情绪复杂多变，性情急躁，失眠健忘，易导致心悸、血压增高、肥胖、下肢浮肿、关节疼痛、骨质疏松等。

（2）泌尿生殖器的萎缩症状　老年性阴道炎、尿频、尿痛、尿急或张力性尿失禁、排尿困难、性欲下降和性交不适感。

（3）月经改变　月经周期不规律、周期延长或缩短和月经量增多或减少，然后慢慢停止，生殖能力丧失，生殖器官萎缩。

（4）其他症状　悲伤或抑郁、精神紧张、易激惹、注意力不集中、头晕、心慌气短、头痛或周期性头痛、失眠、乏力、手脚颜面部水肿、腰酸背痛、关节疼痛或关节僵直、咽喉堵感、皮肤感觉异常、口鼻干燥、食欲下降等。

（二）更年期女性健康干预

1.饮食调理

（1）补充足够的蛋白质　蛋白质是人体的重要组成成分，更年期要特别注意增加蛋白质。蛋白质一般来源于动物蛋白，如瘦牛肉、猪肉、羊肉、鸡、鸭、鱼及海鲜等。这类食物含有较多的人体必需氨基酸；另一类是植物蛋白，来源于大豆、花生和带壳的果类，其中花生营养最好。以上食物不饱和脂肪酸含量较高，是预防动脉硬化、冠心病的理想食品。同时亦有助于大脑提高注意力，保持充沛的精力。

（2）补充足够的矿物质　矿物质是维持细胞正常功能的必需物质，而且还会影响水的代谢。矿物质分为常量元素（钾、钙、钠、磷、碘、铁等）和微量元素（锌、铜、硒、铬等）。缺乏矿物质可能引起各种疾病，如缺铁可能导致贫血，缺钙可能导致骨质疏松，缺碘可能导致甲状腺肿，因此补充矿物质对进入更年期的人群显得尤为重要。

（3）多吃富含维生素的食物　维生素是人体不可缺少的营养物质，当缺乏某种维生素时就会出现相对应的疾病，如维生素B_6等缺乏时，会出现头痛、脾气暴躁等表现。适当在膳食中补充一定量的维生素有助于女性的精神调节，可以选择全麦面包、麦片粥、玉米饼等谷物，橙、苹果、草莓、菠菜、生菜、西兰花、白菜及番茄等果蔬亦含大量维生素。此外，女性更年期如果很容易出现脾气暴躁时，要注意改善日常生活习惯，多注意饮食结构的调理，这样会使患者保持良好的心态。

2.常见妇科病的防治教育

（1）妇科病防治知识教育　通过各种渠道，采取多种方式，对不同层次女性进行妇科病防治知识教育，使其掌握妇科病的预防及早期症状，并能进行自我防护和及早就医。乳腺癌在女性恶性肿瘤中占第二位，有必要帮助女性掌握必要的检查方法，有利于早期发现和早期治疗。

（2）定期防癌普查　女性更年期后肿瘤有易发倾向，与免疫监视功能减退和衰老有关。据统计妇科肿瘤的发生率随年龄增长而升高，如宫颈癌、宫体癌、卵巢癌发病高峰均处40~60岁。因而，更年期妇女应加强恶性肿瘤的筛查。以宫颈癌、乳腺癌为主，定期防癌普查，才能早发现、早诊断、早治疗，提高治愈率，降低死亡率。定期普查还能发现宫颈炎、阴道炎、卵巢瘤、子宫肌瘤等。这些疾病不仅影响健康，而且有恶变的可能。

1）乳腺癌检查　30岁以上妇女掌握乳房自我检查方法，40岁以上每年做一次临床检查，50~59岁每1~2年进行X线检查。

2）宫颈癌检查 从妇女有性生活开始，每1~3年进行一次宫颈脱落细胞涂片检查。

📖 **知识链接** --

乳房的自我检查

①面对镜子，双手叉腰，观察双乳房外形、轮廓有无异常。两侧乳头是否对称，有无结痂或溢液。②举起双臂，观察双乳房外形、皮肤、乳头、轮廓有无异常，是否有局部隆起或凹陷。③右手触摸左乳房，可从外上方顺时针方向轻揉、按压腺体，用手指感触有无肿块。同样检查右侧乳腺。④仰卧平躺，肩部稍垫高，举起右手臂，左手触摸右腋下、腋前、腋后有无肿块，同样右手检查左腋下、腋前、腋后。一旦发现异常，及时到医院做进一步的检查。

目标检测

习题

单选题

1.新生儿期是指

A.从出生到生后满30天　　　　　B.从出生到生后满28天

C.从出生到生后满两周　　　　　　D.从孕期28周到生后两周

E.从孕期28周到生后1周

2.引起儿童营养不良最常见的原因是

A.先天不足　　　　　　　　　　B.疾病影响

C.喂养不当　　　　　　　　　　D.长期发热

E.长期腹泻

3.儿童生长发育的高峰期是

A.婴儿期　　　　　　　　　　　B.幼儿期

C.学龄前期　　　　　　　　　　D.学龄期

E.青春期

4.缺铁性贫血的好发年龄是

A.早产儿　　　　　　　　　　　B.6个月至2岁

C.新生儿　　　　　　　　　　　D.青春期女孩

E.6个月内

5.与青春期常见健康问题不相符的一项是

    A.月经病　　　　　　　　　　　　B.自杀

    C.吸毒　　　　　　　　　　　　　D.意外伤害

    E.注意力缺陷多动症

6.生长发育的第二个高峰期是

    A.婴儿期　　　　　　　　　　　　B.幼儿期

    C.学龄前期　　　　　　　　　　　D.学龄期

    E.青春期

7.我国老年期的界定是

    A.65岁以上　　　　　　　　　　　B.60岁以上

    C.45~59岁　　　　　　　　　　　D.70岁以上

    E.75岁以上

8.评价人口老龄化的指标之一是

    A.老年人口数　　　　　　　　　　B.老年人口系数

    C.中年人口比例　　　　　　　　　D.青年人口比例

    E.以上选项都不正确

9.早期妊娠是指

    A.妊娠4~17周　　　　　　　　　　B.第28周及其以后

    C.妊娠12周末以前　　　　　　　　D.妊娠第13~27周

    E.以上选项都不正确

10.与更年期女性雌激素水平下降无关的是

    A.血管舒缩症状：潮热盗汗、头晕、心悸

    B.神经精神症状：喜怒无常、易激动、睡眠障碍、记忆力减退

    C.心血管疾病：动脉粥样硬化、高血压、脑出血

    D.骨质疏松、易骨折、尿道炎、阴道炎

    E.以上选项都不正确

（舒　婧　宋理萍）

项目八　社区健康管理

PPT

学习目标

1.掌握社区卫生服务中心的基本功能和主要任务；学校健康管理的概念、基本策略和基本步骤。

2.熟悉生活社区健康管理的内容、服务对象以及健康风险评估的基本步骤。

3.了解影响职业健康的危险因素；我国儿童体质健康状况及常见的危害健康行为。

4.学会运用本章知识对社区居民的健康状况进行正确的评估；具有对社区居民进行健康指导的能力。

5.提高健康素养，培养社会责任感，忠于职守，服务群众，乐于奉献。

情境导入

情境描述　患者，男，49岁，2年前诊断为原发性高血压。血压控制一直不理想，最近一次测量血压值为159/106mmHg。当患者自觉头痛、心悸等身体不适时，会服用医生开的降压药。平时常熬夜加班、缺乏运动锻炼，有20余年的吸烟史和饮酒史。

讨论　1.你认为该患者健康管理的重点是什么？
　　　　2.针对该患者健康问题应作何干预？

社区是由若干社会群体或社会组织聚集在某一个领域里所形成的一个生活上相互关联的大集体。社区是人们的主要生活场所。

社区健康管理是以社区全体居民为服务对象，对全社区居民的生命过程进行系统的监控、指导和服务。以社区为基础的健康管理模式内容丰富，针对社区健康人群、亚健康人群慢性病患者、残障人士、心理疾病患者等各类人群，均可实行社区健康管理模式及急性流行病间的健康管理。社区健康管理还可采用分年龄、分片区、分家庭情况等方式进行。将预防保健健康教育和疾病治疗结合到一起，落实"小病在社区、大病进医院、康复回社区"的服务模式，真正实现"治未病"的目标。社区健康管理的特点是人群类型较为广泛，提供服务较为基础。优点在于跟踪随访方便，所需医疗成本较低，但具有专业性和针对性低等缺点。

社区卫生服务中心承担着提供基本医疗保健服务的社会功能，为社区居民的防病治病需求提供服务，营造健康的生活环境，改善社区居民的健康水平，提升社区居民的生活质量和生命质量。

任务一　生活社区健康管理

一、社区卫生服务机构

社区卫生服务中心是为生活社区提供卫生服务的主体机构。社区卫生服务中心是公益性、综合性的基层医疗卫生机构，承担着生活社区常见病和多发病诊疗、基本公共卫生服务和健康管理等功能任务，是城乡医疗卫生服务体系的基础。

社区卫生服务中心的主要职责是提供预防、保健健康教育、计划生育等基本公共卫生服务和常见病、多发病的诊疗服务以及部分疾病的看法、护理服务，向医院转诊超出自身服务能力的常见病、多发病及危机和疑难重症患者，并受区县级卫生健康行政部门委托，承担辖区内的公共卫生管理工作，发展对社区卫生服务站的综合管理、技术指导等工作。

二、生活社区健康管理的内容

（一）建立居民健康档案

辖区内常住居民（指居住半年以上的户籍及非户籍居民）都要建立居民健康档案。居民健康档案内容包括个人基本信息、健康体检、重点人群健康管理记录和其他医疗卫生服务记录。

1.居民健康档案的建立

（1）辖区居民到乡镇卫生院、村卫生室、社区卫生服务中心（站）接受服务时，由医务人员负责为其建立居民健康档案，并根据其主要健康问题和服务提供情况填写相应记录，同时为服务对象填写并发放居民健康档案信息卡。

（2）通过入户服务（调查）、疾病筛查、健康体检等多种方式，由乡镇卫生院、村卫生室、社区卫生服务中心（站）组织医务人员为居民建立健康档案，并根据其主要健康问题和服务提供情况填写相应记录。

2.居民健康档案的使用

（1）已建档居民到乡镇卫生院、村卫生室、社区卫生服务中心（站）复诊时，在调取其健康档案后，由接诊医生根据复诊情况，及时更新、补充相应记录内容。

（2）入户开展医疗卫生服务时，应事先查阅服务对象的健康档案并携带相应表单，在服务过程中记录、补充相应内容。

（3）对于需要转诊、会诊的服务对象，由接诊医生填写转诊、会诊记录。

（4）所有的服务记录由责任医务人员或档案管理人员统一汇总、及时归档。

（5）已建立电子健康档案信息系统的机构应同时更新电子健康档案。

（二）生活社区健康教育

面向辖区内全体常住居民，帮助居民树立健康意识，提升健康素养，改变不健康生活方式，预防疾病促进健康。

1.健康教育内容

（1）宣传普及《中国公民健康素养——基本知识与技能（2015年版）》，配合有关部门开展公民健康素养促进行动。

（2）对青少年、妇女、老年人、残疾人、0~6岁儿童家长等人群进行健康教育。

（3）开展合理膳食、控制体重、适当运动、心理平衡、改善睡眠、限盐、控烟、限酒、科学就医、合理用药、戒毒等健康生活方式和可干预危险因素的健康教育。

（4）开展心脑血管、呼吸系统、内分泌系统、肿瘤、精神疾病等重点慢性非传染性疾病和结核病、肝炎、艾滋病等重点传染性疾病的健康教育。

（5）开展食品卫生、职业卫生、放射卫生、环境卫生、饮水卫生、学校卫生和计划生育等公共卫生问题的健康教育。

（6）开展突发公共卫生事件应急处置、防灾减灾、家庭急救等健康教育。

（7）宣传普及医疗卫生法律法规及相关政策。

2.健康教育形式

（1）提供健康教育资料　包括发放印刷资料和播放音像资料。

（2）设置健康教育宣传栏　宣传栏一般设置在较为明显的位置，最少每2个月更换1次健身教育宣传栏内容。

（3）开展公众健康咨询活动　利用各种健康主题日或针对辖区重点健康问题，开展健康咨询活动并发放宣传资料。

（4）举办健康知识讲座　定期举办健康知识讲座，引导居民学习、掌握健康知识及必要的健康技能，促进辖区内居民的身心健康。

（5）开展个体化健康教育　社区医务人员在提供门诊医疗、上门访视等医疗卫生服务时，开展有针对性的个体化健康知识和健康技能的教育。

（三）生活社区重点人群健康管理

生活社区内重点人群健康管理主要是针对妇女、儿童、老年人的健康检测与服务，具体内容见第七章全生命周期健康管理。

任务二　工作场所健康管理

工作场所泛指任何人员因工作原因必须停留或前往的一切场所，在企业、事业单位或个体经济组织中从事职业活动的劳动者统称为职业人群。我国的职业人群庞大，他们的人身安全和健康状况与国家社会经济发展和社会和谐稳定密切相关。工作场所健康管理是促使工作场所提高对影响健康的因素的控制能力以及改善工作场所所有成员健康的过程。工作场所健康管理的特点是人群共同因素较多、特征性较强。其优点在于便于针对群体制订健康管理方案，具有跟踪随访性强等特点；缺点在于提供的服务专业性较为有限，跟踪随访性较低。

中国正处于经济转型升级的关键时期，新兴产业快速发展，随着大量新技术、新材料的研发和使用，新的职业有害因素不断出现，加强工作场所健康管理对于减少职业人群疾病的发生和发展，降低医疗费用，不断提高职业人群的健康水平和生活质量具有重要的意义。

一、职业对健康的影响

职业的种类繁多，有些职业的工作环境和工作性质等存在对人体健康有害的物质和因素。健康人体对职业有害因素的作用有一定抵抗力和代偿能力，但当职业有害因素作用于人体的强度和时间超出人体的代偿能力时，机体会发生功能性或器质性病理改变，出现相应临床症状，影响劳动能力，这类疾病统称为职业病。《中华人民共和国职业病防治法》将职业病界定为"企业、事业单位和个体经济组织的劳动者在职业活动中，因接触粉尘、放射性物质和其他有毒有害物质等因素而引起的疾病"。我国职业卫生的形势非常严峻，许多企业的生产和劳动条件较差，防护设施和设备比较落后，对职业人群的健康管理意识不强，不能很好地评估和控制职业有害因素。

（一）职业性有害因素

凡是在生产、劳动过程以及作业环境中存在的危害劳动者健康的因素，统称为职业性有害因素。

1.生产工艺过程中产生的有害因素

（1）化学因素　如矽尘、煤尘、石棉尘、有机粉尘等生产性粉尘，铅、汞、苯、氯、一氧化碳、有机磷农药等有毒物质等。

（2）物理因素　温度、湿度、气压异常，噪声、振动、电离辐射、非电离辐射等。

（3）生物因素　真菌、炭疽杆菌、生物传染性病原物等。

2.工作过程中的有害因素

（1）工作作息制度不合理，如长期上夜班等。

（2）精神心理性职业紧张。

（3）工作强度过大。

（4）长期使用电脑工作，易导致电脑眼病。

（5）长时间处于不良体位或使用不合理的工具，易导致颈椎病。

3.工作环境中的有害因素

（1）夏季炎热高温易导致中暑，寒冷季节低温易导致冻疮。

（2）厂房建筑或布局不合理，增加安全风险。

（3）工作过程不合理或管理不当导致环境污染。

（二）社会心理因素

1.社会经济因素　经济全球化使企事业单位之间竞争力度加大，导致就业压力和工作压力增大。

2.人际关系　人际关系不和谐，同事间或上、下级间关系紧张，彼此间缺乏信任和支持，影响情感和工作兴趣，造成工作时心情不愉快、紧张，易导致工作失误、事故或工伤。

3.职工教育水平　职工文化教育水平低，缺乏相应的有害作业防护知识，自我保护意识淡薄，不能正确采用个人防护用品等，也是造成职业性病损的原因之一。

4.卫生服务水平　医疗卫生工作水平和医护人员的服务意识，是预防和治疗职业人群发生职业性病损的重要的影响因素之一。

（三）行为生活方式

职业人群除了存在特定的职业危害因素外，日常的行为生活方式也会影响职业性病损发生和发展的进程。例如，吸烟会提高石棉接触者诱发肺癌的危险性，酗酒易导致意外伤害和工伤；高脂饮食会增加机体对二硫化碳诱发心血管病损的易感性；吸毒、不洁性行为和性乱等易增加患性传播疾病和艾滋病的风险。

二、职业健康监测

（一）职业健康检查

（1）组织接触职业病危害因素的劳动者进行上岗前职业健康检查。

（2）组织接触职业病危害因素的劳动者进行定期职业健康检查，对需要复查和医学观察的劳动者，应当按照体检机构要求的时间，安排其复查和医学观察。

（3）组织接触职业病危害因素的劳动者进行离岗时的职业健康检查。

（4）对遭受或者可能遭受急性职业病危害的劳动者，应当及时组织进行健康检查和观察。

（5）职业健康检查应当根据所接触的职业危害因素类别，按《职业健康检查项目及周期》的规定确定检查项目和检查周期。需复查时可根据复查要求相应增加检查项目。

（6）职业健康检查应当填写《职业健康检查表》，从事放射性作业劳动者的健康检查应当填写《放射工作人员健康检查表》。

（二）职业健康档案

由用人单位建立的职业健康档案是反映职工健康信息的客观记录资料，是通过个体或者群体"人体信息"评价职业病危害因素及危害程度的重要依据，可用于评价职业病防护和控制效果，有利于发现未知或不明的职业病危害因素的生物效应。

1.职业健康档案内容

（1）单位概况和产生职业病危害因素的主要生产工艺。

（2）职业病危害因素分类和各车间、岗位接触人数分布。

（3）有关职业健康监护的文件材料。

（4）作业场所职业病有害因素监测资料。

（5）职业健康监护委托书，职业健康检查个人档案。

（6）职业健康检查结果报告和总结评价报告。

（7）职业病患者及职业禁忌证者报告卡。

（8）用人单位根据评价报告书的相关建议的整改措施和对职业病患者及职业禁忌证者处理和安置的记录。

（9）其他用人单位提供的资料和职业健康检查机构记录整理的材料。

2.职业健康档案的作用

（1）有利于解决企业和劳动者可能发生的法律纠纷。

（2）有利于企业加强自身职业卫生管理，提高职业病防治水平。

（3）有利于企业节约生产成本。

知识链接

尘肺病

尘肺病是在职业活动中由于长期吸入生产性粉尘并在肺内潴留而引起以肺组织弥漫性纤维化为主的全身性疾病。尘肺病患者的临床表现主要有咳嗽、咯痰、胸痛、呼吸困难等症状，此外一些患者可有喘息、咯血以及某些全身症状。早期尘肺病患者咳嗽不明显，但随着病程的进展，咳嗽可明显加重。特别是合并慢性支气管炎或合并肺部感染者，咳嗽可非常严重。吸烟患者咳嗽较不吸烟者明显。尘肺病患者即使在咳嗽很少的情况下，也会有咯痰。煤工尘肺病患者痰多为黑色，其中可明显地看到有煤尘颗粒。如合并肺内感染及慢性支气管炎，痰量则明显增多，痰呈黄色黏稠状或块状常不易咳出。几乎每个尘肺病患者或轻或重有胸痛，其中可能以矽肺和石棉肺患者更多见。胸痛的部位不固定，多为局限性；疼痛性质多不严重，一般为隐痛、胀痛、针刺样痛等。呼吸困难是和病情的严重程度相关。肺部并发症的发生可明显加重呼吸困难的程度和发展速度，并可累及心脏，发生肺源性心脏病。

三、职业人群健康管理

（一）职业人群健康管理方案制订

1.为员工进行健康筛查，并建立个人健康动态管理数据库，制订科学的职工健康档案。

2.为员工开展健康风险评估，让员工了解自己的健康风险。

3.根据健康风险评估结果将员工按风险等级进行分类，以便根据不同的人群制订科学合理的、具有针对性的健康管理方案。

4.为员工提供《个人健康管理手册》，指导员工实施个性化的健康改善计划，建立健康知识传播平台，定期为员工传播健康知识。

5.制订并实施针对性的健康教育与心理辅导计划，为员工的身心健康提供有效的呵护。

6.建设一个以健康管理中心为核心，企业人力资源部门以及企业职工三方共同参与的健康管理互联网信息互动平台，让员工有一个属于自己的健康驿站，实时提供健康监测、健康指导、健康维护、就医指导等服务。

7.为患病的员工提供诊疗绿色通道。

（二）健康风险评估

1.一般情况调查　根据基本资料进行一般性慢性非传染性疾病的风险评估，控制血压、血糖、血脂和体重等。

2.**对职业有害因素进行评估**   主要包括职业有害因素的接触评估和危险度评估。接触评估的内容包括：①接触人群的数量、性别、年龄分布等；②接触途径、方式等接触条件评估，如鉴定有害因素进入机体的主要途径及接触的时间分布等；③接触水平的评估，除了采用环境监测和生物监测的资料来估算接触水平外，还应注意职业人群通过皮肤污染、食物与饮水、生活环境等其他方式的接触而吸收的有害因素的计量。

3.**对社会心理因素和行为生活方式进行评估**   根据社会心理因素和行为生活习惯，评估职业人群是否存在工作紧张、人际关系不和谐、自我保护意识差，以及医疗卫生服务水平是否欠缺，职业人群是否存在不良的行为习惯等。

（三）健康干预

1.**加强职业卫生监督，改善作业环境**   开展职业卫生监督的目的，在于确保用人单位职业卫生条件处于良好的状态，预防和消除职业性有害因素对劳动者健康的损害，保证和促进职业活动的顺利进行。

2.**开展职业健康监护**   职业健康监护是对职业人群的健康状况进行各种检查，了解并掌握人群健康状况，早期发现职业人群健康损害征象的一种健康监控方法和过程。职业健康监护的内容包括接触控制、医学监护和信息管理等。

3.**进行有规律的运动**   职业人群进行有规律的体育运动可以增强自身的自信心，控制体重，降低多种疾病的发病率和风险，改善与健康相关的生活质量，降低企事业单位的医疗费用，减少缺勤，提高工作效率等。

4.**保持充足的营养**   根据膳食指南建议合理搭配膳食，多吃新鲜蔬菜、水果，多饮水。针对工作性质，进行适当饮食干预。如高温作业，要注意补充电解质等；接触重金属的人群，可以适当补充微量元素，改善机体元素平衡紊乱等。

5.**管理工作压力**   根据工作压力的来源，制订相应的减压措施，如重新安排工作，调离原工作岗位，制订计划进行技能培训，改善态度和能力，减少不能胜任的工作，提高解决问题的能力，帮助员工消除潜在恐惧感，解决个性冲突、社会孤立等问题，提高员工的沟通能力，帮助员工学习更好地与他人相处，帮助员工解决疏远感，提供沟通、参与的方法。

6.**加强自我保健**   职业人群通过学习自我保健知识，自觉管理自己的健康，增强执业过程中的自我保护意识。同时，不断纠正不良的生活方式或饮食习惯，合理进行体育运动，提高自己的生活质量，降低医疗费用。

7.**健康教育与健康促进**   加强职业卫生宣传，加强职工岗前培训，提高职业人群对职业有害因素、防护原则等相关知识的认知，自觉提高其自我防护能力。进一步加强《中华人民共和国职业病防治法》等相关法律法规的宣传，提高职业卫生监督管理人员的法律意识、危害防范意识及其管理水平，动员全社会的力量，提高社会对职业卫生工作的认识及其关注程度，共同维护职业人群身心健康。

任务三　学校健康管理

学生作为一个特殊群体，共同在学校中学习生活，其正处于个体生理、心理、社会能力及道德情感的关键时期，朝气蓬勃，但又处于健康危险行为的相对高发阶段，容易受外界环境影响。由于人群相对集中，极易发生传染性疾病、食源性疾病等突发公共卫生事件以及其他健康危险行为。

学校健康管理是对学生的健康危险因素进行全面管理的过程，以保护、促进、增强学龄儿童身心健康为宗旨，充分调动学生的积极性，有效地利用有限的资源来达到最佳的效果，是公共健康管理的重要组成部分。学校健康管理的特点主要以教育为主，目的在于培养学生的健康观念。其优点在于具有较强的可行性和可操作性，成本低，

一、学校健康管理需求

（一）学生时期的生理和心理特征

1.**小学阶段**　小学阶段指6、7周岁至12周岁的阶段。此期，体格生长稳步增加，各个系统发育逐渐成熟，学龄儿童除生殖系统外，其他系统的发育接近成年人水平。智力发育较前更成熟，理解、分析、综合能力逐步增强，思维水平逐渐从具体形象向抽象逻辑水平过渡，创造性的想象力也在不断丰富。该阶段是接受科学文化教育、增长知识的重要时期，也是形成理想、爱好和思想品德的关键时期。

2.**中学阶段（青春期）**　女孩从11~12周岁开始到17~18周岁，男孩从12~14周岁开始到18~20周岁，属于儿童到成年人的转变期。此期，体格增长再次加速，出现第二个生长高峰，各内脏器官体积增大、重量增加、功能逐渐完善，生殖系统功能发育骤然加快并迅速成熟，女性外生殖器和第二性征发育，男女两性外部形态特征差别更明显。内分泌功能活跃，与生长发育有关激素分泌明显增加，由于神经内分泌调节不够稳定，可出现甲状腺肿、痤疮、月经失调等问题。伴随着青春期体格、功能发育，产生相应的心理、行为变化，"独立感"不断增强，在社会地位、社会参与、人际关系等方面都要求独立和尊重，不断思考自我和他人、自我和社会的关系，希望从中能够确定自我态度和人生价值观，但是他们的思维还存在片面性，容易偏激、动摇，可塑性较大。

（二）青少年体质健康状况

随着社会经济发展，特别是膳食营养水平和疾病防治能力的提高，儿童患病率、死亡

率不断下降，我国儿童青少年体质健康状况全面提升，但是也存在不少严峻问题，如视力不良检出率居高不下，并继续呈现低龄化；超重肥胖和血压偏高的检出率持续增加。近期研究显示，青少年糖尿病、代谢综合征等慢性非传染性疾病逐年增加，青少年健康现状不容乐观。因此，普及体质健康理念、加强体育锻炼，对促进青少年全面发展、推动国民体质健康发展起着重要作用。

根据原卫生部、教育部、全国爱国卫生运动委员会的统一部署，确定了六项需要重点防治的学生常见病：沙眼、蛔虫、贫血、营养不良、龋齿和牙周病、视力不良与近视。其中前两项由于坚持采取药物治疗、健康宣教、培养卫生习惯等群防群治措施，患病率得到有效控制。而贫血、营养不良、龋齿和牙周病患病率虽然下降，但仍未达到理想水平，需要针对不同群体、个体采取有效方法，如增加富铁食品摄入、保障优质蛋白摄入比例、定期检查口腔卫生等，实现早防早治。此外，传染病预防亦是当前学校健康促进的重要任务。

1.意外伤害　近年来我国每年死于意外事故的学生人数超过因疾病死亡者（呼吸系统疾病、传染病、恶性肿瘤、先天异常等）。意外伤害主要包括交通事故、中毒、跌落、火灾（含烧烫伤）、溺水、自伤（含自杀）、食物中毒等。

2.营养不良与肥胖　长期营养不良会影响儿童生长发育，导致儿童抵抗力下降，感染疾病的风险增加。营养不良在西部地区，尤其是西南地区检出较高，在留守儿童等特殊人群中尤为突出。需要继续加大对上述地区的营养投入。肥胖是因营养过剩、缺乏锻炼和遗传因素共同作用所引起的体内脂肪过度蓄积。肥胖是导致高血压、高脂血症、冠心病、糖尿病、肿瘤等成年期慢性病发生的主要因素，青少年期肥胖相关脂代谢紊乱，导致这些疾病发病年龄提前。在营养改善和经济投入的同时，合理膳食模式、体育锻炼和健康教育尤为重要。

3.防治近视、龋齿　户外活动不足，课业负担重，睡眠不足以及电子产品的普及，导致儿童青少年近视日益增多并逐渐出现低龄化倾向。学校利用大课间做眼保健操可有效预防近视，每天运动时间增加40分钟亦可以有效降低近视的发生风险。龋齿是口腔主要的常见病，应指导青少年坚持早晚刷牙，养成饭后漱口的好习惯；少吃酸性及含糖量高的食物；定期检查口腔。落实乳牙龋齿充填治疗是预防龋齿的有效方法。

4.生殖健康问题　进入青春期后容易产生一些异常，男性出现包皮过长与包茎、遗精、梦遗现象；女性会出现经前期紧张综合征、危险性行为以及意外妊娠等。过早发生性行为会对青少年身心健康造成极大伤害，因而，开展早期的性健康教育是十分必要的。

5.心理问题、网络成瘾日益突出　青春期体格、功能发育过程中往往表现出相应的心理、行为变化，产生一些异常心理行为问题。目前，焦虑症和抑郁症是青少年群体中最为常见的心理健康问题。网络成瘾是自杀意念产生的重要危险因素，会增加物质滥用、抑郁、社交焦虑障碍等多种心理问题的风险，青少年网络成瘾和手机成瘾日趋严重。

📢 **素质提升** -

　　由于学生正处于个体生理、心理、社会能力及道德情感的关键时期，容易受外界环境影响。因而，校园文化氛围直接关系到学生的健康成长，学校应高度重视校园文化功能在学生教育体系中的重要性，加强指导，加大校园文化的建设力度，完善和创新校园文化功能，努力营造和谐、文明、积极向上的校园文化氛围。利用多种渠道和途径，通过组织一系列丰富多彩、形式多样的文体活动，把校园文化中的先进的价值观念、文化品位、思想意识、现代文明行为、健康生活方式等传播给学生群体，构建学校和谐校园文化，使全校师生形成共同的理想信念，增强凝聚力，塑造积极健康的心态，培养全面发展的高素质人才。

- -

二、学校健康管理实施途径

　　1.开展健康教育　通过学科教学和班会、团会、校会、升旗仪式、专题讲座、墙报、板报等多种宣传教育形式开展健康教育。利用综合实践活动和地方课程的时间，采用多种形式，向学生传授健康知识和技能。

　　2.健康教育师资建设　把健康教育师资培训列入在职教师继续教育的培训系列和教师校本培训计划，分层次开展培训工作，不断提高教师开展健康教育的水平。

　　3.教学资源建设　积极开发健康教育的教学课件、教学图文资料、音像制品等教学资源，增强健康教育实施效果。

　　4.重视评价和督导　将健康教育实施过程与健康教育实施效果作为评价重点。评价的重点包括学生健康意识的建立、基本知识和技能的掌握和卫生习惯、健康行为的形成，以及学校对健康教育课程（活动）的安排、必要的资源配置、实施情况以及实际效果。各地教育行政部门应将学校实施健康教育情况列入学校督导考核的重要指标之一。

三、学校健康管理策略和内容

　　学校健康管理任务主要服务于大、中、小学生群体，监测学生健康状况，对学生进行健康教育，培养学生良好的卫生习惯，改善学校卫生环境和教学卫生条件，加强对传染病、学生常见病的预防和治疗。

（一）学校健康管理的策略

　　担任学校健康管理工作的人员可以是团队（包括医务工作者、体育教师、健康教育课教师），也可以是针对学生群体的健康管理师。学校健康管理也可以在未来涵盖对教师队伍的健康管理。

1.学校健康管理风险 通过了解学校学生的健康状况，有效地进行健康管理，定期收集学生健康信息及相关危险因素信息，建立有效和持续的健康档案。

（1）生长发育状况检测 包括身高、体重形态指标，肺活量、血压脉搏等功能指标，反应速度、肌力等身体素质指标，以及了解个性、人际交往、社会适应等心理卫生状况。

（2）疾病或异常情况调查 包括近视、弱视、龋齿、营养不良、肥胖、脊柱弯曲、神经症等。

（3）因病缺课状况调查。

（4）新发生传染病的监测和预防 研究各种急慢性传染病和集体食物中毒的发生、消长规律，从建立应急反应机制、预防传染源、切断传播途径和保护易感人群等方面着手采取切实预防措施。

（5）开展健康行为监测 对诸如吸烟、酗酒、滥用药物、意外事故、暴力伤害、自杀、不良生活方式、网络成瘾、不良性行为等健康危险行为进行预防和监测。

（6）成年疾病相关的危险因素监测 开展对肥胖、高血压、糖尿病、高脂血症等成年疾病的早期预防。

（7）心理健康监测 针对儿童少年各种常见心理、情绪和行为问题，研究其发生、发展与个体心理素质、自然人文环境、社会变革因素间的相互关系。

实际操作中可以根据实际需要和人力、物力资源，适当增加某些监测项目。在收集健康信息的同时，还可以收集在校学生的健康行为及生活方式相关的信息，发现各种健康问题的影响因素，为评价和干预管理提供基础数据。

2.健康危险因素评估 根据监测信息，对学生的健康状况及发展趋势作出预测，对生长发育水平和健康状况进行群体和个体的评价，以达到健康预警的作用。并根据危险因素监测信息，分析其存在的主要身心问题及影响因素，为干预措施和干预效果的评价提供依据。在此评估的基础上，可以为群体和个体制订健康计划，以那些可以改变或可控制的指标为重点，提出健康改善的目标，提供行动指南以及相关的健康改善模块。

3.健康促进干预 在健康管理策略的前两个步骤的基础上，进一步分析学生的生长发育、疾病与健康、健康需求、学校服务、政策和环境状况、可干预的有利和不利因素，实施优先管理（干预）项目。

（1）加强教师对学生健康管理的示范作用 充分利用教师的示范作用，引领学生去除不良健康行为，形成正确的健康行为，树立正确的健康观，有利于促进学校健康管理的效果。

（2）加强学校健康硬件环境建设 利用风险评估的结果，深入分析硬件环境可以对学生健康起到促进作用，充分利用国家和社会资源，改善学校硬件环境，促进学生健康。学校的教学布局、课桌尺寸、照明强度，水龙头的设置、学校操场等因素的改善，都可能减少学生的健康风险。

（3）完善学校的健康管理制度建设 常见的制度包括学校禁烟政策、学生健康档案制度、晨午检制度、常规体检制度、传染病报告制度、传染病消毒隔离制度、传染病应急处理方案、因病缺勤登记与追查制度等。

4.学校健康管理的效果评估 学校健康管理的评价是学校健康促进总体规划的重要组成部分，它贯穿于整个计划的全过程，可为管理者、教师、学生及家长提供客观的反馈信息。

（二）学校健康管理评估内容

根据风险监测的内容和干预的内容设定效果评估内容，包括学生健康状况、学生健康行为、健康知识、学校硬件环境建设、学校制度建设等。

学校健康管理效果评价可以通过健康检查、问卷调查、个人访谈、小组访谈等方法获得资料。常用以下指标来分析评价学生群体健康状况，进而评价学校健康管理的效果。

1.检出率 在一定时间调查的患某病人数占受检人数的百分率。

$$某病检出率 = \frac{某病患病人数}{接受检查总人数} \times 100\%$$

沙眼、肝炎、营养不良等的检出率属此类。肠道蠕虫感染可用感染率表示。

2.患病率 在一段时间内在某群体中发现的患某病的百分率。

$$患病率 = \frac{某期间内患病人数}{同时期该群体或地区的平均人数} \times 100\%$$

患病率表示在一段时间（一学期或一学年）内的总患病病例，包括现患者、新发病者和重复罹患（感染）者，因为某些疾病（如急性传染病、外伤、沙眼等）患者在该时期内可能不止一次患病。

3.发病率 一定时期内某人群中某病新发病者所占比率，用发病率表示。

$$发病率 = \frac{某时期内新发病人数}{同时期该群体平均人数 - 原患病人数} \times 100\%$$

4.因病缺课率 以月为单位，计算因病缺课的人时数或人日数占授课总时数的比率。为适应学校教学日历，可以四周代替一月来登记和统计，故又称月病假率。

$$月病假率 = \frac{某月病假总人时（节或日）数}{同月授课总人时（节或日）数} \times 100\%$$

5.平均因病缺课日数 全校（或全班）学生一学期内平均每人因病缺课日数。

$$学生平均因病缺课日数 = \frac{全学期因病缺课人日数}{该学期全校学生平均数}$$

因病缺课率和平均因病缺课日数是反映学生健康情况的重要指标。应逐月认真做好登记，并确定缺课是否因罹病引起；尽可能明确疾病诊断，进行病因分类。若遇学生因病缺课率突然增加，须立即查明原因，采取必要措施。

6.与学校健康管理有关的常用考察指标

$$行为流行率 = \frac{有特定行为的人数}{被调查者总人数} \times 100\%$$

$$行为改变率 = \frac{在一定时期内改变某指定行为的人数}{观察期开始有该行为的人数} \times 100\%$$

$$卫生知识均分 = \frac{受调查者知识得分之和}{被调查者总人数} \times 100\%$$

$$卫生知识合格率 = \frac{卫生知识达到合格标准人数}{被调查者总人数} \times 100\%$$

$$卫生知识知晓率（正确率）= \frac{知晓（正确回答）某卫生知识的人数}{被调查者总人数} \times 100\%$$

总之，学校健康管理促进了儿童青少年身心健康，推动了学校卫生工作健康开展，有助于促进社会发展和提高国家综合实力。儿童青少年的健康水平不仅关系个人健康成长和幸福生活，也关系整个民族健康素质，关系我国人才培养的质量。

目标检测

习题

单选题

1.城乡基层医疗卫生机构（　　）儿童是其重点服务对象

A. 0~6 岁   B. 2~3 岁

C. 3~7 岁   D. 7~12 岁

E.7~14 岁

2.不属于社区中的婴幼儿健康档案建档内容的是

A.免疫接种的实施   B.生长发育监测

C.母乳喂养   D.分泌与排泄

E.营养状况分析

3.婴幼儿健康信息的采集内容包括

A.基础信息、保健信息   B.姓名

C.其他急性传染病   D.性别

E.住址

4.老年人健康管理服务规范服务对象为

A.辖区内居民　　　　　　　　　　B.辖区内65岁及以上常住居民

C.辖区内常住居民　　　　　　　　D.辖区内60岁及以上常住居民

E.中华人民共和国境内的所有老人

5.围产期是指

A.从妊娠28周至产后一周　　　　　B.从妊娠24周至产后一周

C.从妊娠28周至产后28天　　　　　D.从妊娠24周至产后28天

E.以上选项都不正确

（舒　婧　黎壮伟）

项目九 代谢性疾病健康管理

学习目标

1. 掌握代谢性疾病的概念、风险评估及健康管理方法。
2. 熟悉常见代谢性疾病的发病机制、危险因素、临床表现、诊断和治疗。
3. 了解常见代谢性疾病的流行病学情况。
4. 学会运用所学知识，评估常见代谢性疾病患者的病情，制定并给予健康指导。
5. 培养社会责任感，增强对患者的人文关怀。

情境导入

情境描述 患者，女，67岁，主诉多饮、多食、消瘦10年，下肢浮肿伴麻木1个月。10年前无明显诱因出现烦渴、多饮，饮水量每日达4000ml，伴尿量增多，主食由300g/d增至500g/d，体重在6个月内下降5kg，门诊查血糖12.5mmol/L，尿糖（++++），服用降糖药有好转。近1年来逐渐出现视物模糊，眼科检查结果显示轻度白内障，视网膜有新生血管。近1个月来出现双下肢麻木，时有针刺样疼痛，伴下肢浮肿。大便正常，睡眠差。查体：T 36.0℃，P 78次/分，R 18次/分，BP 160/100mmHg，无皮疹，浅表淋巴结未触及，巩膜不黄，双晶体稍浑浊，颈软，颈静脉无怒张，心肺无异常。腹平软，肝脾未触及，双下肢可见凹陷性浮肿，感觉减退，膝腱反射消失，Babinski征（－）。化验结果：尿蛋白（＋），尿糖（+++），血糖13mmol/L，BUN 7.0mmol/L。

讨论 1. 该患者可以诊断为何疾病？

2. 为该患者制订健康管理方案。

代谢性疾病是指体内与新陈代谢有关的疾病，包括糖、脂肪、蛋白质、嘌呤、钙、铜等代谢物质堆积或缺乏，属于慢性病。随着人口增长及生活方式、生活环境的改变，代谢性疾病发病率高、发病隐匿、知晓率低、病程长、病机复杂、常为多病并存，涉及全身多器官系统损害，严重威胁人类健康，是全球重要公共卫生问题之一。

代谢性疾病一般需要综合治疗。该类疾病在认识及防治上应注重疾病的发展规律，结合中医治疗、西医治疗、健康管理等多重模式前瞻性干预或治疗，未病先防，既病防变，实现一体化防控。

任务一　血脂异常

一、概述

（一）概念

血脂异常是体内脂蛋白的代谢异常，通常表现为血清胆固醇（CH）、甘油三酯（TG）、低密度脂蛋白胆固醇（LDL-C）升高，高密度脂蛋白胆固醇（HDL-C）降低。血脂异常主要表现为遗传基因缺陷或与环境因素相互作用引起的原发性血脂异常，少数患者为全身性疾病所致的继发性血脂异常。

（二）流行病学

近年来，中国人群的血脂水平逐年升高，血脂异常患病率明显增加。《中国居民营养与慢性病状况报告（2020年）》显示，我国18岁及以上居民高脂血症总体患病率高达35.6%，预计未来中国成年人血脂异常患病及相关疾病负担将继续加重。

（三）危险因素

1.**年龄**　男性超过45岁、女性超过50岁（绝经期后）随年龄的增加，血脂异常的患病率呈上升趋势。

2.**超重或肥胖**　肥胖导致体内的TG、LDL-C升高，HDL-C降低，胰岛素抵抗致血脂异常。

3.**生活习惯**　一方面缺乏运动，摄入能量大于消耗，易致血脂、血糖升高，长期将导致糖、脂代谢紊乱；另一方面高脂高糖饮食，也会造成TG、TC和LDL-C升高。

4.**吸烟**　烟草中的尼古丁可刺激交感神经释放儿茶酚胺，促进脂质释放导致血游离脂肪酸含量增加和血甘油三酯浓度上升。

5.**饮酒**　数据表明，男性每日摄入乙醇量大于20g/d，女性每天摄入乙醇量大于10g/d，会影响其血脂水平。

6.**家族遗传**　部分血脂异常患者存在一个或多个遗传基因缺陷。

二、风险评估与预测

血脂异常对个体健康的危害主要表现为心脑血管疾病风险。动脉硬化性心血管疾病（atherosclerotic cardiovascular disease，ASCVD）的重要危险因素之一就是血脂异常。参考《中国成人血脂异常防治指南（2016年修订版）》和《2016年欧洲血脂异常管理指南》评估方法，对血脂异常健康风险进行危险分层（表9-1），通过危险分层预测风险和确定干预措施。

表 9-1　血脂异常危险分层

极高危	（1）明确心血管疾病：包括既往心肌梗死急性冠脉综合征（ACS），冠脉血运重建（PCI、冠脉搭桥）和其他血管血运重建脑卒中和短暂性脑缺血发作（TIA）、外周动脉疾病（PAD）以及影像学检查如冠脉造影或颈动脉超声发现明显斑块 （2）糖尿病（DM）合并靶器官损伤，例如出现蛋白尿，或伴有吸烟、高血压、血脂紊乱等主要危险因素 （3）严重慢性肾病GFR<30ml/（min·1.73m^2） （4）10年致命性心血管风险≥10%
高危	（1）单一危险因素显著升高，尤其是胆固醇>8mmol/L（>310mg/dl，例如家族性高胆固醇血症）或血压≥180/110mmHg （2）大多数其他糖尿病患者（一些年轻1型糖尿病患者可能属于中低危） （3）慢性肾脏病3期［GFR30~59ml/（min·1.73m^2）］ （4）10年致命性心血管风险≥5%
中危	10年致命性心血管风险≥1%但<5%
低危	10年致命性心血管风险<1%

三、临床表现、诊断与治疗

（一）临床表现

血脂异常多数患者并无明显症状和异常体征，多由其他原因进行血液生化检验时才被确诊。少数患者可出现：①脂质在真皮内沉积所引起的黄色瘤，如扁平黄色瘤、掌皱纹黄色瘤、肌腱黄色瘤及结节性黄色瘤。②脂质在血管沉积所引起的动脉粥样硬化，引发心脑血管病。

（二）诊断

1.详细询问病史　包括个人饮食、生活习惯、既往病史、药物使用情况及家族史。体格检查须全面、系统，并注意有无黄色瘤、角膜环和眼底改变等。有血脂异常危险因素者为血脂检查的重点对象。

2.诊断标准　血脂检测结果是诊断血脂异常的主要依据。根据《中国成人血脂异常防治指南（2016年修订版）》，血脂分层标准（表9-2）进行诊断。

表 9-2　中国成人血脂水平分层标准 [mmol/L（mg/dl）]

分层	TC	LDL-C	HDL-C	非HDL-C	TG
理想水平		<2.6（100）		<3.4（130）	
合适水平	<5.2（200）	<3.4（130）		<4.1（160）	<1.7（150）
边缘水平	≥5.2（200） 且<6.2（240）	≥3.4（130） 且<4.1（160）		≥4.1（160） 且<4.9（190）	≥1.7（150） 且<2.3（200）
升高	≥6.2（200）	≥4.1（160）		≥4.9（190）	≥2.3（200）
降低			<1.0（40）		

（三）治疗

血脂异常的治疗目的是纠正脂代谢紊乱，预防和延缓动脉粥样硬化发展进程，防止慢性并发症的发生和发展。首诊发现血脂异常时，应立即开始治疗性生活方式改变，具体参考本节健康管理。若血脂水平不能达标，或不能坚持有效生活方式干预，应启动药物干预，包括西药降脂治疗和中医辨证治疗。

临床上根据个体ASCVD危险程度，设定了调脂治疗目标值，具体见表9-3。

表 9-3　不同 ASCVD 危险人群降 LDL-C/ 非 HDL-C 治疗达标值

危险等级	LDL-C	非HDL-C
低危、中危	<3.4mmol/L（130mg/dl）	<4.1mmol/L（160mg/dl）
高危	<2.6mmol/L（100mg/dl）	<3.4mmol/L（130mg/dl）
极高危	<1.8mmol/L（70mg/dl）	<2.6mmol/L（160mg/dl）

临床上调脂西药可分为5类，包括他汀类、贝特类、烟酸类、树脂类、胆固醇吸收抑制剂。首选他汀类药物，起始宜应用中等强度他汀治疗，根据个体降胆固醇疗效和耐受情况，适当调整剂量，若胆固醇水平不能达标，应与其他调脂药物联合使用。

高胆固醇血症、混合性高脂血症者选择以阿托伐他汀为代表的他汀类药物，他汀类药物不能达标者，可联合胆固醇吸收抑制剂，如依折麦布；高甘油三酯血症，TG≥5.7mmol/L，优先选用贝特类，如非诺贝特；烟酸类或高纯度鱼油制剂。

在使用调脂药物时，应定期监测。药物治疗开始后，4~8周复查血脂及天冬氨酸氨基转移酶（AST）、丙氨酸氨基转移酶（ALT）和血清肌酸激酶（CK），若血脂能达到目标值，逐步改为每6~12个月复查一次；若开始治疗3~6个月复查血脂仍未达标，则调整药物种类、剂量或联合治疗，再经4~8周后复查。达到目标值后延长为每6~12个月复查一次，长期坚持服药并保持生活方式改善。调脂药物治疗需个体化，治疗期间要监测安全性。若AST和ALT检测超过3倍正常上限，应暂停给药。停药后仍须每周复查肝功能，直至恢复正常。在用药过程中，应询问患者有无肌痛、肌压痛、肌无力、乏力及发热等症状，血清CK检测升高超过5倍正常上限应停药。

中医认为血脂异常属痰浊，主要是由于脾、肾、肝等功能紊乱，导致气机郁滞、痰浊化生、瘀阻脉络所致。治疗以理气、化痰、活血原则为主，可选用具有调脂作用的中药如山楂、苦丁、绞股蓝、石菖蒲等制成复方降脂汤、降脂茶、降脂饮、复方茵陈饮等汤剂服用，也可选择具有降脂作用的中成药如血脂康、脂必妥等。

📖 **知识链接** --

糖脂代谢病与"痰浊"

糖脂代谢病（glucolipid metabolic disorders，GLMD）是以糖、脂代谢紊乱为特征，由遗传、环境、精神、饮食等多种因素参与致病，以神经内分泌失调、胰岛素抵抗、氧化应激、慢性炎性反应、肠道菌群失调为核心病机，以高血糖、血脂失调、非酒精性脂肪性肝病、超重、高血压、动脉粥样硬化等单一或合并出现为主要临床表现，需要从整体上进行综合防控的疾病，属于中医"痰浊"的范畴。"痰浊"是因情志失调、饮食不节、禀赋不足或年老体衰等为主要原因，以肝失疏泄为上游和枢纽病机，以湿、痰、瘀、热、毒为主要病理产物，以情志抑郁或急躁、形体肥胖或消瘦、头身困重、口苦口黏、胸胁胀闷或疼痛、倦怠乏力、咽干口燥等为主要临床表现的一种病症。

四、健康管理

（一）个体健康管理

1.一般人群的健康指导与干预 对于未确诊或低危人群，主要通过健康教育提高人群对血脂异常及其危害因素的认识，主动改变不良生活方式。

2.中高危人群的健康指导与干预

（1）平衡膳食 ①控制每日热量摄入，调节到能够保持理想体重或减轻体重的每日热量摄入；②控制脂类摄入，饱和脂肪酸<总能量的7%、膳食胆固醇<300mg/d。脂肪摄入应优先选择富含 ω–3多不饱和脂肪酸的食物（如深海鱼、鱼油、植物油）。③合理碳水化合物，建议每日摄入碳水化合物占总能量的50%~65%。选择使用富含膳食纤维和低升糖指数的碳水化合物替代饱和脂肪酸，每日饮食应包含25~40g膳食纤维（其中7~13g为水溶性膳食纤维）。碳水化合物摄入以谷类、薯类和全谷物为主，其中添加糖摄入不应超过总能量的10%，对于肥胖和高TG血症者要求比例更低。④限制钠盐。膳食清淡，摄入食盐≤5g/d。

（2）戒烟限酒　男性每日摄入乙醇量小于20g/d，女性每天摄入乙醇量小于10g/d。

（3）适度运动　根据个体身体条件设定、在安全范围内推荐保持中等强度锻炼，如慢跑、游泳等，每天至少消耗200kcal热量。

（4）自我监控　可以通过设置图表的形式，指导高危个体针对自己的饮食、运动、体质指数、腰臀比以及其他与生活质量相关观察指标进行自我记录，不断改善生活方式。

（5）定期筛查　定期进行血脂测定，建议40岁以上男性和绝经后女性每年进行血脂检查；对于缺血性心血管疾病及其高危人群则应每3~6个月测量一次。首次发现血脂异常时应在2~4周内，再予复查。

3.中医特色方法　根据四诊收集的资料进行辨证论治，采用合适的方药进行治疗，必要时选用其他的中医方法进行调理。

（1）药膳　降胆固醇为主的中药有蒲黄、首乌、泽泻、人参、灵芝、当归、川芎、山楂、荷叶、薤白、大豆、陈皮、半夏、怀牛膝、柴胡等。降甘油三酯为主的中药有绞股蓝、银杏叶、女贞子、三七、枸杞、桑寄生、葛根、大黄、茶叶、大蒜、虎杖、决明子、马齿苋、月见草等。

常见的药膳方有首乌黑豆乌鸡汤、荷叶米粉肉、大蒜萝卜汁等。常用的茶饮有山楂荷叶茶、首乌决明茶、玫瑰茉莉茶、苑子白菊花茶等。常用的药膳粥有萝卜粥、薏苡仁玉米粥、荷叶粥、茯苓百合粥等。

（2）按摩　每天顺时针按摩腹部10分钟，同时可以揉按关元、神阙、中脘、天枢等穴位，起到健脾行气、温中化湿的功效。

（二）社区健康管理方案

1.对社区的血脂异常患者进行详细的评估　通过对群体健康进行监测、分析、评估，确定危险因素。评估工作包括对社区成员建立健康档案，进行问卷调查、数据分析、跟踪随访等。

2.健康教育为主体　社区健康教育形式有多种，包括开办健康讲座、发放健康教育资料、一对一的健康教育等。健康教育的主要目的是改善不良的生活方式。

3.个性化的健康管理　社区健康管理工作人员要熟悉管理对象的体重及血脂情况，帮助居民制订有针对性的饮食方案，做到合理摄入热量，三餐分配合理，不暴饮暴食，同时尽量减少脂肪的摄入，鼓励患者增加有助于降脂食物的比重，如蔬菜、水果、燕麦、鱼类等。

4.适量运动　根据社区居民实际情况制订合理的运动方案，组织社区内群体活动，如八段锦、太极拳等提高群体运动的积极性。

任务二　脂肪性肝病

一、概述

（一）概念

脂肪性肝病（fatty liver disease）是以肝细胞脂肪过度贮积和脂肪变性为特征的临床病理综合征，也称脂肪肝。临床上根据有无长期过量饮酒分为非酒精性脂肪性肝病和酒精性脂肪性肝病。非酒精性脂肪性肝病（non-alcoholic fatty liver disease，NAFLD）是一种与胰岛素抵抗和遗传易感密切相关的代谢应激性肝损伤，初期通常表现为单纯性脂肪肝，进而可发展成非酒精性脂肪性肝炎（non-alcoholic steatohepatitis，NASH）、肝硬化和肝细胞癌（hepato cellular carcinoma，HCC）。酒精性脂肪性肝病（alcoholic fatty liver disease，AFLD）是由于长期大量饮酒导致的肝脏疾病。初期通常表现为单纯性脂肪肝，进而可发展成酒精性肝炎、肝纤维化和肝硬化。严重酗酒时可诱发广泛肝细胞坏死，甚至引起肝功能衰竭。

（二）流行病学

脂肪性肝病正严重威胁人类的健康，成为仅次于病毒性肝炎的第二大肝病，发病率在不断升高，且发病年龄日趋年轻化。《非酒精性脂肪性肝病防治指南（2018）》指出，我国NAFLD患病率为5%~24%。中东地区和南美洲NAFLD患病率最高，分别为31.79%和30.45%，非洲患病率最低，为13.79%。

（三）危险因素

非酒精性脂肪肝发生的危险因素主要有高脂肪高热量膳食结构、多坐少动的生活方式、肥胖、高血压、血脂异常等。

酒精性脂肪肝发生的危险因素主要有饮酒量及时间、遗传易感因素、性别及其他肝、维生素A素缺少或维生素E水平下降等。

二、风险评估与预测

脂肪性肝病健康风险评估可参考表9-4的风险评估模型计分。

表 9-4 脂肪肝风险因素健康风险评估模型计分方法

编号	因素	水平	分值
1	性别	女	0
		男	1
2	年龄（岁）	18~29	0
		30~39	1
		40~59	2
		≥60	3
3	BMI（kg/m²）	<18.5	0
		18.5~23.9	0
		24.0~27.9	1
		≥28.0	2
4	腰围（cm）	<85（男）<80（女）	0
		≥85（男）≥80（女）	1
5	腰臀比	<0.9（男）<0.75（女）	0
		≥0.9（男）≥0.75（女）	1
6	收缩压（mmHg）	<120	0
		≥120	1
7	舒张压（mmHg）	<90	0
		≥90	1
8	吸烟情况	不吸烟	0
		曾经吸烟	1
		吸烟	2
9	饮酒情况	不饮酒	0
		饮酒	1
10	饮食习惯	荤素搭配	0
		其他	1
11~12	高强度/中低强度活动频率	每天	0
		5~6d/w	1
		3~4d/w	2
		1~2d/w	3
		1~3d/m	4
		<1d/m	5
13	坐姿时间（h/d）	2	0
		≥2	1
14	糖尿病家族史	无	0
		有	1
15	糖尿病患病史	无	0
		有	1
16	测量空腹血糖	从来没有/不清楚	0
		其他	1
17	测量胆固醇	从来没有/不清楚	0
		其他	1

注：得分≤11分为低风险，12~15分为中风险，≥16分为高风险。

三、临床表现、诊断与治疗

（一）临床表现

通常脂肪含量超过肝脏重量的5%~10%时为轻度脂肪肝，超过10%~25%为中度脂肪肝，超过25%为重度脂肪肝。

脂肪肝的临床表现多样，疲乏感是脂肪肝患者最常见的自觉症状。轻度脂肪肝多无临床症状，患者多于体检时偶然发现。中、重度脂肪肝有类似慢性肝炎的表现，可有食欲不振、疲倦乏力、恶心、呕吐、肝区或右上腹隐痛等。此外，脂肪肝患者也常有舌炎、口角炎、皮肤瘀斑、四肢麻木、四肢感觉异常等。

（二）诊断

NAFLD的临床诊断标准为：凡具备下列第①~⑤项和第⑥或第⑦项中任何一项者即可诊断为NAFLD。①有易患因素，如肥胖、2型糖尿病、高脂血症等；②无饮酒史或饮酒折合乙醇量男性≤140g/周，女性≤70g/周；③排除病毒性肝炎、药物性肝病、全胃肠外营养肝豆状核变性和自身免疫性肝病可导致脂肪肝的特定疾病；④除原发疾病的临床表现外，可有乏力、肝区隐痛、肝脾大等症状及体征；⑤血清转氨酶或r-GT转铁蛋白升高；⑥符合脂肪性肝病的影像学诊断标准；⑦肝组织学改变符合脂肪性肝病的病理学诊断标准。

AFLD的临床诊断标准为：长期大量饮酒是诊断酒精性脂肪肝的必备条件。一般饮酒史超过5年，折合乙醇量男性≥40g/d，女性≥20g/d，或2周内有大量饮酒史，折合乙醇量>80g/d。结合患者的临床症状、实验室检查结果、肝脏B超或CT检查有典型表现，可作出诊断。

（三）治疗

1.NAFLD的治疗 患者肝组织学改变处于单纯性脂肪肝阶段，治疗的首要目标是减肥和改善胰岛素抵抗，预防和治疗2型糖尿病等相关并发症；次要目标是降低NASH及急慢性肝功能衰竭的发生率。NASH和脂肪性肝纤维化患者要阻止肝病进展，减少肝硬化、HCC及其并发症的发生。

NAFLD治疗中，改变不良生活方式，控制体质指数和腰围是基础措施，具体可参见本任务健康管理部分。对NAFLD已有肝炎的患者，除了改变不良生活方式外，还需采用药物治疗，多选用多烯磷脂酰胆碱、维生素E、还原型谷胱甘肽等。合并2型糖尿病的NAFLD患者，使用胰岛素受体增敏剂如二甲双胍、噻唑烷二酮类药物。伴有血脂高的NAFLD可在综合治疗的基础上应用降血脂药物，但需要检测肝功能。

2.AFLD的治疗 AFLD的治疗目标是：减轻酒精性肝病的严重程度，改善已存在的继发性营养不良和对症治疗酒精性肝硬化及其并发症。

针对AFLD患者，美他多辛有助于改善乙醇中毒。糖皮质激素可缓解重症酒精性肝炎症状，改善生化指标。其他药物，如S-腺苷甲硫氨酸也有一定的疗效。

3.中医治疗　中医无脂肪肝病名，一般可归属于"积证""积聚""痰浊""肥气"等范畴，常见的证候及治疗如下：①肝胃不和型，可见肝区胀痛、肝脏肿大、恶心、腹胀等症状，治疗以疏肝和胃为主，主要用柴胡疏肝散加减。②肝胆湿热型，可有肝区胀痛、肝脏肿大、口苦口干、恶心、大便秘结、小便短赤等症状，治疗以清热利湿为主，用小柴胡汤和黄连温胆汤加减。③脾虚湿盛型，可有肝区不适、乏力、纳少、餐后腹胀，伴有大便溏、小便清长等症状，治疗以健脾化湿为主，主要用六君子汤和平胃散加减。

四、健康管理

（一）个体健康管理

1.一般人群的健康指导与干预　对于一般人群主要通过健康教育提高人群对脂肪肝及其危险因素的认识，主动改变不良生活方式。

2.高危人群的健康指导与干预

（1）健康教育　通过健康教育，加强自我监督。可以设置图表，让高危个体针对自己的饮食、运动、体质指数、腰臀比以及其他与生活质量相关的观察指标进行自我记录，以不断改善个体生活方式。

（2）合理膳食　结合是否肥胖、血糖、血脂异常相关内容制订饮食计划。

（3）适度运动　主张以中等量有氧运动为主，每周5次以上，累计运动时间至少150分钟。运动处方可参照肥胖症制订。

（4）控制体重　控制体重目标是体质指数<24kg/m^2，男性腰围<85cm，女性腰围<80cm。

（5）高血压、血脂异常、血糖异常的干预　改善不良生活方式和进行药物干预。

（6）定期筛查　定期进行肝脏B超、血清酶学等检查，以期达到对脂肪性肝病的早发现、早诊断、早治疗。

3.患病人群的生活方式干预

（1）NAFLD患者的健康指导与干预

1）控制体重　对于超重、肥胖的NAFLD患者，通过健康饮食和加强锻炼的生活方式以纠正不良行为。1年内减重3%~5%可改善代谢综合征和逆转单纯性脂肪肝，体重下降7%~10%能显著降低血清氨基酸转移酶水平并改善NASH，体重下降10%以上并维持1年可逆转肝纤维化。

2）合理膳食　合并超重/肥胖的脂肪肝患者，建议每日减少500kcal热量饮食，在半年内体重下降5%~10%。NAFLD患者减少含蔗糖或果糖饮料以及饱和脂肪酸（如动物脂肪）和反式脂肪酸（如油炸食品）的摄入，增加膳食纤维（豆类、谷物类、蔬菜和水果等）含量。合并营养不良的脂肪肝患者，需在营养师指导下保证热量氮质正平衡，并补充维生素和微量元素。

3）保持运动习惯　避免久坐少动，根据患者兴趣并以持之以恒为原则选择体育锻炼方式。每天坚持中等量有氧运动30分钟，每周5次；或每天高强度有氧运动20分钟，每周3次；同时做8~10组抗阻训练，每周2次。

（2）AFLD患者的健康指导与干预

1）戒酒　完全戒酒是酒精性肝病最主要和最基本的治疗措施。乙醇依赖者戒酒过程中要及时预防和治疗乙醇戒断综合征，可用安定类镇静治疗。

2）营养支持　在戒酒的基础上提供高蛋白、低脂饮食，并注意补充B族维生素、维生素C、维生素K及叶酸。酒精性肝硬化患者主要补充蛋白质热量的不足，重症酒精性肝炎患者应考虑夜间加餐（约700kcal/d）。韦尼克脑症状明显者及时补充B族维生素。

4.追踪随访　在确定干预措施和目标后，对高危人群和患者应定期随访。随访监测项目包括：饮酒量、运动量、肥胖相关指标、代谢综合征各检查数据、血清酶谱和肝脏影像学的变化以及可能存在的不良反应等，以便及时调整干预方案。

脂肪肝患者应每半年测量体质指数、腰围、血压、肝功能、血脂和血糖，每年做上腹部（包括肝脏、胆囊和脾脏）超声检查。根据患者实际情况并参照相关疾病指南，筛查肝癌、冠心病、脑卒中及肝硬化的并发症等，及时调整指导干预及治疗方案。

5.中医特色方法　根据四诊收集的资料进行辨证论治，除采用合适的方药进行治疗外，日常生活中也可以用茶饮进行调理，常见的有：①减肥健身茶，主要成分是绿茶、决明子、麦芽、山楂、麦冬、荷叶；主要功效是平肝清热、润肠通便、降脂减肥、醒脾提神。②三花减肥茶，主要成分是玫瑰花、茉莉花、荷叶；主要功效是行气通下减肥、调节机体功能。

另外从按摩方面保健，主要选取健脾祛湿、疏肝理气的穴位。如行间、涌泉、丰隆、百会、阴陵泉，每天定时揉按，可以起到降脂养生的目的。

（二）社区健康管理方案

1.健康教育　通过科普脂肪肝相关知识，提高社区人员的自我监督，设置能让患者针对自己的饮食、运动、体重、腰围以及与生活质量相关观察指标进行自我记录的图表，完善个体化的饮食和运动计划。

2.饮食干预　参考个体健康管理中的定期随访。

3.**运动干预** 组织中等量有氧群体运动（如骑自行车、快速步行、跳舞等），每周4次以上，累计时间至少150~250分钟，运动后靶心率>170-年龄，每周最好进行2次轻或中度阻力性肌肉运动（举哑铃、俯卧撑等）。

4.**定期随访** 参考个体健康管理中的定期随访。

任务三 肥胖症

一、概述

（一）概念

肥胖症（obesity）指体内脂肪堆积过多和（或）分布异常的慢性代谢性疾病。

（二）流行病学

《中国居民营养与慢性病状况报告（2020年）》显示，中国居民超重肥胖的形势严峻，成年居民超重率和肥胖率分别为34.3%和16.4%；6至17岁儿童青少年超重率和肥胖率分别为11.1%和7.9%；6岁以下儿童超重率和肥胖率分别为6.8%和3.6%。中国18岁及以上居民男性和女性的平均体重分别为69.6kg和59kg。近年来，城乡各年龄组居民超重、肥胖率继续上升。

（三）危险因素

1.**遗传因素** 多项研究表明单纯性肥胖具有遗传倾向。

2.**不良生活习惯** 包括长期久坐、缺乏运动。

3.**不良饮食习惯** 主要表现为进食过量，摄入高蛋白质高脂肪、高碳水化合物食物过多，能量的总摄入超过能量消耗。此外，经常性的暴饮暴食、夜间加餐、喜食零食，也是发生肥胖的重要原因。

4.**饮酒** 饮酒量会增加患肥胖症的风险，男性酗酒增加肥胖症风险高于女性。

5.**吸烟** 肥胖症患者的吸烟率高于无肥胖症患者，且吸烟次数与肥胖发生呈正相关。

二、风险评估与预测

依据2014年《美国临床内分泌学会肥胖诊断实践框架》对肥胖进行风险预测与管理（表9-5）。

表 9-5 肥胖及其并发症的预测与管理

诊断			复杂特殊性阶段与治疗	
体质指数 BMI [kg/(m²)]	临床伴随疾病	疾病阶段	慢性病预防阶段	建议治疗方案
<25 或 <23 （在某些种族中）		正常体重 （没有肥胖）	一级预防	健康生活方式：健康的饮食计划或体育活动
25~29.9 或 23~24.9 （在某些种族中）	评估与肥胖相关的并发症及严重并发症的存在与否： ●代谢综合征	超重阶段0级 （没有并发症）	二级预防	生活方式治疗：减少卡路里的健康饮食计划或适当的体育锻炼或改变习惯
≥30 或 ≥25 （在某些种族中）	●糖尿病前期 ●2型糖尿病 ●血脂异常 ●高血压 ●心血管疾病 ●非酒精性脂肪肝	肥胖阶段0级 （没有并发症）	二级预防	①生活方式治疗：减少卡路里的健康饮食计划或适当的体育锻炼或改变习惯。②减肥药物治疗：如果生活方式治疗失败，体重继续上升（BMI≥27）
≥25 或 ≥23 （在某些种族中）	●多囊卵巢综合征 ●女性不孕 ●男性性腺功能减退 ●阻塞性睡眠呼吸暂停综合征 ●哮喘/活性呼吸道疾病	肥胖阶段1级 （一种或以上的并发症）	三级预防	①生活方式治疗：减少卡路里的健康饮食计划或适当的体育锻炼或改变习惯。②减肥药物治疗：如果生活方式治疗未达到预期或者与生活方式治疗同时进行（BMI≥27）
≥25 或 ≥23 （在某些种族中）	●骨关节炎 ●尿道压力/尿失禁 ●胃食管反流性疾病 ●抑郁	肥胖阶段2级 （至少一种严重并发症）	三级预防	①生活方式治疗：减少卡路里的健康饮食计划或适当的体育锻炼或改变习惯。②增加减肥药物治疗：与生活方式治疗同时进行（BMI≥27）。③考虑进行减重手术（BMI≥35）

肥胖超重/肥胖的诊断阶段：0级、1级、2级和肥胖是动态变化的。肥胖病的每个阶段评价标准：0级=没有并发症，1级=轻度至中度，2级=严重期。

三、临床表现、诊断与治疗

（一）临床表现

肥胖症不仅会引起容貌外观的变化，还可能造成社会适应不良、心理障碍和生理功能受损。

男性脂肪分布以颈项部、躯干部和头部为主，而女性则以腹部、下腹部、胸部及臀部为主。肥胖症身材外形显得矮胖、浑圆，脸部上窄下宽，双下颏，颈粗短，向后仰头枕部皮褶明显增厚。胸圆，肋间隙不显，双乳增大。站立时腹部向前凸出而高于胸部平面，脐孔深凹。短时间明显肥胖者在下腹部两侧、双大腿和上臂内侧上部和臀部外侧可见细碎紫纹或白纹。儿童肥胖者外生殖器埋于会阴皮下脂肪中而使阴茎显得细小而短。手指、足趾粗短，掌指关节突出处皮肤凹陷。

轻至中度原发性肥胖可无任何自觉症状，重度肥胖者则多有怕热，活动能力降低，甚至活动时有轻度气促，睡眠时打鼾。

临床上肥胖症可并发冠心病、高血压、低通气综合征、血脂异常、糖耐量异常、糖尿病等疾病，还可以引起睡眠呼吸暂停综合征、胆囊疾病、高尿酸血症、骨关节病、静脉血栓、生育功能受损（女性出现多囊卵巢综合征）以及某些癌肿（女性乳腺癌、子宫内膜癌、男性前列腺癌、结肠和直肠癌等）发病率增高，且麻醉或手术并发症增多。

（二）诊断

对于肥胖症的诊断，目前国内外诊断标准尚未统一，主要采用的指标有体质指数、腰围或者腰臀比及体脂率。

《中国2型糖尿病防治指南（2017年版）》将超重标准设为BMI ≥ 24，肥胖标准为BMI ≥ 28和（或）中心型肥胖（男性腰围 >90cm，女性腰围 ≥ 85cm，男性腰臀比 >0.9，女性腰臀比 >0.85）。

人体脂肪重量在总体重中所占的比例称为体脂率，又称体脂百分数。一般来说正常成年男性体脂率为10%~20%，女性为15%~25%，男性体脂率 >25%，女性 >30%，可考虑为肥胖。

（三）治疗

肥胖症的治疗目标是强调合理地减轻体重，减少肥胖并发症的风险，并对已出现并发症的患者进行针对性的治疗。

1.行为治疗　通过宣传教育使患者及其家属对肥胖症及其危害性有正确的认识，从而配合治疗、采取健康的生活方式。

2.药物治疗　只是行为治疗的辅助方法，不应单独应用。常用减肥药物如下。

（1）奥利司他　是胃、胰脂肪酶抑制剂，减慢胃肠道中食物脂肪水解过程，减少对脂肪的吸收，促进能量负平衡从而达到减重效果。常见不良反应有轻度消化系统副作用如肠胃胀气、大便次数增多和脂肪便等，需关注是否影响脂溶性维生素吸收等，已有引起严重肝损害的报道。本药尚需长期追踪及临床评估。

（2）氟西汀　主要通过下丘脑调节摄食的神经递质如儿茶酚胺而减肥。可引起不同程度口干、失眠、乏力、便秘、月经紊乱、心率增快和血压增高等副作用。老年人及糖尿病患者慎用。高血压、冠心病、充血性心力衰竭、心律不齐或脑卒中患者禁用。

（3）二甲双胍　可以促进组织摄取葡萄糖和增加胰岛素的敏感性，能使肥胖的2型糖尿病患者体重不同程度减轻，也可减轻其他降糖药对体重的不良影响。

（4）利拉鲁肽　是一种胰高血糖素样肽-1（Glucagon-like Peptide，GLP-1）类似物。在控制血糖同时有减轻体重的作用，其减重作用与抑制食欲、缓解胃内容物排空有关。

3.外科手术治疗   对极度肥胖或严重肥胖并发症的患者，或因肥胖症引起心肺功能不全等使用其他减肥治疗方法长期无效的患者，经过专业评估可考虑胃肠手术和局部去脂术等外科手术。

4.中医治疗   肥胖症属于中医"肥胖"范畴，阳气虚衰，痰湿偏盛为主要病机，常见证型有胃热火郁、痰湿内盛、气郁血瘀、脾虚不运、脾肾阳虚等，经中医辨证予清胃泻火、化痰利湿、理气解郁、健脾益气、温阳化气等治疗。

四、健康管理

（一）个体健康管理

针对不同的目标人群采取三级预防措施。

1.一级预防   适用于健康人群的群体预防。定期监测抽样人群的体重变化，积极做好宣传教育。提倡膳食平衡，防止能量摄入超过能量消耗。减少脂肪的摄入量，增加蔬菜和水果比例。有意识地多进行中、低强度的体力活动。传播健康的生活方式，戒烟、限酒和限盐。要提醒有肥胖倾向的人群（特别是腰围超标者），定期检查与肥胖有关疾病的危险指标，尽早发现高血压、血脂异常、冠心病和糖尿病等隐患，并及时治疗。

2.二级预防   适用于超重阶段人群的干预，对具有肥胖症高危险因素的个体和人群，重点预防其肥胖程度进一步加重，并预防出现与肥胖相关的并发症。提高对高危个体和人群的体重控制目标，减少和消除发生并发症的危险因素。干预措施如下。

（1）平衡膳食   蛋白质、碳水化合物和脂肪提供的能量比分别是15%~20%、60%~65%和25%左右。必要时在营养师指导下，制订限制能量饮食，常采用饮食日记对每天的食物进行定量估计。强调健康的饮食习惯，增加谷物和富含纤维素食物以及蔬菜、水果的摄取，适量增加低脂食物，减少高脂食物的摄入。

（2）体力活动   减少久坐（如长时间看电视或者使用计算机），本着循序渐进和安全第一的原则，根据患者的运动能力和健康状况制订运动方案，建议患者每天进行30~60分钟中等强度的体力活动。

3.三级预防   即对肥胖症和伴有并发症的患者针对性干预。在二级预防的基础上，兼顾以下目标。

（1）控制每天热量摄入   在习惯饮食的基础上减少15%~30%的能量摄取；或者每天减少能量摄入600kcal，每周体重减轻0.5kg。建议的饮食类型有三种，分别是每天1200kcal以上的饮食计划为低热量平衡饮食（HBD）；每天提供总热量在800~1200kcal为低热量饮食（LCD）；每天不足800kcal热量为极低热量饮食（VLCD）。VLCD治疗一般仅限于少数患者的短时间治疗，治疗期间需要进行密切的医疗监护，VLCD不适用于儿童、青少年、老年人以及妊娠期或者哺乳期妇女。LCD和VLCD饮食可能导致微量营养素的缺乏，需谨慎使用，应定期监控患者身体状况。

（2）减轻体重　推荐在6个月体重下降5%~15%；严重程度肥胖（如BMI>35kg/m²）需要体重减轻20%或以上。

（3）兼顾肥胖并发症的管理　主要包括血脂紊乱、2型糖尿病、高血压、睡眠呼吸暂停综合征和骨关节炎的治疗以及相关精神－心理障碍的干预。

4.中医特色方法

（1）药食结合　在辨证论治的基础上，可酌情选用荷叶、泽泻、薏苡仁、赤小豆、茯苓、猪苓、芦荟、决明子、番泻叶、冬瓜皮、车前子、何首乌等健脾祛湿、利尿逐水之品，并在茶饮、药膳、食疗中适当应用。

（2）其他方法　合理运用针灸、穴位敷贴、穴位埋线、推拿点穴、循经刮痧等中医非药物疗法可有助于改善患者的肥胖症状。

1）针刺疗法　多以胃经、脾经、任脉上的腧穴为主。隔日1次，每次留针20~30分钟，10次为1个疗程。腹部穴位可用电针。

2）推拿疗法　通过穴位的选取结合不同手法的运用，在肥胖的调理上具有良好效果且安全无创。

3）穴位埋线疗法　多以近部结合远部选穴为主，多选用背俞穴、募穴和夹脊穴，目前临床主要应用0号和1号羊肠线。

4）穴位敷贴　将不同配比药物研成粉末，混合均匀后，加入甘油调成膏状，制成药贴，贴于腹部的气海、关元、中脘，用胶布固定，每晚保留6~8小时后由患者自行取下。每日1次，共3个月。治疗实证药物有制南星、三棱、莪术、大黄、冰片；治疗虚证药物有太子参、白术、茯苓、泽泻、冰片。

5）耳穴贴压　将王不留行籽用胶布贴压耳穴，饥点、脾、臀、腹相应部位耳穴，实证配直肠、肺，虚证配肾。嘱患者每次进餐前半小时自行按压耳穴5~10分钟，以耳廓热胀潮红为佳。

6）腰腹按摩　以中医经络理论为指导，结合手法补泻的原则：轻为补，重为泻；慢为补，快为泻；顺时针为补，逆时针为泻。

（二）社区健康管理

1.健康评估　对社区超重、肥胖人群进行筛查，评估患者身体状况且是否合并代谢性疾病。

2.宣传教育　将预防和控制肥胖的措施纳入宏观的公共卫生项目，科普肥胖的健康危害。鼓励膳食均衡，宣传合理营养知识。引导群众进行体育锻炼，在学校、机关、社区和团体创造进行体力活动的环境、机会和氛围，尽可能增加活动场地和器械，有计划地组织活动；在公共建筑、居住小区、学校、公园、购物中心的设计中考虑让公众有体力活动的机会和条件。

3.饮示指导和运动干预　参考个体健康管理对不同危险级别的人群进行相对应指导。

任务四　2型糖尿病

一、概述

（一）概念

糖尿病是一种由多病因引起的以慢性高血糖为特征的代谢性疾病。高血糖是由于胰岛素分泌和（或）作用缺陷所引起，长期存在的高血糖会导致多系统损害，特别是眼、肾脏、心脏、血管、神经的慢性进行性损害、功能障碍。

按病因将糖尿病分为1型糖尿病、2型糖尿病、特殊类型糖尿病和妊娠糖尿病4种类型。本书主要介绍2型糖尿病。

（二）流行病学

根据《中国2型糖尿病防治指南（2020版）》数据提示，30多年来，我国成年人糖尿病患病率显著增加。2015至2017年达到11.2%，各民族有较大差异，各地区之间也存在差异。糖尿病人群中2型糖尿病占90%以上。

（三）危险因素

1.遗传因素　不同国家和民族2型糖尿病患病率不同。糖尿病患者亲属中的患病率比非糖尿病患者亲属高4~8倍。

2.超重和肥胖　不论地理、环境、经济发展程度及种族，超重和肥胖均与2型糖尿病发病率明显相关。

3.体力活动不足　体力活动不足的人群与运动人群相比，2型糖尿病的患病率相差2~6倍。

二、风险评估与预测

1.评估及筛查方法　可参考《中国2型糖尿病防治指南（2020年版）》（表9-6）判断糖尿病。患病风险的初始分数是25分，故总分≥25分，需做口服糖耐量试验（OGTT）试验进行糖尿病筛查。

表 9-6　中国糖尿病风险评估表

危险因素	得分（分）	危险因素	得分（分）
①年龄（岁）		80~84.9（男）或75~79.9（女）	5
20~24	0	85~89.9（男）或80~84.9（女）	7
25~34	4	90~94.9（男）或85~89.9（女）	8
35~39	8	≥90（男）或≥90（女）	10
40~44	11	④收缩压（mmHg）	
45~49	12	<110	0
50~54	13	110~119	1
55~59	15	120~129	3
60~64	16	130~139	6
65~74	18	140~149	7
②体质指数BMI［kg/（m²）］		150~159	8
<22	0	≥160	10
22~23.9	1	⑤家族史	
24~29.9	3	没有	0
≥30	5	有	6
③腰围（cm）		⑥性别	
<75（男）或<70（女）	0	男	2
75~79.9（男）或70~74.9（女）	3	女	0

2.筛查结果的处理　如果测试结果正常，最少每3年重复检测一次。对未来罹患糖尿病风险增加的个体中，应进行心血管疾病风险评估，并适时控制其心血管疾病危险因素。

三、临床表现、诊断与治疗

（一）临床表现

美国糖尿病学会（ADA）将糖尿病的自然病程分为三个临床阶段，即正常糖耐量（NGT）、血糖稳定机制损害（IGH）及糖尿病阶段，IGH包括空腹血糖异常（IFG）及糖耐量减低（IGT）。

2型糖尿病患者多为40岁以上成年人和老年人，多肥胖、起病较缓慢、病情较轻，不少患者可长期无典型的"三多一少"（多饮、多尿、多食、消瘦），有些患者通过体检或出现并发症时才被诊断为糖尿病。急性应激可诱发非酮症高渗性糖尿病昏迷或糖尿病酮症酸中毒。长期病程可出现各种慢性并发症。

2型糖尿病的慢性并发症包括大血管并发症及微血管并发症。

1.大血管并发症 大、中动脉粥样硬化主要侵犯主动脉、冠状动脉、大脑动脉、肾动脉和肢体外周动脉等，临床上引起冠心病、缺血性或出血性脑血管病、高血压，肢体外周动脉粥样硬化常以下肢动脉病变为主，表现为下肢疼痛、感觉异常和间歇性跛行，严重者可致坏疽。

2.微血管并发症 常见的包括糖尿病视网膜病、糖尿病肾病和糖尿病神经病变。

（1）糖尿病视网膜病 是最常见的微血管并发症，其发病率随年龄和糖尿病病程增长而增加，糖尿病病史超过10年者，半数以上有视网膜病变，是成年人失明的重要原因。

（2）糖尿病肾病 约20%的2型糖尿病患者会出现糖尿病肾病。

（3）糖尿病神经病变 多发性周围神经病变最常见，通常为对称性，下肢较上肢严重，病情进展缓慢。常见症状为肢端感觉异常，呈手套或短袜状分布，有时痛觉过敏；随后出现肢痛，呈隐痛、刺痛或烧灼样痛，夜间及寒冷季节加重。

（4）糖尿病皮肤病变 是糖尿病最常见的并发症之一，其特点为病变范围广，种类多，损害全身任何部位的皮肤，发生于糖尿病的各个时期。皮损通常呈红色面孔、皮肤疱疹、颈部毛囊炎、瘙痒、感觉异常、汗多、足部坏疽、黄色瘤等。皮肤损害可加重糖尿病的病情，皮肤改变可因糖尿病的不良控制而加重。

（5）感染 糖尿病患者除常发生疖、痈等皮肤化脓性感染，还容易引起肺结核、尿路感染等。

（二）诊断

参照《中国2型糖尿病防治指南（2020年版）》，糖尿病的诊断标准如表9-7所示。

表 9-7　糖尿病的诊断标准

诊断标准	静脉血浆葡萄糖或 HbA$_{1c}$ 水平
典型糖尿病症状	
加上随机血糖	≥11.1mmol/L
或加上空腹血糖	≥7.0mmol/L
或加上 OGTT2h 血糖	≥11.1mmol/L
或加上 HbA$_{1c}$	≥6.5%
无糖尿病典型症状者，需改日复查确认	

注：OGTT为口服葡萄糖耐量试验；HbA$_{1c}$为糖化血红蛋白。典型糖尿病症状包括烦渴多饮、多尿、多食、不明原因体重下降；随机血糖指不考虑上次用餐时间，一天中任意时间的血糖，不能用来诊断空腹血糖受损或糖耐量减低；空腹状态指至少8小时没有进食热量。

（三）治疗

2型糖尿病的治疗目标是纠正糖代谢紊乱，预防和延缓糖尿病并发症的发生和进展，降低致残率和死亡率，并改善患者的生存质量。

2型糖尿病的治疗策略是综合性的，包括血糖、血压、血脂、体重的控制，抗血小板治疗和改善生活方式等措施。生活方式干预是2型糖尿病的基础治疗措施，单纯生活方式干预效果不理想，可以进行中药、西药治疗（表9-8）。

表 9-8　治疗糖尿病的常用药物

	类型	代表药
西药	双胍类药物	二甲双胍
	磺脲类药物	格列喹酮、格列苯脲
	糖苷酶抑制剂	阿卡波糖、伏格列波糖
	噻唑烷二酮类（TZDs）	格列酮类
	格列奈类	瑞格列奈
	二肽基肽酶4抑制剂（DPP-4抑制剂）	沙格列汀、维格列汀
	钠-葡萄糖协同转运蛋白2抑制剂（SGLT2抑制剂）	达格列净、伊格列净
	胰高血糖素样肽-1受体激动剂（GLP-1受体激动剂）	艾塞那肽、洛塞那肽
	胰岛素	人胰岛素
中成药	芪蛭降糖片/胶囊、金芪降糖片、降糖甲颗粒、芪明颗粒、养阴降糖片/颗粒、糖脉康片/胶囊/颗粒、消渴平片、消渴灵片、渴乐宁胶囊	

二甲双胍为2型糖尿病患者控制高血糖的一线用药和药物联合中的基本用药。磺脲类药物、格列奈类药物、α-糖苷酶抑制剂、TZDs、DPP-4抑制剂、SGLT2抑制剂、GLP-1受体激动剂和胰岛素是主要联合用药。一种降糖药治疗血糖不达标者，应采用2种甚至3种不同作用机制的药物联合治疗，也可加用胰岛素治疗。2型糖尿病患者HbA_{1C}不达标时可根据低血糖风险、体重、经济条件、药物可及性等因素选择联用药物。无论HbA_{1C}水平是否达标，2型糖尿病患者合并动脉粥样硬化疾病、动脉粥样硬化疾病高风险、心力衰竭或慢性肾脏病，建议首先联合有心血管疾病和慢性肾脏病获益证据的GLP-1受体激动剂或SGLT2抑制剂。

2型糖尿病属于中医"痹浊""消渴"范畴，常见证型有肝郁脾虚、痰湿阻滞、湿热内蕴、气阴两虚、脾肾阳虚、痰瘀互结等，经中医辨证予疏肝健脾、化痰祛湿、清热化湿、益气养阴、温补脾肾、化痰祛瘀等治疗。

四、健康管理

（一）个体健康管理

糖尿病的防治主要有一、二、三级预防。

1.**一级预防**　主要针对一般人群，以控制2型糖尿病的危险因素为目标，主要措施如下。

（1）健康教育　提高人群对糖尿病防治的知晓度和参与度，倡导合理膳食、控制体重、适量运动，保持心理平衡。

（2）适当的体育锻炼和体力活动　推荐中等强度体力活动至少保持150分/周。

（3）合理膳食　避免能量的过多摄入，尤其要控制碳水化合物的摄入，增加膳食纤维摄入量，饱和脂肪酸摄入占比30%以下。

（4）戒烟、限酒。

2.二级预防　主要针对高危人群，目标是早发现、早诊断和早治疗2型糖尿病患者，具体措施如下。

（1）健康教育　同一级预防健康教育。

（2）加强筛查　在高危人群中定期筛查葡萄糖耐量试验。对于一些因大血管病变、高血脂、肥胖及其他与糖尿病有关的疾病住院者，应进行常规筛查。

（3）生活方式干预　通过干预使BMI达到或接近$24kg/m^2$，或体重至少减少5%~7%。饮食上总能量至少每日减少400~500kcal。食用含完整谷物的食物（占谷物摄入的一半）；增加膳食纤维摄入量，饱和脂肪酸摄入占比30%以下。运动每周250~300分钟，同时还要戒烟。

3.三级预防　以延缓已发生的糖尿病并发症的进展、降低致残率和死亡率，改善患者生存质量为目标，强调对2型糖尿病患者的定期随访。随访主要内容包括监测血糖、血脂和血压等代谢控制情况，同时对易出现并发症的眼、心脏、肾脏、足等器官进行健康风险评估和检查方案，及时发现糖尿病并发症。

4.中医特色方法

（1）药食结合　肺热津伤上消者饮食宜清淡，忌辛辣、肥甘等，多食具有清热生津作用的新鲜蔬果，可用山药煮熟代食。胃热炽盛中消者消谷善饥，应节制饮食，防暴饮暴食，若饮食后仍感饥饿者，可多食豆渣、燕麦、荞麦、蔬菜等充饥。下消者，在饮食疗法基础上，可加入黑豆、猪骨、芝麻、山药等补肾、健脾之品。

（2）按摩　2型糖尿病患者伴乏力、腰背酸痛者，可以按摩背腰部。手掌匀力推揉脊柱两侧，或用按摩棒等敲打后颈到腰骶，重点按揉胰俞、胃俞、肾俞和局部阿是穴。2型糖尿病患者腹满、大便不畅者，按摩腹部。双手掌互擦至掌热，左手掌压右手掌紧贴神阙穴，顺时针用力推揉。2型糖尿病患者头晕、乏力、眠差，或下肢麻木者，按摩肢体。以手指点按足三里、三阴交2分钟，以酸胀为度，手擦涌泉穴以透热为度。

（3）艾灸　2型糖尿病患者乏力，抵抗力降低，下肢无力者，灸足三里，对准足三里约距0.5~1寸，悬灸，每侧10~15分钟。2型糖尿病患者畏寒肢冷，或男子阳痿、抵抗力降低者，灸关元。对准关元穴距0.5~1寸，悬灸，每次10~15分钟。

（4）针刺　常用选穴为脾俞、膈俞、胰俞、足三里、三阴交，配穴为肺俞、胃俞、肝俞、中脘、关元、神门、然谷、阴陵泉等。针刺方法为缓慢捻转、中度刺激、平补平泻，每日或隔日1次，每次留针15~20分钟，10次为1个疗程。疗程间隔3~5日。

（5）耳穴 常用的穴位有胰、胆、肝、肾、缘中、屏尖、交感、下屏尖，配穴为渴点、饥点。根据主证及辨证分型，每次选穴5~6个。选定耳穴寻得敏感点后，将王不留行置于相应耳穴处，用胶布固定，用示、拇指捻压至酸沉麻木，每日自行按压3次。

（6）足浴 常用中药处方为当归10g、赤芍9g、川芎12g、桂枝10g、红花10g、鸡血藤15g、伸筋草10g。上述药物加水500ml煎熬，现配现用，水温38~42℃，药剂以浸没双足内外踝关节上2寸为准，隔日1次，每次30分钟。10次为1个疗程，总计5个疗程。多用于糖尿病周围神经病变及下肢血管病变。

（7）其他方法 注重"节喜怒""减思虑"，保持情志调畅，有利于病情的控制和康复。对于中年肥胖者，改善痰湿体质，对防治糖尿病有积极的意义。

（二）社区健康管理

1.健康教育 编制糖尿病知识手册，在社区内发放和讲解，开办糖尿病防治知识宣传栏。在社区内每季度开展1次咨询服务活动，请糖尿病专科医护人员进行现场咨询和义诊服务，内容包括糖尿病发生的病因及发展过程、主要临床表现及可能发生的并发症；如何控制饮食及计算食物所含的热量；并发症的预防和处理；降糖药物及胰岛素的应用知识。指导护理技能训练，包括运动疗法、自我监测血糖的方法、胰岛素注射部位的选择、注射方法及注意事项、足部护理方法等。鼓励重症患者记生活日记，积极参加上级医院组织的糖尿病教育相关专题讲座，鼓励血糖控制较好的患者进行言传身教，同时建议家属陪同学习。

2.体育锻炼 结合社区具体情况，组织合适的群体运动，如羽毛球、慢跑等。应进行有规律的有氧运动，每天30~60分钟，每天一次或每周4~5次。

3.血糖监测

（1）糖化血红蛋白 对患者每3个月检测1次，一旦达到治疗目标可每6个月检查1次。

（2）指导患者自我监测血糖 开始血糖监测前由医护人员对糖尿病患者进行监测技术和监测方法指导。自我血糖监测次数取决于病情治疗目标和治疗方案。因血糖控制差或病情危重而住院治疗者，应每天监测4~7次血糖或根据治疗需要监测血糖，直到血糖得到控制。采用生活方式干预控制糖尿病的患者，可根据需要如每1~2周进行一天的血糖监测。使用口服降糖药者可每周监测2~4次空腹和（或）餐后血糖，血糖有波动时可以在就诊前一周内连续监测2~3天，每天监测7个时间点的血糖（早午晚三餐前后和睡前）。使用基础胰岛素的患者应测空腹血糖，根据空腹血糖调整睡前胰岛素的剂量；使用预混胰岛素者应监测空腹和晚餐前血糖，根据空腹血糖调整晚餐前胰岛素剂量，根据晚餐前血糖调整早餐前胰岛素剂量；使用餐时胰岛素患者应监测餐后血糖或餐前血糖，并根据餐后血糖和下一餐前血糖调整上一餐前的胰岛素剂量。

任务五　高尿酸血症与痛风

一、概述

（一）概念

高尿酸血症是嘌呤代谢紊乱引起的代谢异常综合征。血尿酸超过其在血液或组织液中的饱和度可在关节局部形成尿酸盐晶体并沉积，诱发局部炎症反应和组织破坏，即为痛风；可在肾脏沉积引发急性肾病、慢性间质性肾炎或肾结石，称为尿酸性肾病。高尿酸血症和痛风是慢性肾病、高血压、心脑血管疾病及糖尿病等的独立危险因素。高尿酸血症和痛风是多系统受累的全身性疾病。

高尿酸血症与痛风有原发性和继发性两大类，原发性者由于酶缺陷引起，常伴高脂血症、肥胖、糖尿病、高血压病、动脉硬化和冠心病等。继发性者可由肾脏病、血液病及药物等多种原因引起。

（二）流行病学

高尿酸血症在不同种族患病率为2.6%~36%，痛风为0.03%~15.3%，近年呈现明显上升和年轻化趋势。中华医学会内分泌学分会发布的2019年《中国高尿酸血症与痛风诊疗指南》指出，中国高尿酸血症的总体患病率为13.3%，患病人数超过1.7亿，痛风为1.1%，患病人数超过1700万，高尿酸血症及痛风已成为继糖尿病之后又一常见代谢性疾病。

（三）危险因素

1.**性别、年龄**　多见于男性，男女之比约为20∶1。男性在发育年龄后即可发生高尿酸血症，而女性往往发生于绝经期后。痛风的发病年龄以40岁左右达最高峰。

2.**超重与肥胖**　肥胖可增加痛风风险，减轻体重能降低血尿酸水平。

3.**三高膳食**　摄入高蛋白、高脂肪、高嘌呤饮食，包括猪肉、牛肉、鸡肉、鸭肉、鹅肉等，会增加高尿酸血症的患病率。

4.**饮酒**　摄入乙醇，特别是啤酒、黄酒和白酒，可增加高尿酸血症患者痛风发作风险。

5.**含糖饮料**　含糖软饮料可显著提高血尿酸水平，是工业化生产带来的新型痛风危险因素。

6.**精神心理**　精神刺激和应激可诱发痛风发作。

7.其他因素　高血脂、肥胖、糖尿病和高血压等也是高尿酸血症和痛风的危险因素。

二、风险评估与预测

参照Siemons L等制订的高尿酸血症患者痛风发生的评分表（表9-9），对高尿酸血症发展为痛风的风险进行评估和预测。

表 9-9　高尿酸血症发展为痛风的评分表

痛风危险度的评分表		痛风危险度的评分表	
年龄（岁）		高血压	
≤45	+0	无	+0
46~52	+1	有	+3
≥53	+2	糖尿病	
BMI（kg/m²）		无	+0
<25	+0	有	+3
25~29.99	+4	利尿药使用	
30~34.99	+7	无	+0
>35	+9	有	+6
慢性肾病			
无	+0	总分	0~25
有	+2		

说明，总分0~8：低风险；总分9~17：中度风险；总分18~25：高风险。

三、临床表现、诊断与治疗

（一）临床表现

本病临床多见于40岁以上的男性，女性多在更年期后发病。近年来发病有年轻化趋势，常有家族遗传史。

1.无症状期　仅有血尿酸波动或持续性增高。

2.急性关节炎期　劳累、饮酒、高蛋白高嘌呤饮食及外伤、手术、感染等为常见的发病诱因。典型特点表现如下：①多在深夜熟睡或清晨突然发生，以发作迅速的剧痛性关节炎起病，发作前可有短暂轻微的"扭伤"、足跟痛或刺痛等先兆。发病数小时内受累关节即出现红、肿、热、痛及功能障碍。②首次发作通常累及单关节，伴发症状轻，单侧第一跖趾关节最常见，其余依次为踝、膝、腕、指、肘。③初次发作呈自限性，多于数天或2周内自行缓解，受累关节局部皮肤脱屑和瘙痒。④秋水仙碱可迅速缓解关节炎症状。

3.**痛风性关节炎发作间歇期**　间歇期指的是两次痛风性关节炎发作之间的时期。间歇期无症状，随着时间推移，两次关节炎间歇期缩短，症状持续时间延长，最终无法完全缓解，出现慢性痛风性关节炎，并逐渐破坏关节。大多数患者在半年至2年内出现第2次发作。

4.**痛风石及慢性痛风性关节炎期**　未经治疗的患者首发症状20年后约70%可出现痛风石，痛风石大小不一，小如芝麻，大如鸡蛋或更大，常出现于第一跖趾、耳廓、掌指关节等部位。关节内大量的痛风石可造成关节骨质破坏、关节周围组织纤维化、继发退行性改变等，表现为持续关节肿胀、畸形、关节功能障碍。

5.**肾脏病变**　病程较长的痛风患者可有肾脏损害，其症状也非常典型，需要警惕。①痛风性肾病起病隐匿，临床表现为夜尿增多、低比重尿、低分子蛋白尿、白细胞尿、轻度血尿及管型等。晚期可出现肾功能不全及高血压、水肿、贫血等。②尿酸性肾结石可从无明显症状至出现肾绞痛、血尿、排尿困难、肾积水、肾盂肾炎或肾周围炎等表现。

（二）诊断

1.检查项目

（1）**血尿酸测定**　正常嘌呤饮食下，测空腹血尿酸，因血尿酸波动性较大，应反复监测。

（2）**尿尿酸测定**　尿尿酸水平受诸多因素影响，临床意义不大，但在鉴别尿酸生成过多或排泄减少方面有一定意义。低嘌呤饮食5天后低于600mg/24小时或普通饮食1000mg/24小时以下为尿尿酸减少。同时应注意血肌酐、血脂及血糖情况。

（3）**关节液检查**　急性期关节滑囊液偏振光显微镜下可见双折光的针形尿酸盐晶体，有确诊价值。

（4）**影像学检查**　见表9-10。

表9-10　痛风影像学检查

检查方法	优点	缺点	特征性显示
传统X线	便宜，特异度高	敏感性低	受累关节骨软骨缘有圆形或不整齐穿凿样透亮缺损
普通CT	快	费用较高，不能直接显示单钠尿酸盐（MSU）沉积	灰度不等的斑点状痛风石影像
MRI	能够检测到皮下和深部组织的痛风石	费用较高，不能直接显示MSU沉积	T1和T2影像中呈低至中等密度的块状阴影
超声	增加痛风临床诊断的特异性，能够检测到皮下和深部组织的痛风石	受操作者水平影响较大，敏感性低，无症状高尿酸血症患者可能存在异常	双轨征
双能CT	可以直接显示MSU	费用较高，未被广泛使用	尿酸盐晶体沉积

2.诊断标准

（1）高尿酸血症的诊断标准　中华医学会内分泌学分会《中国高尿酸血症与痛风诊疗指南（2019）》中，无论男性还是女性，非同日2次血尿酸水平超过420μmol/L可诊断为高血酸血症。

（2）痛风诊断标准　采用1977年美国风湿病学会（ACR）急性痛风性关节性分类标准，符合下列3条任1条，即可诊断为痛风：①关节液有特异性尿酸盐结晶。②化学手段或偏振光显微镜证实痛风石中含尿酸盐结晶。③符合以下12项中的6项（表9-11）。

表9-11　痛风临床诊断条目

序号	项目内容	序号	项目内容
1	急性关节炎发作>1次	7	单侧趾骨间关节受累
2	炎症反应在1天内达到高峰	8	可疑痛风石
3	单膝关节炎发作	9	高尿酸血症
4	可见关节发红	10	不对称关节内肿胀（X线证实）
5	第一跖趾关节疼痛或肿胀	11	无骨侵蚀的骨皮质下囊肿（X线证实）
6	单侧第一跖趾关节受累	12	关节炎症发作时关节液微生物培养阴性

近年来影像学技术广泛应用于痛风的早期诊断。2014年美国风湿病学会（ACR）发布由ACR和欧洲抗风湿联盟（EULAR）联合推出的最新痛风分类和评分标准，总分≥8分可诊断为痛风（表9-12）。

表9-12　2014年ACR/EULAR联合公布痛风分类标准

标准		分类	得分
临床表现	受累关节	踝关节或中足	1
		第一跖趾关节	2
	症状特征数目	1	1
		2	2
		3	3
	发病病程	单次典型发作	1
		反复发作	2
	痛风石	存在	4
实验室指标	血清尿酸（mg/dl）	6~8	2
		8~10	3
		>10	4
影像学	超声或双能CT	存在	4
	X线示痛风侵蚀表现	存在	4

注：总分≥8分可诊断为痛风。

（三）治疗

本病临床治疗目标是纠正高尿酸，防止尿酸盐沉积；迅速终止急性关节炎发作；防止关节炎复发和肾功能损害。高尿酸血症和痛风患者，建议控制血尿酸<360μmol/L，合并严重痛风的患者（痛风反复发作2次/年，痛风石、慢性关节病变）建议控制血尿酸<300μmol/L。

生活方式干预是高尿酸血症和痛风的基础治疗措施，具体参考本节健康管理。如果生活方式改善不能使血尿酸达标或控制病情，则需进行药物干预治疗，包括中药治疗和西药治疗见（表9-13）。

表9-13　常用的高尿酸血症及急性痛风性关节炎治疗药物

	类型	代表药
高尿酸血症治疗常用药	排尿酸药	苯溴马隆、丙磺舒
	抑制尿酸生成药	别嘌醇、非布司他
	碱化尿液药物	碳酸氢钠
	尿酸氧化酶类药	聚乙二醇化重组尿酸氧化酶（普瑞凯希）黄曲霉尿酸氧化酶（拉布立酶）
急性痛风性关节炎的治疗用药	秋水仙碱、非甾体消炎药（NSAIDs）（吲哚美辛、布洛芬、萘普生、双氯芬酸、萘丁美酮、美洛昔康、依托考昔、塞来昔布和罗非昔布等）、肾上腺皮质激素类	
中成药	痛风舒片、痛风定片、四妙丸（散）、六味地黄丸、知柏地黄丸	

此外，高尿酸血症和痛风常与糖脂代谢紊乱、肥胖、动脉硬化等聚集发生，应积极行降脂、减重及改善胰岛素抵抗等综合治疗。

痛风属于中医"痹证"范畴，常见证型有脾虚湿浊、湿热蕴结、痰瘀阻滞、肝肾阴虚等，经中医辨证行健脾祛湿、清热化湿、化痰祛瘀、补益肝肾等治疗。

四、健康管理

1.高危人群

（1）健康教育　针对高尿酸血症及痛风高危人群（有痛风家族史、高尿酸血症家族史、肥胖、糖尿病、高嘌呤饮食习惯、服用升高尿酸药物等），由教育团队（执业医师、护士、营养师、运动康复师及其家属等组成）开展健康教育，具体内容包括高尿酸血症与痛风的流行病学、危害、病因及危险因素、发病进程、痛风饮食及尿酸监测教育等。

（2）早期筛查　血尿酸浓度监测是早期发现高尿酸血症最简单而有效的方法。应对以下人群做血尿酸的常规监测：60岁以上的老年人，无论男、女及是否肥胖；肥胖的中年男性及绝经期后的女性；有痛风家族史的成员；高血压、冠心病、脑血管病（如脑梗死、脑出血）患者；糖尿病患者；原因未明的关节炎，尤其是中年以上的患者，以单关节炎发作为特征；肾结石，尤其是多发性肾结石及双侧肾结石患者；长期嗜食肉类，并有饮酒习惯者。

2.高尿酸血症患者

（1）健康教育 参考高危人群健康教育内容，科普高尿酸血症危害及相关危险因素，引导患者养成良好的生活方式并维持。

（2）树立正确的降尿酸目标 尿酸降低的范围因人而异。尿酸控制目标为300mmol/L，小于250mmol/L有利于控制痛风的症状和体征。首次痛风发作即需要降尿酸治疗。无痛风发作，不论有无心血管危险因素或心血管疾病及代谢性疾病，超过540mmol/L即需要生活指导联合降尿酸治疗，超过420mmol/L可单纯生活指导3~6个月观察，无效即需要联合降尿酸治疗。单纯高尿酸血症长期控制目标小于360mmol/L，痛风患者小于300mmol/L。每3个月监测血尿酸，并观察痛风或相关并发症的发生。

（3）饮食管理 调整饮食结构是痛风预防和管理的核心。

1）乙醇摄入的控制 痛风应禁酒。

2）嘌呤摄入的平衡 一要低嘌呤饮食；二是要注意影响嘌呤代谢的饮食。进行低嘌呤饮食控制时，控制饮食嘌呤总量比限制某一食物更重要。饮食嘌呤含量控制在≤200mg/d。患者应当避免摄入高嘌呤食物（内脏、贝壳、沙丁鱼），减少中等嘌呤食物（红肉）的摄入。

3）控制含糖饮料的摄入 痛风患者应避免摄入玉米、高果糖浆甜化的饮料（包括苏打水）及食物，同时限制自然糖分果汁及含糖饮料的摄入。

4）水果的选择 痛风患者水果的摄入应注意水果的种类，避免摄入果糖较高的水果。常见的果糖含量较低的水果有青梅、西瓜、葡萄、草莓、樱桃、菠萝、桃子、李子、橄榄等。果糖成分较高的水果有苹果、无花果、橙子、柚子、柿子、龙眼、香蕉、杨梅、石榴等。

5）限制进食的食物 牛肉、羊肉、猪肉等红肉类要少吃，推荐患者优先选择白肉类食物（如家禽）作为动物蛋白的主要来源。但不建议患者过多摄入油炸带皮的禽类食品及蛋黄。

海鲜一般嘌呤含量较高，使远期发展为痛风的风险增加。根据嘌呤含量海鲜可分三类。①高嘌呤类：鲭鱼、凤尾鱼、沙丁鱼、鱼子、小虾、淡菜、白带鱼。②中嘌呤类：鳗鱼、白鱼、草虾、鲑鱼、生三文鱼。③低嘌呤类：吞拿鱼、大比目鱼、蛤蚧、龙虾、秋刀鱼、鳝鱼。前两类海鲜，痛风患者应尽量不吃或少吃。嘌呤含量较低的海鲜，痛风患者可适当进食。

6）鼓励进食的食物 除鼓励蔬菜以及低脂饮食外，还鼓励每天不少于2000ml饮水。鼓励患者适量饮用低脂/脱脂牛奶，可以增加豆制品的摄入。

7）咖啡与茶 不会诱发痛风，且与血尿酸呈负相关。对习惯饮用咖啡的痛风患者不必限制其摄入，对于无此习惯者也不推荐通过度饮用咖啡来降低尿酸。经常饮茶的患者会增加机体的水分，利于肾脏中尿酸的排泄，可能对痛风存在益处。咖啡与茶饮用量以不失眠为度。

（4）高尿酸血症患者健康管理效果的监测

1）尿路管理　高尿酸血症患者和痛风患者多伴有尿路结石，尿pH对尿中尿酸的酸碱度有很大影响，尿pH以6.2~6.8为宜，可以预防尿酸结石和尿酸结晶形成。定期监测尿酸碱度以及泌尿系超声，不仅可以及早发现尿路结石，而且也是处方药物的依据。

2）生活方式　避免暴饮暴食，控制体重，避免肥胖。

3）疾病的健康管理　高尿酸血症常伴肥胖、高脂血症、糖耐量异常、高血压、代谢异常综合征等，应定期进行心电图、血糖、血脂、肝功能、肾功能等检查。

已患有痛风性关节炎、痛风石性痛风性关节炎、尿酸性肾病、尿酸盐性肾病的人群，应通过积极控制血尿酸水平，减少或避免痛风性关节炎的发作，缓解或避免关节功能的损害；减缓肾功能恶化的速度；减少心血管事件发生风险。

3.中医特色方法

（1）药食结合　在辨证论治的基础上，可酌情多食用健脾利湿、舒筋通络的食物。

（2）推拿　根据关节炎症状和疼痛部位取相应关节的主要穴位，采取平、推、拿、按、捻、搓、摇等手法，由轻到重进行。另外也可以做穴位按压，对痛风有预防和保健作用的穴位有阴陵泉、丰隆、足三里、肾俞、太溪、曲池等。

目标检测

习题

单选题

1.世界糖尿病日是

A. 11月12日　　　　　　　　B. 11月13日

C. 11月14日　　　　　　　　D. 11月15日

E. 11月11日

2.中国糖尿病防治指南指出，血糖控制的目标是糖化血红蛋白的比例为

A. ≤6.5%　　　　　　　　　　B. ≥6.5%

C. ≤7.5%　　　　　　　　　　D. ≥7.5%

E. ≥8.5%

3.急性痛风发作的特点是

A.缓慢起病、首发大关节，如膝关节、髋关节等，活动后加重

B.急性起病、首发第一跖趾关节，疼痛剧烈伴红、肿、热，夜间加重

C.缓慢起病、以腰背部疼痛明显，部位不固定，阴天时加重

D.缓慢起病、首发小关节，如双手指间关节、掌指关节等，休息后加重

E.缓慢起病、首发腕、膝关节，休息后缓解

4.治疗痛风性关节炎急性发作的特效药物是

    A.秋水仙碱   B.吲哚美辛

    C.皮质类固醇   D.丙磺舒

    E.别嘌呤醇

5.患者，男，67岁，平素体健，饮酒多年，体检发现血尿酸520μmol/L，进一步处理不恰当的是

    A.复查血尿酸

    B.建议多饮水，戒酒

    C.进一步寻找高尿酸血症病因及相关因素

    D.低嘌呤饮食

    E.立即给予别嘌呤醇降尿酸

（杨丽蓉　马正东）

项目十 心脑血管疾病健康管理

PPT

学习目标

1.掌握本章疾病的概念、危险因素、临床表现、评估方法。

2.熟悉本章疾病的发病机制、诊断和治疗。

3.了解本章疾病的流行病学情况。

4.学会运用所学知识，评估冠心病、高血压和脑卒中患者的病情，制定并给予健康指导。

5.培养社会责任感，增强对患者的人文关怀。

情境导入

情境描述 患者，女，54岁。来院就诊，主诉：反复胸痛、气短1月。于1月前开始出现阵发性胸痛、气短，多位于心前区，劳累或情绪激动后可加重，每次持续时间数分钟至10分钟不等，休息或含服复方丹参滴丸可逐渐缓解。高血压病史10年，平日坚持口服苯磺酸氨氯地平、酒石酸美托洛尔等药物。

讨论 1.该患者可能患有什么病？

2.该如何进行健康指导？

心脑血管疾病包括冠状动脉粥样硬化、高血压、其他心脏病、脑卒中等，是危害我国居民健康和生命最主要的疾病。随着人口老龄化和城镇化步伐的加快，心脑血管病的发病率和患病率也在持续上升，因此加强心脑血管疾病防治刻不容缓。本章节重点讲解冠心病、高血压及脑卒中三种主要的心脑血管疾病早期预防与健康管理。

任务一　冠心病

一、概述

（一）概念

冠心病（coronary heart disease，CHD）是冠状动脉粥样硬化性心脏病的简称，是指因供养心脏血液循环的冠状动脉在各种因素下发生粥样硬化引起管腔狭窄或者闭塞，导致心肌缺血、缺氧或坏死引起的心脏病，又称为缺血性心脏病。而动脉粥样硬化可能与内皮细胞损伤、脂质浸润、动脉壁细胞、局部血流动力学改变、环境及遗传学等多因素相关。根据发病特点和治疗原则，本病主要分为以下两个类型。

1.慢性心肌缺血综合征　也称为慢性冠脉病，包括隐匿性冠心病、稳定型心绞痛、缺血性心肌病等。

2.急性冠状动脉综合征（ACS）　包括有ST段抬高型心肌梗死（STEMI）、非ST段抬高型心肌梗死（NSTMEI）以及不稳定型心绞痛（UA）。

（二）流行病学

在《中国心血管健康与疾病报告2021》中指出，目前心血管病的死亡占我国城乡居民总死亡原因的首位，农村高于城市。且由于人口老龄化及各种不健康的生活方式，我国患有高血压、血脂异常、糖尿病和肥胖的绝对人数还在不断攀升，将进一步推高我国心血管病的发病率和死亡率。

（三）危险因素

冠心病的危险因素除年龄、性别及遗传因素是不可以干预的危险因素外，还包括以下可干预因素。

1.高血压　是导致心血管病发生和死亡的重要危险因素，高血压患者发生ACS的风险比血压正常人高出3~4倍。

2.血脂异常　血脂中低密度脂蛋白胆固醇（LDL-C）水平与心血管病风险呈正相关，且致病风险随着时间延长具有累积效应，高密度脂蛋白胆固醇（HDL-C）与心血管疾病呈负相关，总胆固醇与高密度脂蛋白胆固醇的比值（TC/HDL-C）升高是衡量动脉粥样硬化危险的有效指标。

3.糖尿病　糖尿病或者糖耐量异常是ACS的独立危险因素。

4.吸烟 增加 ACS 的死亡风险，且呈剂量反应关系，被动吸入二手烟也是危险因素。

5.不健康饮食 不健康的饮食习惯（高钠饮食，低水果、低坚果、低全谷物、低蔬菜摄入以及过多的脂肪摄入等）会通过对心血管病危险因素（如血压升高、血脂异常、体重增加、血糖升高等）的作用，影响心血管病的发生和发展。

6.超重与肥胖 以 BMI（kg/m^2）指数为依据，成年人 $24.0 \leqslant$ BMI<28.0 为超重，BMI$\geqslant 28.0$ 为肥胖，以腹部脂肪堆积为特征的中心性肥胖，是高血压、糖尿病、心血管病及其他代谢性疾病的潜在危险因素。

7.其他 缺乏身体活动、脑力活动紧张、抑郁焦虑、性情急躁等也是我国心血管病死亡和疾病负担的危险因素。

二、风险评估与预测

2017 年版《中国心血管病预防指南》提供了便于临床实践使用的发病危险评估流程图（图 10-1）。

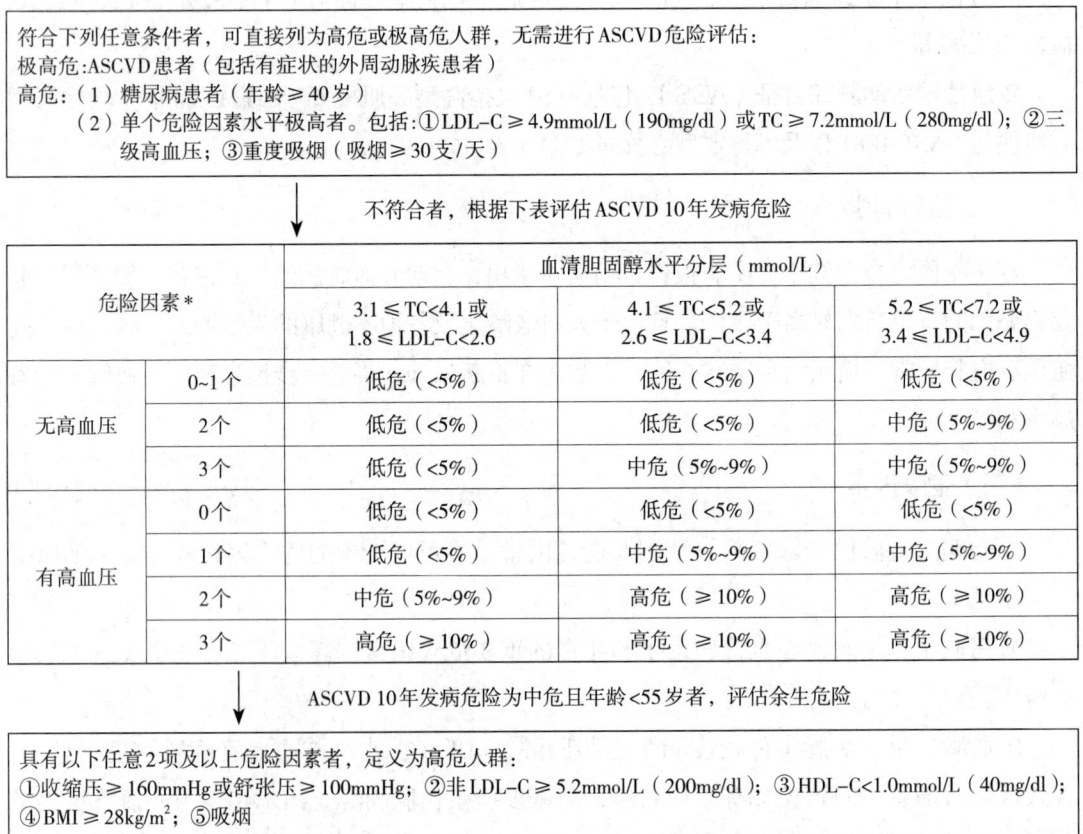

符合下列任意条件者，可直接列为高危或极高危人群，无需进行 ASCVD 危险评估：
极高危:ASCVD 患者（包括有症状的外周动脉疾病患者）
高危：（1）糖尿病患者（年龄 ≥ 40 岁）
　　　（2）单个危险因素水平极高者。包括：①LDL-C ≥ 4.9mmol/L（190mg/dl）或 TC ≥ 7.2mmol/L（280mg/dl）；②三级高血压；③重度吸烟（吸烟 ≥ 30 支/天）

↓

不符合者，根据下表评估 ASCVD 10 年发病危险

危险因素*		血清胆固醇水平分层（mmol/L）		
		$3.1 \leqslant$ TC<4.1 或 $1.8 \leqslant$ LDL-C<2.6	$4.1 \leqslant$ TC<5.2 或 $2.6 \leqslant$ LDL-C<3.4	$5.2 \leqslant$ TC<7.2 或 $3.4 \leqslant$ LDL-C<4.9
无高血压	0~1 个	低危（<5%）	低危（<5%）	低危（<5%）
	2 个	低危（<5%）	低危（<5%）	中危（5%~9%）
	3 个	低危（<5%）	中危（5%~9%）	中危（5%~9%）
有高血压	0 个	低危（<5%）	低危（<5%）	低危（<5%）
	1 个	低危（<5%）	中危（5%~9%）	中危（5%~9%）
	2 个	中危（5%~9%）	高危（≥10%）	高危（≥10%）
	3 个	高危（≥10%）	高危（≥10%）	高危（≥10%）

↓

ASCVD 10 年发病危险为中危且年龄 <55 岁者，评估余生危险

具有以下任意 2 项及以上危险因素者，定义为高危人群：
①收缩压 ≥ 160mmHg 或舒张压 ≥ 100mmHg；②非 LDL-C ≥ 5.2mmol/L（200mg/dl）；③HDL-C<1.0mmol/L（40mg/dl）；
④BMI ≥ 28kg/m^2；⑤吸烟

注：ASCVD：动脉粥样硬化性心血管病；TC：总胆固醇；LDL-C：低密度脂蛋白胆固醇；HDL-C：高密度脂蛋白胆固醇；BMI：体质指数。危险因素*：包括吸烟、低 HDL-C 及男性 ≥ 45 岁或女性 ≥ 55 岁。1mmHg=0.133kPa。

图 10-1　动脉粥样硬化性心血管病发病危险评估流程图

三、临床表现、诊断与治疗

（一）临床表现与诊断

1.慢性心肌缺血综合征

（1）稳定型心绞痛　又称劳力性心绞痛，常由体力劳动、情绪激动、过饱、吸烟、寒冷等诱发，典型的发作特点为胸骨后发生阵发性、压榨性、闷胀性疼痛或者憋闷感觉，可放射至心前区、左肩部、左上肢前尺侧，患者往往被迫停止正在进行的活动，疼痛时间一般持续数分钟到十分钟，多为3~5分钟，很少超过半小时，停止诱因活动后或者舌下含服硝酸甘油类药物疼痛缓解。疼痛发作的诱因、程度、性质、持续时间等在数周到数月内没有明显变化。心电图在心绞痛发作时可以出现ST段压低，超声心动图可以测定左心室功能、射血分数等，多数稳定性心绞痛患者超声心动图可无异常。冠脉造影的诊断准确率可达90%以上。

（2）隐匿型冠心病　又称无症状性冠心病，是指有心肌缺血的客观证据（冠脉病变、心肌血流灌注、左心室功能、心电活动异常），但缺乏胸痛和心肌缺血相关的主要症状。

临床上，隐匿型冠心病包括三种类型：①心肌缺血完全无症状。患者有心肌缺血客观证据，但无心绞痛症状；②既往心肌梗死后，现在仍有心肌缺血客观证据，但无症状；③患者有心肌缺血发作但有时有症状，有时无症状。通过冠脉造影及血管内超声显像可诊断。

（3）缺血性心肌病　属于冠心病的一种特殊类型或晚期阶段，包括充血型缺血性心肌病、限制型缺血性心肌病，其临床表现与原发性扩张型心肌病相似。可以通过冠脉造影、超声心动图诊断。

2.急性冠状动脉综合征

（1）不稳定型心绞痛和非ST段抬高型心肌梗死　与稳定型心绞痛相比，UA的临床表现为以下特征：①诱发心绞痛的体力活动阈值突然或持久降低，甚至休息时也可以诱发胸痛；②心绞痛的部位、频率、严重程度、持续时间、症状均不同，通常程度更重，可以伴发出汗、恶心、呕吐、呼吸困难等症状，持续时间更长，可达数十分钟；③出现静息或夜间心绞痛；④常规休息或舌下含服硝酸甘油只能暂时甚至不能完全缓解症状。

（2）ST段抬高型心肌梗死　大多数是在冠状动脉病变基础上，冠状动脉血供急剧减少或中断，使相应的心肌出现严重、持续的缺血坏死。半数以上的患者发病前数日可有乏力、胸部不适、活动时心悸、气急、烦躁、心绞痛等前驱症状。①胸痛：最先出现，也是主要症状。部位和性质与心绞痛相同，诱因不明显。休息和口服硝酸甘油不能缓解。表现为烦躁不安、出汗、恐惧、胸闷、有濒死感。②胃肠道症状：可能出现恶心呕吐、上腹胀痛（与迷走神经受坏死心肌刺激和心排量降低、组织灌注不足有关）、肠胀气、呃逆等。③心律失常：以起病后24小时内最多见。室性期前收缩最多见，而室颤则是STEMI早期，特别是入院前主要的死因。④低血压和休克：休克主要是心肌广泛坏死导致心排血量急剧下降所致，出现烦躁不安、脸色苍白、皮肤湿冷、脉细而快、大汗淋漓、尿量减少（<20ml/h）、神志迟钝甚至晕厥等休克表现。⑤心力衰竭：多为急性左心衰竭，少数为急性右心衰竭。⑥全身症状：表现有发热、心动过速、白细胞计数升高、血沉增快等，由坏死物质被吸收引起，发热温度一般在38℃左右，很少达到39℃。

以上两种都可通过心电图、血清肌钙蛋白、冠脉造影等明确诊断。

（二）治疗

1.**一般治疗** 卧床休息，解除焦虑情绪，监测心电图及心肌标志物，对于有气促、呼吸困难或者发绀的患者予以吸氧。

2.**药物治疗** 主要的药物有以下几种。

（1）抗心肌缺血药物 包含硝酸脂类药物、β受体拮抗剂以及钙通道阻滞剂。常用的硝酸酯类药物有硝酸甘油、硝酸异山梨酯等；β受体拮抗剂包括美托洛尔、阿替洛尔、比索洛尔；钙通道阻滞剂常用药物有硝苯地平、氨氯地平等。

（2）抗血小板及抗凝药物 抗血小板主要药物是阿司匹林、氯吡格雷等，抗凝药物包括普通肝素、低分子肝素等。

（3）血管紧张素转化酶抑制剂（ACEI）/醛固酮受体拮抗剂 常用药物有依那普利、贝那普利、雷米普利，存在禁忌证或明显干咳的副作用时可以用血管紧张素受体拮抗剂代替。

3.**介入治疗** 介入治疗创伤小、恢复快，能够迅速改善冠脉狭窄、缓解心肌缺血。

4.**冠状动脉旁路搭桥术** 适用于病变严重、有多血管病变的症状严重和左心室功能不全的患者。

四、健康管理

（一）个体健康管理

1.**一级预防** 以对健康人群或者高危人群的生活方式干预和危险因素防控为核心，预防心血管事件的发生。

（1）建立良好生活方式 不吸烟、避免饮酒，保持充足睡眠，保持良好的心理状态。

（2）合理膳食 食物多样、饮食清淡、营养均衡，增加蔬菜、全谷物、粗杂粮等的摄入，控制盐、油、糖的摄入。

（3）适当运动，劳逸结合 健康成年人推荐中高强度有氧运动，可选择散步、太极、游泳等体育运动，避免久坐。

（4）控制体重和腹围 超重和肥胖者应该尽量减小体重、争取BMI达到正常范围（18.5 ≤ BMI<24）。

2.**二级预防** 即对于已经发生冠心病的患者早发现、早诊断、早治疗，目的在于改善症状、防止病情进展、改善预后。二级预防提倡"双有效"，即有效药物、有效剂量。其中 ABCDE 方案对二级预防有帮助。

A：抗血小板、抗心绞痛治疗和 ACEI。

B：应用 β 受体拮抗剂预防心律失常、减轻心脏负荷以及控制血压。降压的原则应从小剂量开始，优先选用长效药物或者联合使用不同作用机制的药物。一般高血压患者应将血压控制于 <140/90mmHg；能耐受及高危个体可进一步降至于 <130/80mmHg；80 岁及以上个体血压应控制在 <150/90mmHg，尽量避免患者舒张压水平 <60mmHg。

C：控制血脂（主要是降低胆固醇）和戒烟。降低 LDL-C 水平是防控心血管病的首要干预靶标。不同危险人群需要达到的 LDL-C 目标值不同：40 岁以上糖尿病患者以及高危个体 LDL-C<2.6mmol/L，或降低幅度 ≥ 50%；中危和低危个体 LDL-C<3.4mmol/L，或降低幅度 ≥ 30%。生活方式的干预是降脂的基础措施。

D：控制饮食和治疗糖尿病。对于新诊断、年轻、无并发症或未合并心血管病的 2 型糖尿病患者，建议及早采用强化血糖控制措施，在无低血糖或其他不良反应情况下糖化血红蛋白控制目标为 <6.5% 或尽可能接近正常值；对于病程较长、老年、有严重低血糖史、有显著的微血管或大血管并发症的 2 型糖尿病患者，糖化血红蛋白控制目标为 <8.0%，并要注意预防低血糖。

E：健康教育和运动锻炼。健康教育包括运动锻炼应注重个体化以及循序渐进，从轻度运动开始，逐渐加大运动量，运动时应随身携带硝酸甘油类制剂或者冠心病保健盒，如果运动后出现头晕、心悸、胸痛、气促等不适症状应减量或者暂停运动，避免过度劳累诱发心绞痛、心律失常甚至猝死。UA 或者严重心律失常、心力衰竭患者必须在医护人员指导下运动。

3. 中医特色方法　中医学中并无冠心病这一病名，可归属于"胸痹、心痛、厥心痛、真心痛、卒心痛、久心痛"的范畴。冠心病的病机在于心脉痹阻、心脉不通，定位于心，涉及肺、脾、肾，其主要病机为本虚标实、虚实夹杂。寒凝、痰浊、血瘀、气滞、热毒、瘀毒为标实，阻滞心脉，不通则痛；而气血阴阳亏虚，脏腑功能失调可导致心脉失于濡润，不荣则痛。

在治疗时，注重活血化瘀、辛温通阳、泄浊化痰。常用的中成药包括有速效救心丸、麝香保心丸、复方丹参滴丸等。活血化瘀的中药如丹参、赤芍、川芎、三七、当归等可以适当运用，但对于乳香、没药、三棱、莪术、水蛭等活血破瘀药应当慎用，并注意有无出血倾向等。而芳香温通类中药，如桂心、干姜、吴茱萸、细辛、丁香、木香、苏合香等也适用，芳香温通类药物大多含有挥发油，可以减轻冠状动脉痉挛，增加冠状动脉流量，减少心肌耗氧量，改善心肌供血等。

针灸调治以手少阴心经及手厥阴心包经经穴为主，可选择心俞、巨阙、膻中、内关、阴郄、郄门、厥阴俞等腧穴为基础方，给予针刺、按揉，一般以平补平泻为主，以宁心宽胸，疏通心脉。耳针可以取胸、心、小肠、交感、神门等穴位。

（二）社区健康管理

根据"健康中国行动"中"以基层为重点，以预防为主"的方针，心血管病防治主战场将由医院逐步向社区转移。社区团队应当配有医师、营养师、运动康复师，必要时还可以配备心理学医师。社区最主要的工作在于能对患者进行健康教育和定期随访，并建立评估系统，了解患者病情变化、及时干预和纠正患者不良行为。

任务二　高血压

一、概述

（一）概念

原发性高血压（primary hypertension）是以体循环动脉压升高为主要临床表现伴或者不伴有多种心血管危险因素的综合征，简称高血压。高血压可以损害心、脑、肾、外周血管等的结构和功能，导致这些器官的功能衰竭。原发性高血压目前病因尚不明确，可由遗传、肥胖、长期精神紧张等因素导致。根据诊室血压升高水平，可将高血压分为1~3级（表10-1）。

表 10-1　血压水平分类（mmHg）

分类	收缩压	舒张压
正常血压	<120 和	<80
正常高值血压	120~139 和（或）	80~89
高血压	≥140 和（或）	≥90
1级高血压（轻度）	140~159 和（或）	90~99
2级高血压（中度）	160~179 和（或）	100~109
3级高血压（重度）	≥180 和（或）	≥110
单纯收缩期高血压	≥140 和	<90

注：当收缩压和舒张压同属不同级别时，以较高的分级为主。

（二）流行病学

《中国心血管健康与疾病报告2019》显示，我国高血压患病人数已达2.45亿，且患病率仍呈升高趋势。我国高血压流行有两个比较显著的特点：北方患病率高于南方、不同民族之间高血压患病率存在差异。尽管我国高血压患者的知晓率、治疗率和控制率（粗率）近年来有明显提高，但总体仍处于较低的水平。

血压水平与心血管风险呈连续、独立、直接的正相关关系。脑卒中、冠心病、心力衰竭、终末期肾病等是我国高血压人群最主要的并发症。因此，高血压的预防和控制是遏制我国心脑血管疾病流行的核心策略之一。

（三）危险因素

1.高钠、低钾膳食　人均食盐日摄入量显著高于推荐量，高钠盐饮食会显著增加高血压患病风险。

2.超重和肥胖　超重和肥胖者高血压发病风险是体重正常的1.16~1.28倍，随着内脏脂肪指数的增加，高血压患病风险增加，此外内脏型肥胖与代谢综合征密切相关，可导致糖、脂代谢异常。

3.吸烟、过量饮酒　吸烟有害健康，限制饮酒与血压下降显著有关，目前有关少量饮酒有利于心血管健康的证据尚不足，相关研究表明，即使对少量饮酒的人而言，减少乙醇的摄入量也能够改善心血管疾病的发病风险。

4.长期精神紧张　精神紧张可激活交感神经从而使血压升高。

5.其他危险因素　包括年龄、高血压家族史、缺乏体力活动、糖尿病以及血脂异常等，另有研究显示，暴露于PM2.5、PM10、SO_2和O_3等污染物中均伴随高血压的发生风险和导致心血管疾病的死亡率增加。

二、风险评估与预测

对高血压进行风险评估与预测，有利于确定启动降压治疗的时机，优化降压治疗方案，影响心血管疾病的预后。高血压患者心血管危险分层标准如表10-2所示，影响高血压患者心血管预后的重要因素如表10-3所示。

表 10-2　高血压患者心血管危险分层标准

其他危险因素和病因	血压（mmHg）			
	SBP130~139和（或）DBP85~89	SBP140~159和（或）DBP90~99	SBP160~179和（或）DBP100~109	SBP ≥ 180和（或）DBP ≥ 110
无其他危险因素	—	低危	中危	很高危
1~2个其他危险因素	低危	中危	中/高危	很高危
≥3个其他危险因素，靶器官损害，CKD3期，无并发症的糖尿病	中/高危	高危	高危	很高危
有症状的CVD，CKD分期≥4期或有并发症的糖尿病	高/很高危	很高危	很高危	很高危

注：SBP为收缩压；DBP为舒张压。

表 10-3 影响高血压患者心血管预后的重要因素

心血管危险因素	靶器官损害	伴随临床疾患
①高血压（1~3级） ②男性>55岁；女性>65岁 ③吸烟或被动吸烟 ④糖耐量受损（2小时血糖7.8~11.0mmol/L）和（或）空腹血糖异常（6.1~6.9mmol/L） ⑤血脂异常 TC≥5.7mmol（220mg/dl） 或LDL-C≥3.3mmol/L（130mg/dl） 或HDL-C≤1.0mmol/L（40mg/dl） ⑥早发心血管病家族史（一级亲属发病年龄男性<55岁，女性<65岁） ⑦腹型肥胖（腰围：男性≥90cm，女性≥85cm）或肥胖（BMI≥28kg/m^2） ⑧高同型半胱氨酸血（≥10μmol/L）	①左心室肥厚 心电图：Sokolow-Lyon电压>3.8mm或Cornell乘积>244mm·ms 超声心动图LVMI：男≥125g/m^2，女≥120g/m^2 ②颈动脉超声IMT≥0.9mm或动脉粥样斑块 ③颈—股动脉脉搏波速度≥12m/s 踝/臂血压指数<0.9 ④估算的肾小球滤过率降低［eGFR30~59ml/（min·1.73m^2）］或血清肌酐轻度升高：男性115~133μmol/L（1.3~1.5mg/dl），女性107~124μmol/L（1.2~1.4mg/dl） ⑤微量白蛋白尿：30~300mg/24h或蛋白/肌酐比≥30mg/g（3.5mg/mmol）	①脑血管病 脑出血，缺血性脑卒中，短暂性脑缺血发作 ②心脏病 心肌梗死史，心绞痛，冠状动脉血运重建，慢性心力衰竭，心房颤动 ③肾脏疾病 糖尿病肾病 肾功能受损包括 eGFR<30ml/（min·1.73m^2） ④血肌酐升高： 男性≥133μmol/L（1.5mg/dl），女性≥124μmol/L（1.4mg/dl） 蛋白尿（≥300mg/24h） ⑤外周血管疾病 视网膜病变 出血或渗出，视（神经）盘水肿 ⑥糖尿病 空腹血糖：≥7.0mmol/L（126mg/dl），餐后血糖：≥11.1mmol/L（200mg/dl） 已治疗但未控制：糖化血红蛋白（HbA1c）：≥6.5%

注：TC为总胆固醇；LDL-C为低密度脂蛋白胆固醇；HDL-C为高密度脂蛋白胆固醇；LVMI为左心室重量指数；IMT为颈动脉内膜中层厚度；BMI为体质指数。

三、临床表现、诊断与治疗

（一）临床表现

1.症状　大多数患者起病缓慢、渐进且缺乏特殊临床表现，仅在测量血压时或发生心脑肾等并发症时才被发现。头晕、头痛、颈项板紧、疲劳、心悸等是常见的症状，也可以出现视力模糊、鼻出血等较重症状。多数症状可以自行缓解，在紧张或者劳累后加重。典型的高血压头痛在血压下降后可消失。而高血压合并其他原因的头痛，如精神焦虑性头痛、青光眼、偏头痛等，头痛程度往往与血压高低无关。如果突然发生严重头晕与眩晕，要注意可能是过度降压、直立性低血压或短暂性脑缺血发作。高血压患者还可出现受累器官的症状，如胸闷、气短、心绞痛、多尿等。

2.体征　高血压体征一般较少。应当重点检查的项目是周围血管搏动、血管杂音（尤其是颈部、背部两侧肋脊角、上腹部脐两侧至腰部肋脊处的血管杂音）、心脏杂音。心脏听诊可有主动脉瓣区第二心音亢进、收缩期杂音或收缩早期喀喇音。

继发性高血压则会有相应的疾病的体征：多囊肾或嗜铬细胞瘤可能会有腰部肿块；主动脉缩窄可见股动脉搏动延迟出现或缺如，且下肢血压明显低于上肢；库欣综合征可见向心性肥胖、紫纹与多毛。

3.高血压急症与亚急症　高血压急症是指原发性或继发性高血压患者，在某些诱因作用下，血压突然显著升高（一般超过180/120mmHg），同时伴有进行性心、脑、肾等重要靶器官功能不全的表现。而亚急症是指血压显著升高但不伴靶器官损害或不伴严重临床症状。

4.并发症　血压持续升高，可有心、脑、肾等靶器官损害。包括脑出血、脑血栓形成、腔隙性脑梗死、短暂性脑缺血发作、心力衰竭、冠心病、慢性肾衰竭、主动脉夹层等。

（二）诊断

1.诊室血压　在未服用降压药物的情况下，非同日3次测量诊室血压，收缩压≥140mmHg和（或）舒张压≥90mmHg，可诊断为高血压。既往有高血压病史，如目前正在服用降压药物，血压虽<140/90mmHg，仍诊断为高血压。

2.动态血压监测　24小时平均血压≥130/80mmHg，或白天血压≥135/85mmHg，或夜间血压≥120/70mmHg，可诊断为高血压。

📖 **知识链接** -

血压的测量方法和要求

要求受试者安静休息至少5分钟后开始测量坐位上臂血压，上臂应与心脏水平齐平。选择合适的气囊袖带，气囊袖带应至少覆盖上臂2/3，使用水银柱血压计时，听诊器探头应当置于肱动脉搏动处，当气囊内压力达到桡动脉搏动消失后再升高30mmHg，然后以恒定速率缓慢放气，第一音和消失音分别为收缩压、舒张压。首诊时应测量两上臂血压，以血压读数较高的一侧作为测量的上臂。测量血压时，应相隔1~2分钟重复测量，取2次读数的平均值记录。如果SBP或DBP的2次读数相差5mmHg以上，应再次测量，取3次读数的平均值记录。在测量血压的同时，应测定脉率。

- -

（三）治疗

原发性高血压目前尚无根治方法。降压治疗的根本目标是降低高血压的心脑肾与血管并发症发生和死亡的总危险。降压目标：一般高血压患者应降至<140/90mmHg；能耐受者和部分高危及以上的患者可进一步降至<130/80mmHg。但应当注意监测血压变化，避免降压过快带来的不良反应。

1.治疗时机　①高危、很高危或3级高血压患者，应立即开始降压治疗；②已经确诊的2级高血压患者，考虑开始药物治疗；③1级高血压患者，在单纯生活干预3个月以后，血压仍>140/90mmHg，需要开始降压治疗。

2.降压药物应用的基本原则　使用降压药物应当遵循以下4个原则。①小剂量开始：初始治疗时通常应采用较小的有效治疗剂量。根据需要，可考虑逐渐增加至足剂量。②优先选择长效制剂：长效药物可以有效控制夜间血压和晨峰血压，更有效预防心脑血管并发症发生。③联合用药：对血压≥160/100mmHg或者高于目标血压20/10mmHg的高危患者，或单药治疗疗效不满意的高血压患者应进行联合降压治疗，包括自由联合或单片复方制剂。④个体化：根据患者并发症的不同和药物疗效及耐受性，以及患者个人意愿或长期承受能力，选择适合患者个体的降压药物。

3.降压药物的种类 目前常用的降压药可归纳为五类，包括钙通道阻滞剂（CCB）、血管紧张素转化酶抑制剂（ACEI）、血管紧张素受体拮抗剂（ARB）、利尿剂和β受体拮抗剂五类。①钙通道阻滞剂：分二氢吡啶类和非二氢吡啶类。二氢吡啶类包括氨氯地平、非洛地平、硝苯地平等，非二氢吡啶类包括维拉帕米和地尔硫䓬。②ACEI：代表药物有卡托普利、依那普利、贝那普利等。最常见不良反应为干咳，多见于用药初期。高钾血症、妊娠期妇女、双侧肾动脉狭窄患者禁用。③ARB：代表药物有氯沙坦、缬沙坦、替米沙坦、坎地沙坦等。④利尿剂：用于控制血压的利尿剂主要是噻嗪类利尿剂，包括氢氯噻嗪、苄氟噻嗪、氯噻酮和吲达帕胺等。在我国，常用的噻嗪类利尿剂主要是氢氯噻嗪和吲哒帕胺。⑤β受体拮抗剂：代表药有普萘洛尔、比索洛尔、卡维地洛等。

四、健康管理

（一）个体化健康管理

1.高血压患者高危人群识别 识别高血压高危人群，早期发现可能导致高血压的易患因素并加以有效干预，预防高血压的发生。高血压高危人群有：①血压正常高值者［收缩压120~139mmHg和（或）舒张压80~89mmHg］；②一、二级亲属中有高血压家族史；③男性年龄≥45岁，女性绝经者；④超重或肥胖（体质指数BMI≥24kg/m²，腰围男性≥90cm，女性≥85cm）；⑤高盐饮食、长期吸烟、长期过量饮酒等；⑥长期精神紧张；⑦缺乏运动。

2.生化方式干预 对于高血压高危人群以及确诊高血压的患者，都应立即启动并长期坚持生活方式干预，即"健康生活方式六部曲"——限盐减重多运动，戒烟戒酒心态平。各类生活方式干预目标见表10-4。

表10-4 生活方式干预目标

内容	目标
减少钠盐摄入	每人每日食盐摄入量不超过5g（一啤酒瓶盖），注意隐性盐的摄入（咸菜、鸡精、酱油等）
减轻体重	BMI<24kg/m²，腰围<90cm（男），<85cm（女）
规律运动	中等强度运动，每次30分钟，每周5~7次
戒烟	建议戒烟，避免被动吸烟
戒酒	推荐不饮酒；目前在饮酒的高血压患者，建议戒酒
心理平衡	减轻精神压力，保持心情愉悦

3.**血压监测**　在降压的过程中，准确、有效地监测血压对预防心血管疾病具有重要意义，不能以症状轻重进行血压水平的估量，必须通过血压监测来了解血压情况。

4.**中医特色方法**　高血压属于中医学"眩晕""头痛"范畴，与肝、脾、肾三脏关系密切，病因病机主要从肝阳、肝风立论，治疗以"平肝潜阳，调和气血"为原则。

针灸治疗可以选用合谷、太冲、侠溪、行间、太溪、丰隆等穴位，另外每日按压曲池穴也被证实对高血压有改善作用。除此可以选用一些具备平肝潜阳的药物代茶饮作为辅助降压的方法，如菊花、枸杞子、决明子、生山楂、麦冬、罗布麻叶等。太极、八段锦、气功等传统运动疗法通过动与静相互结合转化，可以促进脏腑气血循环，改善脏腑功能起到降压疗效，可以使身心和谐平衡。

（二）社区健康管理

社区规范化的高血压管理方案可以为所有居民提供公平的持续的筛查、诊断、治疗、转诊及长期随访，提高患者的知晓率、治疗率和控制率，社区管理主要从以下几个方面着手：高血压的筛查与登记、高血压信息档案的登记、初诊高血压患者的管理、高血压长期随访的分级管理、高血压患者的健康教育等。

成年人全科门诊首次就诊的患者应一律测量血压，新发现的高血压患者需建立标准健康档案，列入管理范围。初诊高血压患者的管理见表10-5，分级随访管理内容见表10-6，高血压患者的健康教育主要内容见表10-7。

表 10-5　初诊高血压患者管理

初诊	随访
判断是否有靶器官损害	血压及有关的症状和体征
判断是否有继发性高血压的可能	治疗的副作用
对高血压患者进行心血管综合危险度评估，确定是否要干预其他心血管危险因素	影响生活方式改变和药物治疗依从性的障碍
给予生活方式指导和药物治疗	
制定下一次随访日期	
建议家庭血压监测	
登记并加入高血压管理	

表 10-6　高血压分级随访管理内容

级别	管理对象	管理要求
风险一级	男性<55岁，女性<65岁，高血压1级，无其他心血管疾病危险因素，低危高血压患者	①至少每3个月随访一次，了解血压控制情况，针对危险因素采取非药物治疗为主的健康教育处方。②单纯非药物治疗6~12个月效果不佳时，增加药物治疗
风险二级	高血压2级或1~2级同时有1~2个其他心血管病危险因素，中危高血压患者	①至少每2个月随访一次，了解血压控制水平，针对危险因素采取非药物治疗为主的健康教育处方。②单纯非药物治疗3~6个月效果不佳时，增加药物治疗，并评价药物治疗效果

续表

级别	管理对象	管理要求
风险三级	高血压3级或合并有3个以上其他心血管疾病危险因素，高危和很高危的高血压患者	①至少每个月随访一次，及时发现高血压危象，了解血压控制水平，加强规范降压治疗，强调按时服药。②注意病情发展和药物治疗可能出现的副作用，发现异常情况及时向患者提出靶器官损害的预警与评价，督促其到医院进一步治疗

在管理过程中还需要按照患者全年血压控制情况进行效果评价：全年有9个月以上时间血压记录在140/90mmHg以下为优良；全年有6~9个月以上时间在140/90mmHg以下为尚可，如低于6个月则为不良。

除此针对筛查及随访中发现的特殊人群（经过两种以上降压药物规律治疗，血压仍不达标者或有严重不良反应；血压波动较大、难以控制、随访过程中出现新的严重临床疾患或原有疾病加重；伴发多重危险因素或具有靶器官损害而难以处理的高血压患者）应当建立安全、通畅地转诊至上级医院的渠道，方便患者及时得到专科医疗服务。

表10-7　高血压患者的健康教育主要内容

正常人群	高血压的高危人群	已确诊的高血压患者
高血压的概念	高血压的概念	高血压的概念
高血压的危害	高血压的危害	高血压的危害
健康生活方式	健康生活方式	健康生活方式
定期监测血压	定期监测血压	定期监测血压
高血压的预防方法	高血压的危险因素	有针对性的行为纠正和生活方式指导
	有针对性的行为纠正和生活方式指导	高血压的危险因素及综合管理
		非药物治疗与长期随访的重要性和坚持终身治疗的必要性
		高血压是可以治疗的，正确认识高血压药物的疗效和不良反应
		高血压自我管理的技能

任务三　脑卒中

一、概述

（一）概念

脑卒中（cerebral stroke），又称"中风""脑血管意外"（cerebralvascular accident，CVA），是一种急性脑血管疾病，包括缺血性和出血性脑卒中。

缺血性脑卒中是脑的供血动脉（颈动脉和椎动脉）狭窄或闭塞、脑供血不足导致的脑组织坏死的总称，常见原因有脑部供血血管内壁上的栓子脱落后导致栓塞，或冠心病伴有房颤患者的心脏瓣膜发生附壁血栓时，其栓子脱落后堵塞脑血管。

出血性脑卒中包括脑出血和蛛网膜下腔出血。脑出血最常见，指非外伤性的脑动脉、静脉、毛细血管破裂导致脑实质出血，高血压是最重要的因素，除此动脉瘤、脑淀粉样变性、血管畸形、大面积脑梗死后继发的出血转化、凝血功能障碍（口服抗凝药、血液系统疾病、肝脏疾病）等也可以引发出血性脑卒中。

（二）流行病学

全球疾病负担研究（global burden of disease study，GBD）数据显示，2005~2019年，我国缺血性脑卒中发病率由117/10万上升至145/10万，发病率、患病率、死亡率和伤残调整寿命年均持续高于全球平均水平和发达国家同期水平。并且我国脑卒中存在以下特点：①发病年龄年轻化，高危人群中40~64岁个体占比73.88%；②死亡率男性高于女性；③北方发病率高于南方，西南地区死亡率/发病率比最高；④农村地区患病率和死亡率高于城市地区；⑤经济负担持续上升。

（三）危险因素

脑血管病的危险因素包括高血压、糖尿病、心房颤动及其他心脏疾病、血脂异常、无症状性颈动脉狭窄、肥胖、吸烟、不健康生活方式、酗酒、代谢综合征（MS）、高同型半胱氨酸血症、激素使用（如口服避孕药、绝经后激素疗法）、睡眠呼吸紊乱、血液高凝状态和炎症等，其中高血压为重要的独立危险因素。

1.**高血压**　是脑卒中最重要的危险因素，也是心血管病危险因素中唯一与出血性脑卒中病死率增加相关的因素。

2.**糖尿病**　糖尿病和糖尿病前期是脑卒中发病的独立危险因素，血糖升高可加速动脉粥样硬化形成，还可以引起血管内皮损伤，导致脑梗死。

3.**心房颤动和其他心脏病**　房颤患者的缺血性脑卒中发病风险比健康人高4~5倍。而其他的心脏疾病可使脑卒中风险增加，如心肌梗死后服用华法林联合阿司匹林增加了脑卒中的风险。

4.**血脂异常**　总胆固醇水平与缺血性脑卒中的风险呈正相关。

5.**无症状颈动脉狭窄**　颈动脉是人体颅脑供血的主要方式，颈动脉斑块可引起无症状颈动脉狭窄，增加缺血性脑卒中的发生风险。

6.**其他危险因素**　高盐饮食与高血压密切相关，高脂饮食会加速动脉粥样硬化，增加脑梗死风险。吸烟可以破坏血管内皮细胞。缺乏身体活动可导致超重和肥胖，与正常人群相比，超重和肥胖人群发生缺血性脑卒中的相对危险增加。口服避孕药及绝经后激素治疗都可以增加血栓形成风险等。急性感染常为脑卒中的触发因素，而慢性感染诱导的组织炎症反应则可促进动脉粥样硬化斑块的进展。

二、风险评估与预测

（一）高危人群的早期发现与评估

国家卫生健康委员会脑卒中防治工程委员会推荐的"脑卒中"危险评分卡（表10-8），是人群进行脑卒中风险自我评定的常用量表之一。"脑卒中"危险评分卡适用于40岁以上人群，由8大危险因素加脑卒中病史组成，将40岁以上的成年人分为脑卒中的低危、中危、高危人群。

表 10-8 "脑卒中"危险评分卡

8项危险因素（适用于40岁以上人群）			
高血压		☐	≥140/90mmHg
血脂情况		☐	血脂异常或不知道
糖尿病		☐	有
吸烟		☐	有
心房颤动		☐	心跳不规则
体重		☐	明显超重或肥胖
运动		☐	缺乏运动
脑卒中家族史		☐	有
评估结果	高危	☐	存在3项及以上危险因素
		☐	既往有脑卒中（中风）病史
		☐	既往有短暂脑缺血发作病史
	中危		有高血压、糖尿病、心房颤动之一者

判断为高危的人群建议立即向专科医师咨询脑卒中的预防。中危：具有少于3项危险因素，且患有慢性病（高血压、糖尿病、心房颤动）之一。低危：具有少于3项危险因素，且无慢性病。

（二）短暂性脑缺血发作短期（90天）脑卒中风险评分

短暂性脑缺血发作（TIA）是由血管原因引起的一过性或短暂性、局灶性神经功能（脑、视网膜或脊髓）障碍。TIA是严重的、需紧急干预的"脑卒中预警"事件。研究表明，对TIA进行紧急评估和治疗可以显著降低脑卒中风险，意义重大。TIA短期（90天）脑卒中风险评分（表10-9）可以有效评估到急诊就诊的TIA患者短期内（90天内）发生脑卒中的危险。

表 10-9 TIA 短期（90天）脑卒中风险评分

危险因素	得分
年龄 ≥ 60 岁	1
糖尿病	1
发作时间 >10 分钟	1
发作时无力	1
发作时语言受损	1
总分	0~5

注：总分0分，90天内脑卒中的危险度0；总分1分，90天内脑卒中的危险度3%；总分2分，90天内脑卒中的危险度7%；总分3分，90天内脑卒中的危险度11%；总分4分，90天内脑卒中的危险度15%；总分5分，90天内脑卒中的危险度34%。

（三）心房颤动患者缺血性卒中发生风险与抗凝出血的风险评估

CHADS2评分是用于评估心房颤动患者的脑卒中风险的量表，CHA2DS2-VASc评分应用于抗凝出血的风险评估，可用于指导抗栓治疗（表10-10）。

表 10-10 CHADS2 评分及 CHA2DS2-VASc 评分系统

风险因素	CHADS2评分	CHA2DS2-VASc评分
年龄 ≥ 75 岁	1	2
高血压	1	1
糖尿病	1	1
心力衰竭	1	1
缺血性脑卒中或者TIA病史	2	2
年龄 65~74 岁	–	1
血管疾病	–	1
女性	–	1
最高分值	6	9

注：CHADS2评分最高分值为6分，0分为低风险，1分为中风险，≥2分为高风险；CHA2DS2-VASc评分最高分值为9分，0分为低风险，1分为中风险，≥2分为高风险。

（四）脑卒中患者复发风险的评估与预测

Essen脑卒中风险评分量表（essen stroke risk score，ESRS）是目前少数基于缺血性脑卒中人群判断脑卒中复发风险的预测工具之一，可以很好地预测脑卒中和复合心血管事件的发生（表10-11）。

表 10-11　Essen 脑卒中风险评分量表

风险因素	分值
年龄 65~75 岁	1
>75 岁	2
吸烟	1
周围动脉疾病	1
高血压	1
糖尿病	1
既往心肌梗死	1
其他心血管疾病（心肌梗死和心房颤动除外）	1
既往脑卒中或 TIA 病史	1
最高分值	9

注：ESRS 总分为 0~9 分。0~2 分为低风险；3~6 分为高风险，年脑卒中复发风险为 7%~9%；6 分以上者为极高风险，年脑卒中复发风险达 11%。

三、临床表现、诊断与治疗

（一）临床表现

脑卒中患者常见症状：①半身突然无力或麻木；②口角歪斜；③言语不清或理解语言困难；④单眼或双眼视物困难，或双眼向一侧凝视；⑤无原因的剧烈头痛、眩晕伴呕吐；⑥神志不清或抽搐。

📖 知识链接 --

脑卒中的早期识别方法

（1）1-2-0 三步识别法　"1"是指"看到 1 张脸（口角歪）"，"2"是指"查两只胳膊（一侧不能抬）"，"0"是指"0（聆）听语言（说话不清楚、大舌头）"。若发现异常，应立刻拨打急救电话 120。

（2）FAST 快速评估　"F"（face）脸部：如果患者微笑时面部不对称，提示患者面瘫；"A"（arm）手臂：让患者双手平举，如果 10 秒内一侧肢体下落，提示肢体瘫痪；"S"（speech）语言：让患者说一句较长的话，如果不理解、说话有困难或者找不到词，提示语言障碍；"T"（time）时间：上述症状为疑似脑卒中，请立即拨打 120。

缺血性脑卒中与出血性脑卒中的起病诱因、临床表现存在一定差异，其中脑梗死与脑出血的鉴别具体见表 10-12。

表 10-12　脑梗死与脑出血的鉴别要点

	脑梗死	脑出血
发病年龄	多为60岁以上	多为60岁以下
起病状态	安静或睡眠中	活动或情绪激动时
起病速度	十余小时或1~2天症状达到高峰	十分钟至数小时症状达到高峰
全脑症状	轻或无	头痛、呕吐、嗜睡等
意识障碍	无或较轻	多见且较重
神经体征	多为非均等性偏瘫	多为均等性偏瘫
CT检查	脑实质内低密度灶	脑实质内高密度灶
脑脊液	无色透明	可有血性

（二）诊断

1.病史采集和体格检查　询问神经症状出现的诱因、时间、进展特征，心脑血管病危险因素、用药史、药物滥用、偏头痛、癫痫发作、感染、创伤及妊娠史等。体格检查包括一般体格检查和神经系统检查。一般中年以上的高血压及动脉硬化患者，静息状态下或睡眠中急性起病，迅速出现局灶性脑损害的症状及体征，考虑急性脑梗死的可能。青壮年有心脏疾病、长骨骨折、血管介入治疗等有栓子来源的基础疾病病史的患者，在活动中急骤发病，数秒到数分钟达到高峰考虑脑栓塞。50岁以上的多伴有高血压病史的患者，在情绪激动或活动中突然发病，数分钟到数小时达到高峰的一般为脑出血。

2.辅助检查

（1）CT检查　是检查脑出血的首要方法，也可以鉴别非血管性病变，对于脑梗死在发病后24~48小时可见病灶部位呈低密度改变。

（2）核磁共振成像（MRI）　对于早期脑梗死诊断优于CT，但对于急性脑出血诊断不及CT。MRI还能显示脑肿瘤、脑微出血、脑梗死等脑实质病变。

（3）血管病变影像学检查　常用的有颅脑磁共振血管成像（MRA）、头颈CT血管成像（CTA）和数字减影血管造影（DSA），有助于了解脑卒中的发病机制及病因。

（4）其他检查　一般包括血、尿常规、血糖、血脂、凝血功能、脑脊液、心电图等检查。

（三）治疗

1.缺血性脑卒中的药物治疗

（1）溶栓治疗　静脉溶栓治疗是目前最重要的再灌注治疗措施，4.5小时内推荐使用重组组织型纤溶酶原激活剂（rt-PA），4.5~6小时内推荐静脉使用尿激酶，均应根据适应证严格筛选患者后使用。

（2）抗血小板治疗　对于不能溶栓治疗的患者，发病后尽早给予阿司匹林抗血小板治疗。

（3）抗凝治疗 主要包括肝素、低分子肝素和华法林。一般不推荐急性期应用，对于合并高凝状态有形成肾静脉血栓和肺栓塞的高危患者可以使用预防性抗凝治疗。

（4）其他治疗 包括高血压的调控，发病24小时内，维持较高的血压可以改善脑组织缺血。脑卒中急性期高血糖常见，可以用胰岛素治疗。除此，还需要预防感染，维持体内电解质平衡。

2.出血性脑卒中的药物治疗

（1）降低颅内压 颅内压升高、脑疝形成是影响脑出血死亡率及功能恢复的主要因素。可以选用甘露醇降低颅内压、控制脑水肿。

（2）调整血压 血压降低的程度应根据每个患者的具体情况而定，降血压应首先以进行脱水降颅压治疗为基础。降血压不能过快，防止因血压下降过快引起脑低灌注。

（3）止血治疗 一般脑内动脉出血难以药物止血，如果合并凝血功能障碍，可针对性予以止血药物。

（4）其他药物 神经保护剂与中药制剂也可根据需要选择。

四、健康管理

（一）个体健康管理

1.一级预防 是指对于有脑卒中倾向、尚无脑卒中病史的个体，通过早期改变不健康的生活方式，控制危险因素，预防首次脑卒中。

（1）健康教育 我国民众脑卒中防治知识知晓率低，而脑卒中的救治效果具有极强的时间依赖性，急性期脑卒中患者若能得到及时有效的治疗，可大大降低病死率和致残率。因此对公众进行有关脑卒中危险因素、常见症状、就诊途径等知识的科普宣教是必须的。主要教育的内容有：①什么是脑卒中，脑卒中的危险因素有哪些；②怎样主动干预脑卒中的危险因素，如何在家监测管理血压、血脂、血糖等指标；③脑血管病早期症状的识别、就诊时机与治疗、预后的关系。

（2）健康管理 脑卒中高危人群的健康管理主要针对可干预的危险因素进行：如控制血压、血脂、血糖水平，普通高血压应控制在140/90mmHg以下，血脂中低密度脂蛋白胆固醇（LDL-C）应降至2.59mmol/L以下，糖化血红蛋白应小于7%。增加体育运动、控制体重，合理膳食尤其是减少盐及饱和脂肪酸的摄入，积极治疗心脏疾病，戒烟限酒等。

2.二级预防 脑卒中的患者容易发生再次发病，我国缺血性脑卒中第一年复发率高达17.7%，再次发病明显加重神经系统体征及病死率，因此要尽快开展二级预防。二级预防在一级预防的基础上强调治疗，并针对筛查出的危险因素进行干预，控制高危因素，如控制血压、血脂水平等，降低脑卒中的复发和致残的风险。

3.三级预防　三级预防的重点在于对脑卒中患者的康复治疗和康复护理。不仅仅是偏瘫患者需要康复，在发病的急性期也可进行康复治疗，但宜采用低强度训练，同时应密切关注患者并进行康复评估，制定个体化的康复方案。

目前脑卒中发病后期所采用的康复措施有以下几种。①瘫痪肢体的康复：应及早进行体疗和理疗来预防并发症，防止瘫痪肢体肌肉萎缩和挛缩，并可促进运动代谢功能的改进。②言语障碍：失语症是脑卒中的常见症状，可进行言语失用的康复治疗和听觉言语刺激疗法等。有构音障碍的患者，可进行呼吸、发音、共鸣功能训练和调音器官的运动训练。③记忆力的康复：脑血管疾病患者多有记忆力减退或丧失，所以需要进行记忆力的康复治疗，可让患者写日记、回忆往事和训练记数字等。④心理康复：脑卒中患者意识清楚者多伴有恐惧、烦躁、焦虑、抑郁等症状。所以医护人员和亲属应给予热情关怀、鼓励，使患者建立战胜疾病的信心。若抑郁症状较突出可考虑抗抑郁药物治疗。

4.中医特色方法　脑卒中应属"中风病""半身不遂""偏风"等范畴，多因气血亏虚，心、肝、肾三脏失调，又因为劳逸失度、情志不遂、饮酒饱食、外邪入侵等触发，其病因病机是阴阳失调、气血逆乱，与痰、瘀、气、虚等因素有关。

缺血性脑卒中活血化瘀类中药最为常用，补阳还五汤是常用的中药汤剂，除此黄芪、红花、桃仁、赤芍、当归、丹参等活血化瘀中药可以选用。对于出血性脑卒中在急性期一般不予以活血通络，急性期之后可以酌情选用凉血、化瘀、止血的方法，如犀角地黄汤等。活血化瘀类的中药熏洗可以缓解偏瘫痉挛状态。

针灸是脑卒中常用的治疗方法，对于脑卒中后的康复治疗有重要意义。最著名的针法有石学敏院士的"醒脑开窍"针刺法和许能贵教授的"通督调神"针刺法。醒脑开窍针法主穴为内关、水沟、三阴交，辅穴为极泉、尺泽、委中，可以随患者症状进行加减，如吞咽障碍加风池、完骨、天柱；语言不利加廉泉、金津、玉液；足内翻加丘墟透照海，口角歪斜加颊车、地仓。通督调神针法注重督脉的作用，选用督脉的水沟、百会、上星、风府、哑门、大椎、命门等醒脑开窍、通督提神。循经推拿按摩可以增加关节活动度、抑制痉挛等。

📢 **素质提升** --

石学敏教授是中国工程院院士、国医大师、国家授衔针灸学专家。他博览群书，治学严谨，勇于创新，敢为人先，自20世纪70年代开始研究中风病的针灸治疗，历经50年的基础研究与临床实践，创建了"针刺手法量学"，同时有别于传统的取穴和针刺方法，开创了"醒脑开窍"针刺法，创下了前所未有的治瘫奇迹，被誉为"华夏第一针"。

（二）社区健康管理

社区健康管理针对情况基本稳定、已出院需要进行恢复和康复的患者，依靠社区医疗资源，以患者家庭为中心，通过患者家庭改造、社区康复训练、健康知识宣教和心理支持等方法来提高患者的生活质量。社区健康管理的主要内容如下。

1.患者康复档案的建立 有条件的社区应当在第一次访视患者时，对患者的状态进行评估并记录建档保管，并定期访视，及时评价健康管理效果。

2.健康教育 旨在帮助患者提高自我管理能力和进行健康指导，包括饮食、活动、休息、防治跌倒、心理、预防并发症、对患者家属等的指导。

3.康复指导 对患者进行康复评估并制定康复计划。可以采用引导式教育引导患者主动完成训练，将集体训练与居家训练有机结合。

目标检测

习题

单选题

1.有关冠心病的概念，说法不正确的是

A.又称充血性心脏病

B.是由冠状动脉发生严重粥样硬化性狭窄导致的

C.也可在冠状动脉狭窄的基础上合并痉挛多狭窄或阻塞所致或栓塞所致

D.可导致心肌缺血梗死

E.又称缺血性心脏病

2.冠心病心绞痛发作的典型部位是

A.胸骨体下段之后　　　　　　　　B.心前区

C.胸骨体中段之后　　　　　　　　D.剑突下

E.胸骨体中、上段之后

3.对于确诊的高血压患者，建议其（　　）启动药物治疗

A.生活方式干预使血压平稳后

B.生活方式干预使血压达标后

C.生活方式干预不能控制血压达标时

D.在生活方式干预的同时立即启动药物治疗

E.直接启动

4.脑出血最常见的病因为

A.高血压　　　　　　　　　　　　B.先天性脑动脉瘤

C.脑动脉粥样硬化　　　　　　　　D.动静脉畸形

E.烟雾病

5.脑出血的临床特征主要是

A.多在安静时急性起病，突发神经功能缺损症状

B.多在安静时急性起病，突发头痛、呕吐、血压增高、意识障碍

C.多在情绪激动或活动时急性起病，突发神经功能缺损症状

D.多在安静时因血压增高急性起病，伴有头痛、意识障碍

E.多在情绪激动或活动时缓慢起病

（郭　敏）

项目十一　恶性肿瘤的健康管理

PPT

学习目标

1. 掌握常见恶性肿瘤的概念、风险评估及健康管理方法。
2. 熟悉常见恶性肿瘤的发病机制、危险因素、临床表现、诊断和治疗。
3. 了解常见恶性肿瘤的流行病学情况。
4. 学会运用所学知识，评估常见恶性肿瘤患者的病情，制定并给予健康指导。
5. 培养社会责任感，增强对患者的人文关怀。

情境导入

情境描述　患者，男，57岁，胸闷、咳嗽、咯血丝痰3个月余，全身乏力，双下肢无力，时有头晕，食欲缺乏，大小便可，睡眠一般，精神差，面色白，口不渴，舌质淡，舌体胖，有齿痕，苔黄厚腻，舌中有裂纹，脉细滑。查体：全身浅表淋巴结未触及，睑结膜苍白。双肺听诊无明显的干湿性啰音。诊断为肺癌。

讨论　1. 肺癌的危险因素有哪些？其预防策略与措施有哪些？
　　　　2. 对该患者如何进行健康指导？

任务一　概　述

肿瘤是指机体在各种致瘤因子作用下，局部组织细胞增生所形成的新生物，也称赘生物。肿瘤可分为良性肿瘤和恶性肿瘤两大类。癌（cancer）是指起源于上皮组织的恶性肿瘤，是恶性肿瘤中最常见的一类。恶性肿瘤严重威胁人类健康，其预防和控制是当今世界面临的重要公共卫生问题之一。

一、流行病学

随着人口数量增长、人口老龄化以及生活方式和生态环境的改变，全球常见恶性肿瘤的总体发病率和死亡率呈逐年上升趋势。

据WHO及国际癌症研究机构（IARC）2020年发布的数据，全球新发病例数前十的癌症分别是乳腺癌、肺癌、结直肠癌、前列腺癌、胃癌、肝癌、宫颈癌、食管癌、甲状腺癌和膀胱癌。全球死亡病例数前十的癌症分别是肺癌、结直肠癌、肝癌、胃癌、乳腺癌、食管癌、胰腺癌、前列腺癌、宫颈癌、白血病。

2020年中国癌症新发病例数前十的癌症分别是肺癌、结直肠癌、胃癌、乳腺癌、肝癌、食管癌、甲状腺癌、胰腺癌、前列腺癌、宫颈癌，这十种癌症占新发癌症数的78%。

二、危险因素

恶性肿瘤的发病是多因素共同作用的复杂过程。除遗传特质、年龄、性别等个体自身因素外，人们的行为和生活方式、环境暴露以及心理社会因素在肿瘤的发生、发展过程中起重要作用。

1. 遗传因素 恶性肿瘤通常具有一定的种族差异和家族聚集性。欧洲三国（瑞典、丹麦和芬兰）双生子研究发现遗传因素在前列腺癌、胰腺癌、大肠癌中所占的百分比为42%、36%、35%。

2. 行为及生活方式

（1）烟草 吸烟可导致至少20种癌症，烟草使用是全球首要预防的癌症危险因素。

（2）乙醇 与多个部位的癌症有关，如口腔、口咽、喉咽、食管、结肠、直肠、肝、胆管、喉、乳腺。长期饮酒可导致肝硬化继而可能与肝癌有联系。饮酒又吸烟者可增加某些恶性肿瘤的危险性。

（3）饮食 数据显示，发达国家男性癌症的30%~40%，女性癌症的60%可能与饮食有关。饮食致癌的可能途径、方式大约有以下几种。

1）天然食物或食品添加剂中存在致癌物 亚硝胺会诱发胃癌、肠癌和鼻咽癌。食用色素中的二甲氨基偶氮苯（致肝、胆管、皮肤、膀胱癌）、邻氨基偶氮甲苯（致肝、肺、膀胱癌、肉瘤）、碱基菊烃（致肝癌、白血病、网状细胞肉瘤）等，香料及调味剂中的黄樟素（致肝、肺、食管癌）、单宁酸（致肝癌、肉瘤）及甘素（即N-苯乙基脲致肝癌）均会致癌。

2）食物受致癌物污染 污染食物的致癌物有黄曲霉毒素、展青霉素、黄米霉素、杂色曲霉素、环氯霉素、厌黄霉素等。

3）食物加工或烹调过程中产生致癌物 烟熏、炙烤及高温烹煮食物时由于蛋白质热解，特别在烧焦的鱼、肉中可产生有致突变和致癌性的多环有机化合物。

4）营养缺乏时的间接致癌作用　食品粗糙、长期缺铁、营养不足时发生食管癌和胃癌的危险性增加。硒的平均摄入量、血硒水平、饮食中硒浓度均与发生恶性肿瘤的危险性呈负相关。长期缺碘或碘过多与甲状腺癌的发生有关。

5）过多营养的间接致癌作用　食物热量过高、纤维素过少，特别是脂肪总摄入量过高，可使乳腺癌、结肠癌、前列腺癌发病率增加。

3.环境理化因素

（1）环境化学因素　世界卫生组织指出，人类恶性肿瘤的90%与环境因素有关，其中最主要的是与环境中化学因素有关。

（2）电离辐射　可引起人类多种癌症，如急性和慢性细胞白血病、多发性骨髓瘤、恶性淋巴瘤、骨肉瘤、皮肤癌等。

4.社会心理因素

（1）独特的感情生活史可导致癌症的发生　儿童时期父母早亡、离异、不和睦、长期分离，成年后再遭挫折、丧偶、事业失败、理想破灭、难以宣泄的悲伤和持续紧张压力甚致绝望都是导致癌症的重要社会心理因素。生活中的巨大精神刺激引起的恶劣情绪往往是癌细胞的"激活剂"。

（2）巨大的精神冲击发生在癌症发病前1年左右　据有关肿瘤病因及发病率研究报告发现，影响癌症发病的重大生活事件一般都先于癌症起病前6~8个月。另据乳腺癌患者的大量观察也证实了生离死别的忧郁、悲伤和焦虑多出现在发生癌症前1年左右。

（3）个体的性格特征与恶性肿瘤有一定关系　据研究，发现具有C型个性特征者患恶性肿瘤者较多。C型个性特征表现为性格内向、怪僻，时而小心翼翼，时而情绪冲动，多愁善感，要求的目标忽高忽低。我国学者研究发现具有下列性格特点者易患癌症：①多愁善感，精神抑郁者；②易躁易怒，忍耐性差者；③沉默寡言，对事物态度冷淡者；④性格孤僻，脾气古怪者。长期处于孤独、矛盾、失望、压抑状态，是促进恶性肿瘤生长的重要因素。

5.感染　目前，有11种明确可导致癌症的感染性病原体，包括幽门螺杆菌（Hp）、高危型人乳头状瘤病毒（HPV）、乙肝病毒（HBV）、丙肝病毒（HCV）、EB病毒、卡波济肉瘤相关疱疹病毒（KSHV）、人嗜T淋巴病毒1型（HTLV-1）、人类免疫缺陷病毒1型（HIV-1）、埃及血吸虫、泰国肝吸虫、华支睾吸虫等。每种感染源可导致一种甚至几种类型癌症。据估计，全球的新发癌症中，1/8由感染导致。

6.其他因素　国际癌症研究中心（IARC）宣布的30种致癌物中已包括有被确认的致癌药物，如细胞毒性药物、激素、砷剂、免疫抑制剂等均有致癌的可能性。另外职业肿瘤在全部恶性肿瘤中仅占1%~5%，男性较高，如石棉所致肺癌、间皮瘤；焦炉工肺癌、铬酸盐制造工肺癌等。

三、预防策略与措施

恶性肿瘤是可以预防的，而且如能早期诊断，一部分是可以治愈的。肿瘤的发生与行为、生活方式、环境和遗传等因素密切相关。在某种程度上是可以预防的疾病。遗传因素虽然无法改变，而行为改变和生活方式管理却是预防和控制恶性肿瘤的重要手段，据此国际抗癌联盟提出了三级预防概念。

一级预防是消除或减少可能致癌的因素，防止癌症的发生。约80%的癌症与环境和生活习惯有关。改善生活习惯，如戒烟、限制饮酒、食物多样化、少吃腌制食品、控制体重、适当运动、注意环境保护、加强职业防护等，均是较为重要的防癌措施。

二级预防是指癌症一旦发生，应做到早发现、早诊断、早治疗。具体包括对癌症危险信号如持续性消化不良、绝经后阴道流血、大小便习惯改变、久治不愈的溃疡等的认识和重视；对高发区和高危人群定期检查；发现癌前病变并及时治疗；加强对易感人群的监测；对身体暴露部位定期进行自我检查。

三级预防是治疗后的康复，防止病情恶化，提高生存质量，减轻痛苦，延长生命。

任务二　肺　癌

一、概述

（一）概念

原发性肺癌是我国最常见的恶性肿瘤。从病理和治疗角度，肺癌大致可以分为非小细胞肺癌（non small cell lung cancer，NSCLC）和小细胞肺癌（small cell lung cancer，SCLC）两大类，其中非小细胞肺癌占80%~85%，包括腺癌、鳞癌等组织学亚型，其余为小细胞肺癌。

（二）流行病学

肺癌是我国30年来发生率增长最快的恶性肿瘤。中国肿瘤登记中心数据显示，城市和农村地区的肺癌发病率均位列恶性肿瘤的第一位。全国肺癌死亡率男性高于女性。地区分布上，城市肺癌死亡率高于农村。从东、中、西三大经济地区来看，东部地区的肺癌死亡率最高，中部次之，西部最低。我国肺癌死亡率在44岁以前的人群中处于较低水平，45岁以后快速上升，80~84岁达到峰值，其后有所下降。城市地区和农村地区的肺癌各年龄段死亡率趋势相似。

（三）危险因素

1.吸烟 是目前公认的肺癌最重要的危险因素。研究显示，吸烟人群的肺癌发病及死亡风险较不吸烟人群高，既往吸烟人群的肺癌发病和死亡风险显著升高。据Hammond等44个月的调查发现，每天吸烟半包到1包、1包到2包及2包以上者鳞癌死亡率比不吸烟者分别增高8.4、18和21倍。吸烟又接触石棉、镍、铬、镉等人群由于协同作用以致肺癌发病率更高。另外吸卷烟可以提高肺癌死亡率10倍以上。吸烟年龄越早，数量越多，发生肺癌的机率越大，其间有明显相关。戒烟后患癌风险逐渐下降，5年后可保持在比一般人略高的水平。

2.职业暴露史 多种特殊职业接触可增加肺癌的发病危险，包括石棉、氡、铍、铬、镉、镍、硅、煤烟和煤烟尘等。

3.肺癌家族史和遗传易感性 一级亲属被诊断为肺癌的个体患肺癌的风险明显升高。有肺癌家族史的人群可能存在可遗传的肺癌易感位点。

4.其他因素 包括营养及膳食、体育锻炼、免疫状态、雌激素水平、感染（人类免疫缺陷病毒、人乳头状瘤病毒）、肺部慢性炎症、经济文化水平等。

二、风险评估与预测

国内外通过病例对照研究或前瞻性队列研究建立了一些肺癌风险预测模型，用于高危人群的风险评估。肺癌风险评估模型，纳入了吸烟状况、癌症家族史、灰尘暴露、环境烟草暴露、既往呼吸系统疾病等危险因素。国内有的研究采用Rothman-Keller法建立了肺癌预测模型——肺癌的危险评分系统（表11-1），得分少于7分，危险很低；7~12分，低到中度危险；13~18分，中到高度危险；高于18分，危险很高。

表 11-1　肺癌的危险评分系统

编号	因素	水平	分值
1	直系亲属（父母、兄弟姐妹、叔伯姑姨）中有没有人得肺癌	有	1
		无	0
2	现在多少岁	20~39	1
		40~49	2
		≥20	3
3	是否曾经吸烟	是	4
		否	0
4	现在吸烟吗	吸烟	4
		不吸烟	0

续表

编号	因素	水平	分值
5	如果仍在吸烟，每天吸多少	每天少于一包	1
		每天一包	2
		每天一到一包半	3
		每天至少二包	4
6	如果已经戒烟，戒了多久	<5年	1
		6~10年	2
		11~20年	3
		>20年	4
7	有没有和吸烟的人住在一起	有	3
		没有	0
8	有没有在很多人吸烟的地方（酒吧、夜总会等）工作	有	3
		没有	0
9	有没有被诊断患有慢性气管炎或肺气肿	有	2
		没有	0

三、临床表现、诊断与治疗

（一）临床表现

1.原发肿瘤本身局部生长引起的症状和体征 ①咳嗽是肺癌患者最常见的症状，50%以上的肺癌患者在就诊时有咳嗽症状。②咯血是最具有提示性的肺癌症状。肺癌患者有25%~40%会出现咯血症状，通常表现为痰中带血丝，大咯血少见。③呼吸困难。④肿瘤组织坏死可以引起发热，肿瘤引起的继发性肺炎也可引起发热。⑤如果肿瘤位于大气道，特别是位于主支气管时，常可引起局限性喘鸣症状。

2.原发肿瘤侵犯邻近器官、结构引起的症状和体征 主要有声音嘶哑、吞咽困难、胸腔积液、膈神经麻痹、上腔静脉阻塞综合征等。

3.肿瘤远处转移引起的症状 最常见的是中枢神经系统转移而出现的头痛、恶心、呕吐等症状。骨转移则通常出现较为剧烈且不断进展的疼痛症状等。

4.肺癌的肺外表现 除了肿瘤局部区域进展引起的症状和胸外转移引起的症状外，肺癌患者还可以出现瘤旁综合征。

（二）诊断

根据临床症状、体征、影像学检查和组织病理学检查作出诊断。肺癌早期缺乏典型症状，对40岁以上人群，应定期进行胸部X线普查。出现肺癌原发症状或转移症状者及时做胸部X线片检查或胸部CT检查，发现肺部有肿块阴影时，应首先考虑肺癌的诊断，应进一步通过组织病理学检查明确诊断。

（三）治疗

1.手术治疗　解剖性肺切除术是早中期肺癌的主要治疗手段，也是目前临床治愈肺癌的重要方法。

2.放射治疗　肺癌放疗包括根治性放疗、姑息放疗、辅助放疗和预防性放疗等。

3.药物治疗　肺癌的药物治疗包括化疗、分子靶向治疗以及免疫治疗。化疗分为新辅助化疗、辅助化疗、姑息化疗，应当严格掌握临床适应证，并在肿瘤内科医师的指导下施行。化疗应当充分考虑患者病期、体力状况、不良反应、生活质量及患者意愿，避免治疗过度或治疗不足。应当及时评估化疗疗效，密切监测及防止不良反应，并酌情调整药物和（或）剂量。分子靶向治疗需要明确基因突变状态，依据分子分型指导靶向治疗。

4.支气管镜介入治疗　实施支气管腔内介入治疗必须严格掌握适应证，明确治疗目的，客观评估拟采用的某项治疗技术能否实现预期目标，并在有条件的医院开展治疗。

5.姑息治疗　是一种特殊的治疗方式，通过控制疼痛、缓解症状以及提供精神与社会方面的支持，改善罹患疾病而面临死亡威胁的患者及家属的生活质量。姑息治疗包括对癌症患者机体、精神、心理和社会需求的处理。癌症一经诊断及在癌症的早期即可启动姑息治疗，并可随着患者需求的不断变化而作出相应的调整。

四、健康管理

针对不同的目标人群采取三级预防措施。

1.一级预防

（1）有组织、有计划地进行吸烟有害健康、防癌就要坚决戒烟的健康教育，在公共场所禁止吸烟、预防二手烟吸入是重要的一级预防措施。

（2）预防职业性肺癌　政府部门应加强对工矿企业监督管理。企业应注重改革生产工艺、定期监测作业环境中有害物质。个人注意加强防护、定期查体。

（3）减轻及避免环境污染　经常保持室内通风，减少厨房内煤烟及油烟污染。禁止排放含有毒物质的废气和粉尘。

2.二级预防　在高危人群中进行肺癌的筛检是早发现、早诊断、早治疗肺癌的有效手段。主要的筛查方法有低剂量螺旋CT筛查、痰细胞学检查、血液分析标志物检测。

3.三级预防　肺癌患者的康复重点是保护呼吸功能，远离烟草，注意保持室内空气洁净，常到空气新鲜的地方散步，预防感冒。患者应保持乐观情绪，心胸开朗，适当进行户外活动，合理营养，提高个人免疫功能。亲属应关心患者的身体情况和心理状态，多和患者亲切谈话，爱护和尊重患者。

4.中医特色方法　目前对肺癌的辨证分型临床以肺脾气虚、气阴两虚、气滞血瘀、气滞痰阻等4型为多见。临床多采用辨证分型治疗和以基本方法为主、随证加减治疗两大类。另外结合患者的具体情况，可以开展情志、饮食、起居等方面的健康管理。

任务三　肝　癌

一、概述

（一）概念

原发性肝癌（primary carcinoma of the liver）简称肝癌（gastric cancer，GC），是原发于肝脏的上皮性恶性肿瘤，主要包括肝细胞癌（hepatocellular carcinoma，HCC）、肝内胆管癌（intrahepatic cholangiocarcinoma，ICC）和混合型肝细胞癌-胆管癌（combined hepatocellular cholangiocarcinoma，cHCC-CCA）三种不同病理学类型，其中超过90%的肝癌为肝细胞癌，肝细胞癌的发病率为75%~85%。

（二）流行病学

原发性肝癌是目前我国第4位常见恶性肿瘤及第2位肿瘤致死病因，严重威胁我国人民的生命和健康。我国是肝癌高发区，且发病类型90%以上为肝细胞癌，恶性程度高，预后差。通常多见于中年男性，男性肝癌的发病率和死亡率为女性的2~3倍。其死亡率在消化系统恶性肿瘤中居第3位，仅次于胃癌和食管癌，全世界每年平均约有25万人死于肝癌，而我国大约占其中的45%左右。原发性肝癌发病率有明显的上升趋势，重视肝癌，争取做到早诊断、早治疗，随诊定期复查相关的指标。

（三）危险因素

1.感染　乙型肝炎病毒（HBV）及丙型肝炎病毒（HCV）和肝癌发生有关。HBV感染是肝癌的主要发病因素。

2.化学性因素

（1）黄曲霉毒素　与肝癌有密切的关系，我国东南沿海地区气候温暖、潮湿，适宜于黄曲霉的生长，也是肝癌的高发地区。黄曲霉毒素是已知最强的致癌物。

（2）其他化学因素　有机致癌物如氯乙烯、六氯苯、苯并芘等可诱导形成肝癌，如长期接触农药（杀虫剂、除草剂等）、饮用污染水、相关职业暴露人群肝癌发生风险较高。

3.疾病状态　如糖尿病、肥胖、肝硬化、脂肪肝、慢性病毒性肝炎、肝吸虫性胆管炎等疾病可增加罹患肝癌的危险性。我国80%以上的肝癌患者均伴有肝硬化。

4.遗传因素 肝癌有一定家族聚集倾向，家族史及遗传因素是本病的重要危险因素，流行病学调查表明肝癌与基因存在一定关系。

5.吸烟和饮酒 流行病学研究表明，饮酒与肝癌的发生密切相关，乙醇可促使肝损伤、肝硬化，进而诱发肝癌，长期烟草暴露亦能促发肝癌。

6.其他因素 心理情绪，性激素，长期服用某些抗癫痫药、降压药、解热镇痛药等因素也可能与肝癌的发生相关。

二、风险评估与预测

根据原发性肝癌诊疗指南（2022年版），在我国，肝癌高危人群主要包括携带乙型肝炎病毒（HBV）和（或）丙型肝炎病毒（HCV）感染、过度饮酒、非酒精性脂肪性肝炎、其他原因引起的肝硬化以及有肝癌家族史等人群，尤其是年龄>40岁的男性。

我国学者利用年龄、性别、人血白蛋白–胆红素评分（ALBI）和血小板4个指标，在多因素Cox回归模型中的系数加权，构建了可适用于多种慢性肝病和各种族的肝癌风险aMAP评分模型，可以便捷地将肝病人群分为肝癌低风险（0~50分）、中风险（50~60分）和高风险（60~100分）组，各组肝癌的年发生率分别为0%~0.2%、0.4%~1%和1.6%~4%。

三、临床表现、诊断与治疗

（一）临床表现

1.症状 原发性肝癌早期无典型的症状与体征。有半数以上的患者肝区疼痛为首发的临床症状，疼痛多为持续性的钝痛、刺痛或者胀痛。中晚期肝癌的症状则较多，常见的临床表现有肝区疼痛、食欲减退、腹胀、乏力、消瘦等；部分患者有低热、腹泻、上消化道出血；肝癌破裂后还会出现剧痛，产生急腹症表现等。

2.体征 早期肝癌常无明显阳性体征。进行性肝大是特征性体征之一，晚期还会出现黄疸、腹腔积液等体征。此外，合并肝硬化者常有肝掌、蜘蛛痣、下肢水肿等。发生肝外转移时可出现某脏器和组织相应的体征。

3.并发症 常见的有肝性脑病、上消化道出血、肝癌破裂出血等。

（二）诊断

1.不明原因的肝区疼痛不适或疼痛，伴全身不适、食欲不振、乏力、体重减轻等均应纳入检查范围。

2.右胁部肝脏进行性肿大，质地坚硬而拒按，表面有结节隆起，为有诊断价值的体征，但已属中晚期。

3.结合肝区影像学检查、血清学检查（如甲胎蛋白等）、肝穿刺等。

（三）治疗

肝癌治疗领域的特点是多学科参与、多种治疗方法共存，针对不同分期的肝癌患者选择合理的治疗方法可以使疗效最大化。主要有以下几种治疗方法。

1.手术治疗　肝癌的外科手术治疗是手术治疗肝癌最有效的方法，是肝癌患者获得长期生存的重要手段，主要包括肝切除术和肝移植术。

2.消融治疗　是针对合并有不同程度的肝硬化，不能耐受手术治疗的部分患者。肝癌消融治疗是借助医学影像技术的引导，对肿瘤病灶靶向定位，局部采用物理或化学的方法直接杀灭肿瘤组织的一类治疗手段，对肝功能影响少、创伤小、疗效确切，可以获得与手术切除相类似的疗效。

3.经动脉化疗栓塞（TACE）　是肝癌常用的非手术治疗方法化学药物治疗。从外周动脉插入微细导管至肝脏肿瘤供养动脉，直接注入抗肿瘤药物，然后堵塞肿瘤的血管，从而肿瘤遭受化学毒性和缺血/缺氧打击。

4.中医治疗方法　在辨证论治指导下，采取病证结合临床诊疗模式，运用中医药、现代中药制剂以及中医药特色诊疗技术，统筹治则在肝癌的围手术期、术后辅助治疗期、随访康复期、姑息期等不同时期，配合西医治疗以控制症状、预防复发转移及延长生存的作用。

（1）围手术期　理气、疏肝、健脾，推荐应用青附金丹加减，改善肝功能，提高手术耐受性。

（2）术后辅助治疗　扶正、健脾、养血，推荐应用归脾汤加减，减少术后并发症，加快术后康复。

（3）随访康复期　疏肝、健脾、扶正，推荐应用逍遥散加减以提高生活质量，预防肿瘤复发转移。

（4）姑息期　养阴、软坚、化瘀，推荐应用一贯煎合益肝清癥汤加减，减毒增效，延长生存期。

除了方药汤剂外，一些现代中药制剂如槐耳颗粒、华蟾素联合解毒颗粒、鸦胆子油、复方斑蝥胶囊和慈丹胶囊等也已被用于肝癌手术切除后的辅助治疗。

📖 **知识链接** -

肝癌的靶向治疗

目前在肝癌临床上常用的分子靶向药物主要有以下三类：第一类，多靶点酪氨酸激酶抑制剂，常用的有仑伐替尼、瑞戈非尼、索拉非尼、舒尼替尼等；第二类，VEGFR拮抗剂，例如阿帕替尼、阿昔替尼等；第三类，VEGF/VEGFR单抗，例如贝伐单抗、雷莫芦单抗等。上述靶向药物主要是用于肝癌的进展期或晚期，具体使用时需要综合考虑肝癌患者具体的癌情、身体状况等因素作出合理、合适的选择。

四、健康管理

肝癌发病早期常无明显的临床表现，肝癌的三级预防为：一级预防（病因预防）、二级预防（乙肝和肝癌的早筛早治）、三级预防（肝癌的综合治疗）。

1.一级预防 其目的在于减少肝癌的发病率，早期消除致病因素。

（1）接种肝炎疫苗 接种乙型肝炎疫苗是预防乙肝病毒HBV感染最有效的方法。

（2）传播途径预防 HBV和HCV共同的主要传播途径有经血传播、性接触传播、母婴传播，日常生活接触传播的概率也较大。

（3）改变生活方式 避免食用含有黄曲霉毒素的霉变食物和污染水，戒烟酒，改善营养，提倡摄入富含硒、维生素A等抗氧化食物。

（4）慢性病毒性肝炎的治疗 通过抗病毒治疗，有效减缓或阻止慢性病毒性肝炎疾病进程，降低慢性病毒性肝炎患者发展为肝硬化和肝癌的风险。

2.二级预防 定期筛查高危人群，及时发现癌前病变，阻止癌症进展，降低肝癌患者的死亡率。主要的筛查方法有影像学检查，如超声显像、CT和MRI、数字减影血管造影、核医学影像学检查；血清AFP以及病灶穿刺活检。

3.三级预防 防止残留肿瘤细胞播散而造成的复发或剩余肝硬化肝脏的新生肿瘤，防止肝癌内扩散和肝外转移。

4.中医特色方法 根据四诊资料进行辨证论治，除了治疗中使用的方药外，另外还可以使用其他一些中医方法。

（1）药膳

①黑木耳炒猪肝

原料：黑木耳25g，猪肝250g。

功效：补益肝肾，强体抗癌。通治原发性肝癌。

②佛手青皮蜜饮

原料：佛手20g，青皮15g，郁金10g，蜂蜜适量。

功效：疏肝行气，活血止痛。主治肝气郁结型肝癌。

③山楂粥

原料：山楂15g，粳米50g，砂糖适量。

功效：化滞消食，散瘀化积，健脾抗癌。主治气滞血瘀型肝癌等。

④芦笋玉米须粥

原料：芦笋50g，玉米须200g，薏苡仁50g，粳米50g。

功效：清热利湿，抗癌退黄。主治湿热内蕴型肝癌伴发黄疸。

⑤败酱卤鸡蛋

原料：败酱草50g，鲜鸡蛋2枚。

功效：清热解毒，破瘀散结，抗癌。主治热毒内蕴型原发性肝癌。

⑥鸡肉茯苓馄饨

原料：鸡肉120g，茯苓粉60g，面粉180g，豆豉10g，姜末、葱花、精盐、味精、香油各适量。

功效：健脾养胃，补气消肿，抗癌。主治气虚型肝癌。

（2）其他方法　可以选择应用体针、头针、电针、耳针、腕踝针、眼针、灸法、穴位埋线、穴位敷贴、耳穴压豆和拔罐等方法。针灸治疗的取穴以肝俞、足三里为主穴，配以阳陵泉、期门、章门、三阴交等；穴位敷贴以章门、期门、肝俞、内关、公孙为主穴，疼痛者配外关、足三里、阳陵泉；腹腔积液配气海、三阴交、阴陵泉等。

根据病情酌情使用活血化瘀、清热解毒等中药、中成药，进行外敷治疗、中药泡洗、中药熏洗等。

5.社区健康管理　①通过对群体健康进行监测、分析、评估，确定危险因素。②对病例进行初访。主要核实肝癌病例的户口地址、常住地址、疾病诊断，了解辖区内新发病例的基本情况、疾病诊断及其病程情况。③提供护理、康复、治疗、膳食等方面的知识指导。④开展健康教育和心理疏导，使患者能正确认识疾病，培养良好的生活习惯，保持平和的心态，积极配合医生完成整个肿瘤治疗计划。⑤对社区的恶性肿瘤现患病例进行随访，了解患者的常住地址变动情况，目前的病情及治疗状况，通过定期的随访及时发现肝癌肿瘤复发、转移和第二原发肿瘤的发生，督促其进行合理治疗，延长患者的生命，同时对晚期肿瘤患者提供必要的医护照顾和全程管理。

任务四　胃　癌

一、概述

（一）概念

胃癌（gastric cancer，GC）是指原发于胃上皮源性恶性肿瘤，主要是胃腺癌。

（二）流行病学

根据我国最新数据，胃癌发病率和死亡率在各种恶性肿瘤中均位居第三。全球每年新发胃癌病例约120万，我国约占其中的40%。我国早期胃癌占比很低，仅约20%，大多数发现时已是进展期，总体5年生存率不足50%。近年来随着胃镜检查的普及，早期胃癌比例逐年增高。

（三）危险因素

1.饮食　胃癌发病与饮食有关，经常食用霉变食物、咸菜、腌制烟熏食品以及过多摄入食盐，可增加患病的危险性。环境因素中化学污染、水土中硝酸盐过多、微量元素比例失调等均通过饮食途径导致胃癌发病。

2.幽门螺杆菌（Hp）感染　世界卫生组织将Hp感染定为人类Ⅰ类致癌原。研究发现，胃癌高发区人群Hp感染率高，人群胃癌发病率明显高于普通人群。

3.遗传　胃癌有明显家族遗传倾向。

4.胃疾病　胃息肉、胃溃疡、残胃炎、慢性萎缩性胃炎等疾病均为癌前危险因素。

5.其他　在胃癌风险人群中与胃癌发生关系最密切的五个因素为年龄、性别、Hp抗体、胃泌素17（G–17）、血清PG。

二、风险评估与预测

新型胃癌筛查评分系统（表11–2）包含5个变量，总分为23分，根据分值可将胃癌筛查目标人群分为3个等级：①胃癌高危人群（17~23分），建议每年1次胃镜检查；②胃癌中危人群（12~16分），建议每2年1次胃镜检查；③胃癌低危人群（0~11分），建议每3年1次胃镜检查。

表 11–2　新型胃癌筛查评分系统

编号	因素	水平	分值
1	性别	女	0
		男	4
2	年龄（岁）	40~49	0
		50~59	5
		60~69	6
		>69	10
3	G–17（血清胃泌素）（pmol/L）	<15	0
		1.5~5.7	3
		>5.7	5
4	幽门螺杆菌抗体	阴性	0
		阳性	1

续表

编号	因素	水平	分值
5	PGR（胃蛋白酶原比值）	≥ 3.89	0
		<3.89	3

三、临床表现、诊断与治疗

（一）临床表现

1.**症状**　早期胃癌患者常无特异症状，随着病情的进展可出现类似胃炎、胃溃疡的症状，主要表现为上腹饱胀不适或隐痛，以饭后为重；食欲减退、嗳气、反酸、恶心、呕吐、黑便等。进展期胃癌除上述症状外，常出现体重减轻、贫血、乏力。胃部疼痛，如疼痛持续加重且向腰背放射，甚至可出现剧烈腹痛的胃穿孔症状。恶心、呕吐，常为肿瘤引起梗阻或胃功能紊乱所致。出血和黑便，肿瘤侵犯血管，可引起消化道出血。其他症状有腹泻（因胃酸缺乏、胃排空加快引起）、转移灶的症状等。晚期患者可出现严重消瘦、贫血、水肿、发热、黄疸和恶病质。

2.**体征**　一般胃癌尤其是早期胃癌，常无明显的体征，进展期乃至晚期胃癌患者可出现上腹部深压痛、上腹部肿块、胃肠梗阻、腹腔积液，有腹膜转移时可出现血性腹腔积液、锁骨上淋巴结肿大、直肠前窝肿物、脐部肿块等。

（二）诊断

1.**症状**　早期无明显症状，可表现为上腹部不适、食欲减退、消化不良等。病情进展后可出现上腹或左上腹痛，疼痛无规律，恶心、呕吐，体重下降、贫血。晚期可出现腹部包块、呕血、穿孔。

2.**体检**　早期体检多无阳性发现，随病情进展上腹部可触及压痛。晚期可触及腹部肿物、锁骨上淋巴结肿大，直肠指诊可触及直肠陷窝肿物。

3.**实验室检查**　半数患者可出现贫血、低蛋白血症，大便潜血阳性。

4.**辅助检查**　X线气钡双重对比造影可发现直径<1cm早期胃癌，纤维胃镜检查可发现直径<0.5cm早期胃癌并可进行病理诊断。CT及超声检查有助于肿瘤诊断及临床分期。

（三）治疗

1.**胃癌内镜治疗**　是早期胃癌的首选治疗方式，包括内镜下切除和外科手术。与传统外科手术相比，内镜下切除具有创伤小、并发症少、恢复快、费用低等优点，且疗效相当，5年生存率均可超过90%。

2.手术方式

（1）根治术　胃切除范围为部分胃或全胃，并进行淋巴结清扫。

（2）姑息性切除术　适用于胃癌较大，侵犯周围脏器，无法完整切除者，或远处淋巴结转移者。

3.化学治疗　化疗应当充分考虑患者的疾病分期、年龄、体力状况、治疗风险、生活质量及患者意愿等，避免治疗过度或治疗不足。及时评估化疗疗效，密切监测及防止不良反应，并酌情调整药物和（或）剂量。

4.放疗　是恶性肿瘤的重要治疗手段之一，通过对原发肿瘤位置及淋巴引流区的照射可以降低局部区域复发风险。

5.靶向治疗　在化疗的基础上，联合使用分子靶向治疗药物曲妥珠或阿帕替尼。

6.免疫治疗　使用免疫检查点抑制剂进行治疗。

7.介入治疗　主要包括针对胃癌、胃癌肝转移、胃癌相关出血以及胃出口梗阻的微创介入治疗。

8.支持治疗　胃癌支持/姑息治疗目的在于缓解症状、减轻痛苦、提高生活质量、处理治疗相关不良反应、提高抗肿瘤治疗的依从性。

9.中医治疗　常见的中医证候有肝气犯胃证，方用柴胡疏肝散加减；胃热伤阴证，方用玉女煎加减；气滞血瘀证，方用失笑散或膈下逐瘀汤加减；痰湿凝结证，方用二陈汤加减；脾胃虚寒证，方用附子理中汤加减；气血亏虚证，方用十全大补汤加减。

四、健康管理

1.一般方法　根除幽门螺杆菌感染；日常生活注意卫生，定期进行Hp检查，早期行抗Hp治疗，可降低胃癌风险。个体要养成良好的饮食习惯，减少食用生冷、辛辣、过热、过硬的食物及熏制、腌制等高盐食物，保持健康的饮食习惯和饮食结构，不暴饮暴食。戒烟；少喝或不喝烈性酒。吞咽困难患者应进食半流质或流质饮食，宜少食多餐。呕吐不能进食者，应适当补充液体、能量和维生素，以维持生命所需。应注意精神调护，使患者增强战胜疾病的信心，放松心情，合理减压，积极配合各种治疗。

2.中医特色方法　除了辨证论治使用方药外，也可以使用药膳治疗。香蕈、香菇、灵芝、薏苡仁、木耳、蜂蜜、山药、海参、紫藤和紫菜等有抗胃癌作用。蔬菜、水果和豆类食品中含有丰富的维生素A、维生素C及微量元素硒与钼等，也有一定的抗胃癌作用。阴虚的患者可选用山药、桂圆、莲子、木耳、香蕈、百合、冰糖、藕、豆腐、蜂蜜、绿豆、鸭、甲鱼、蚌肉、牛奶、薏苡仁、大枣和田鸡等；阳虚的患者可选用牛肉、羊肉、阉鸡肉、狗肉、鳝鱼、海参、猪肝、鹅肉、鲤鱼、草鱼、黄鱼、荔枝、核桃、板栗、胡萝卜和红糖等。具体药膳方如下。

（1）黄药子炖母鸡

原料：黄药子10g，黄母鸡1只。

功效：软坚散结，解毒抗癌。主治胃癌。

（2）柴胡薏米粥

原料：柴胡9g，白芍9g，木瓜12g，白术18g，薏米30g，调料适量。

功效：疏肝理气，和胃抗癌。主治肝胃不和型胃癌。

（3）黄笋肉丝汤

原料：黄药子15g，肉丝200g，竹笋丝300g，干虾米15g。

功效：解毒散结，补虚抗癌。主治气滞血瘀型胃癌，对兼夹气血两虚、身体虚弱者尤为适宜。

（4）半枝莲蛇舌草蜜饮

原料：半枝莲30g，白花蛇舌草60g，蜂蜜20g。

功效：清热解毒，活血化瘀，抗癌。主治瘀毒内阻型胃癌。

（5）蜜饯猕猴桃

原料：猕猴桃500g，蜂蜜250g。

功效：滋阴清热，防癌抗癌。主治胃热伤阴型胃癌。

（6）牡蛎汤

原料：牡蛎、石决明、海蒿子、昆布、蛤粉、紫菜各15g。

功效：化痰祛湿，软坚抗癌。主治痰湿内结引起的胃癌。

（7）花椒炖猪肉

原料：鲜花椒30g，橘皮10g，生姜6g，瘦猪肉40g。

功效：温中散寒，化湿止痛。主治脾胃虚寒型胃癌。

（8）红枣红糖煮南瓜

原料：鲜南瓜500g，红枣（去核）15~20g，红糖适量。

功效：健脾益气，补肺抗癌。主治气血两虚型胃癌及癌症术后体虚、大便不畅等症。

（9）人参阿胶当归羹

原料：白参3g，阿胶（研粉）20g，当归15g，赤小豆100g，龙眼肉20g。

功效：补气养血，益心健脾。主治胃癌等癌症化疗引起的骨髓抑制、白细胞减少，辨证属气血两虚者。

（10）归芪鳝鱼羹

原料：当归10g，黄芪30g，黄鳝500g。

功效：益气养血，增强免疫功能。主治胃癌术后气血不足、免疫功能下降者。

任务五　结直肠癌

一、概述

（一）概念

结直肠癌（carcinoma of colon and rectum，CRC）是胃肠道中常见的恶性肿瘤，早期症状不明显，随着病情发展可表现为排便习惯改变、便血、腹泻、腹泻与便秘交替、局部腹痛等症状，晚期出现贫血、体重减轻等全身症状。

（二）流行病学

据2020年世界卫生组织国际癌症研究机构（IARC）统计，结直肠癌的发病率和病死率在消化系统恶性肿瘤中仅次于胃癌、食管癌和原发性肝癌。中国在世界上属于结直肠癌低发地区，但其发生率在不少地区有程度不等的增加趋势。中年以上的男性多发，以40~70岁最为多见。男女发病比例约为2∶1。

（三）危险因素

1.生活方式　吸烟与被动吸烟均为结直肠癌的危险因素。啤酒与结直肠癌的联系更为密切，这可能是由于啤酒中含有亚硝胺所致。

2.饮食因素　目前公认动物的脂肪和蛋白质摄入过高，膳食纤维摄入不足是结肠癌发病的高危因素之一，此外，不良的饮食习惯，如经常食用腌、烤、熏、炸等食物及吃饭不规律、暴饮暴食等均是结直肠癌的危险因素。

3.遗传因素　家族史是影响结直肠癌发生的重要因素。其患病相对风险与患病亲属人数、发病年龄以及亲缘关系有关。

4.肠道疾病史　肠息肉慢性便秘或腹泻史、黏液血便、旁系亲属肿瘤史、慢性结直肠炎和直系亲属肿瘤史与结直肠癌相关联，可能原因是肠道疾病对肠壁有着长期不良的影响。

5.其他相关因素与疾病

（1）年龄　是结直肠癌的重要危险因素，超过90%的患者在50岁以后患病。

（2）性别　男性结直肠癌的患病率略高于女性。

（3）种族　结直肠癌的患病率有明显的种族差异。

（4）其他　2型糖尿病患者患结直肠癌的风险比一般人群高30%~40%，若患者接受胰岛素治疗发病风险会更高，且肿瘤的发展更为迅速。超重、肥胖是结直肠癌发生的潜在危险因素。

二、风险评估与预测

早期的风险评估是降低结肠癌（CRC）死亡率的有效手段，但在实际应用中，由于，民众对该病防治的认识不足及依从性差等因素限制了CRO筛查的有效实施。结直肠高级别腺瘤危险评分系统，可筛查出最有必要接受内镜筛查的高危人群，从而加强医疗资源的有效利用，提高筛查效率。按亚太地区结直肠肿瘤筛查系统评分系统（表11-3），可将目标人群分为3个等级：低度危险（0~1分）、中等危险（2~3分）、高度危险（4~7分）。

表 11-3　亚太地区结直肠肿瘤筛查评分系统

编号	因素	水平	分值
1	性别	女	0
		男	1
2	年龄（岁）	<50	0
		50~69	1
		≥70	2
3	一级亲属中是否有CRC	无	0
		有	2
4	吸烟状况	不吸烟	0
		现正在吸烟或既往吸烟	1

三、临床表现、诊断与治疗

（一）临床表现

早期临床表现有腹胀不适、食欲不振、恶心呕吐，随着病情进展出现营养不良、贫血、体形消瘦等症状，晚期可能出现黑便或便血。

（二）诊断

1.相关病史及家族史　炎症性肠病（IBD）、大肠息肉病、大肠腺瘤、血吸虫病等疾病史以及遗传性非息肉病性结直肠癌、家族性腺瘤性息肉病、黑斑息肉综合征、幼年性息肉病等家族史。

2.症状与体征　早期结直肠癌可无明显症状，病情发展到一定程度可出现排便习惯改变；大便性状改变（变细、血便、黏液便等）；腹痛或腹部不适；腹部肿块；肠梗阻相关症状；贫血及全身症状，如消瘦、乏力、低热等。

（三）治疗

1.手术治疗、姑息性治疗　早期直肠癌，可局部切除或行结直肠切除术加区域淋巴结清扫。肿瘤局部晚期不能切除或不能耐受手术,建议给予姑息性治疗。

2.新辅助治疗 新辅助放化疗仅适用于距肛门<12cm的直肠癌,化疗方案首选持续灌注5-FU,或者5-FU/LV,或者卡培他滨单药,化疗时限2~3个月。除结肠癌肝/肺转移外,不推荐结肠癌患者术前行新辅助治疗。结直肠癌患者合并肝转移和(或)肺转移,推荐化疗方案,术前化疗或化疗联合靶向药物治疗。

3.复发/转移性结直肠癌的化疗 联合化疗应当作为能耐受化疗的转移性结直肠癌患者的一、二线治疗。推荐化疗方案,可考虑联合靶向药物治疗。不能耐受联合化疗的患者,推荐靶向药物,或5-FU持续灌注晚期结直肠癌患者可考虑雷替曲塞单药治疗。晚期患者若一般状况或器官功能状况很差,推荐最佳支持治疗,不建议化疗。

4.中医特色治疗 结肠癌患者术后和放、化疗后的患者,津、气、血不足,按患者身体状况的不同,本着辨证用药的治疗原则,适当给予补中益气汤、生脉饮、复方阿胶浆等补益类中成药,有助于患者的康复。

四、健康管理

1.应帮助患者树立战胜疾病的信心,使其做到情绪乐观,避免不良精神因素的刺激。

2.起居有节,饮食富于营养而易于消化。改变不良的饮食结构、饮食习惯,如控制脂肪摄入,增加纤维膳食。

3.积极治疗慢性肠道疾病,痔疾、便血患者定期做直肠指诊。

4.养成定时排便的习惯,注意排便习惯和粪便性状的改变等,有助于大肠癌的预防和早期发现。

5.社区卫生服务中心应为服务对象提供大肠癌筛查服务,根据危险度评估和大便隐血检查结果进行综合评估。对筛查阳性的对象,建议其到上级医院进行诊断检查。

6.康复期患者,可多食用红枣汤、莲心粥等食品,以养胃、生津、补血,从而加快体质的恢复。

任务六 乳 腺 癌

一、概述

(一)概念

乳腺癌(breast cancer)是乳腺上皮细胞在多种致癌因子的作用下,生长失去控制导致的。早期常表现为乳房肿块、乳头溢液、腋窝淋巴结肿大等症状，晚期可因癌细胞发生远处转移，出现多器官病变，直接威胁患者的生命。

（二）流行病学

根据2020年全球癌症统计报告，女性乳腺癌已超越肺癌成为全球癌症发病率最高的癌种，占男女新发病例总数的11.7%。在我国女性最常见的新发癌症是乳腺癌，约占全国女性癌症新发病例总数的19.9%，乳腺癌发病率位居女性恶性肿瘤的首位，乳腺癌在发病谱上顺位有上移趋势，中国女性诊断的乳腺癌平均年龄为45~55岁。

（三）危险因素

1.月经和婚姻 月经初潮年龄早是乳腺癌的重要危险因素，月经初潮年龄提前可能与乳腺癌发病率上升有关。未婚女性、结婚晚和婚后持续时间短的女性，乳腺癌的发病率均较高。

2.生产和哺乳 多产次可降低乳腺癌的危险性。国外学者认为产次在4次以上的乳腺癌的发病率极低。高产次对乳腺癌有保护作用，哺乳月数多对乳腺癌的发生有保护作用，近年来研究认为哺乳是独立作用的保护因素。

3.乳腺疾病 以乳腺囊性增生和乳腺纤维瘤最重要。患有乳腺囊性增生病的患者乳腺癌的发病率比正常人高3~4倍，乳腺纤维瘤是易发生乳腺癌的危险因素。

4.雌激素 乳腺癌是雌激素依赖性肿瘤，其发生发展与内分泌功能失调密切相关。雌激素分泌过多，长期作用于敏感的乳腺组织时，可导致乳腺细胞的增殖和癌变。

5.避孕药 研究表明随着服用避孕药时间的延长，患乳腺癌的危险性增加。无卵巢者服用雌激素会增加患乳腺癌的危险性，有卵巢者服用5年以上者，患乳腺癌的危险性增加。

6.生活习惯 高脂肪膳食可提高乳腺癌的诱发率。

7.遗传因素 乳腺癌家族史者其发病率比普通人群高3~5倍，乳腺癌具有家族遗传倾向。

8.肥胖 有报道60岁以上体重每增加10kg，患乳腺癌的危险性增加80%。坚持体育锻炼，防止体重增加而肥胖，可预防乳腺癌。

9.放射线作用 高剂量放射线能升高患乳腺癌的危险性。患乳腺癌的危险性大小，取决于接受放射线的年龄和照射剂量。

10.精神作用 当神经在焦虑、紧张或压抑的强烈刺激下，作用于大脑皮层的中枢神经，使自主神经功能紊乱，则可抑制抵抗癌瘤的免疫。如果大脑皮质因强烈刺激反复存在，使机体始终处于一种紧张状态，导致机体内环境失衡，最终将影响机体抗癌机制的功能。经研究表明患乳腺癌的危险性增高与情绪障碍有关。

二、风险评估与预测

乳腺癌患病风险评估适合于乳腺癌患病自测，有助于识别出乳腺癌患病风险增加的女性，同时可为其提供基于风险肿瘤筛查方法以及推荐降低乳腺癌发病风险的药物，从而达到降低个体患乳腺癌风险的目的。按乳腺癌风险评估表（表11-4）可将目标人群分为3个等级：平均危险（0~1分）、中等危险（2~3分）、高度危险（4~7分）。

表 11-4　乳腺癌风险评估表

编号	因素	水平	分值
1	家族中是否有患乳癌患者	是 否	1 0
2	从来没有怀孕生产	是 否	1 0
3	女性初经在12岁以前或停经在55岁以后	是 否	1 0
4	过度肥胖及缺乏运动	是 否	1 0
5	三十岁以后才生第一个孩子	是 否	1 0
6	曾经被诊断为患有卵巢癌或及子宫内膜癌	是 否	1 0
7	一侧乳房得过乳腺癌	是 否	1 0
8	乳房切片有不正常细胞增生现象	是 否	1 0

三、临床表现、诊断与治疗

（一）临床表现

早期乳腺癌不具备典型症状和体征，不易引起患者重视，常通过体检或乳腺癌筛查发现。以下为乳腺癌的典型体征，多在癌症中期和晚期出现。

1.乳腺肿块　首诊80%的乳腺癌患者发现乳腺肿块。多为单发、质硬、边缘不规则、表面欠光滑。大多数乳腺癌为无痛性肿块，仅少数伴有不同程度的隐痛或刺痛。

2.乳头溢液　非妊娠期从乳头流出血液、浆液、乳汁、脓液，或停止哺乳半年以上仍有乳汁流出者，称为乳头溢液。

3.皮肤改变　乳腺癌引起皮肤改变可出现多种体征，最常见的是出现酒窝征、橘皮样改变。乳腺癌晚期形成皮肤卫星结节。

4.乳头、乳晕异常　肿瘤位于或接近乳头深部，可引起乳头回缩。肿瘤距乳头较远，可引起乳头回缩或抬高。乳头乳晕湿疹样癌表现为乳头皮肤瘙痒、糜烂、破溃、结痂、脱屑、伴灼痛，甚至乳头回缩。

5.腋窝淋巴结肿大　隐匿性乳腺癌乳腺体检摸不到肿块，常以腋窝淋巴结肿大为首发症状。初期可出现同侧腋窝淋巴结肿大，淋巴结质硬、散在、可推动。晚期可在锁骨上和对侧腋窝摸到转移的淋巴结。

（二）诊断

早期乳腺癌的症状常不明显，以乳房肿块、乳房皮肤异常、乳头溢液、乳头或乳晕异常等局部症状为主，易被忽视。乳腺癌患者中晚期会出现恶病质，伴随食欲不振、厌食、消瘦、乏力、贫血及发热等症状。

（三）治疗

乳腺癌应采用综合治疗的原则，根据肿瘤的生物学行为和患者的身体状况，联合运用多种治疗手段，兼顾局部治疗和全身治疗，以期提高疗效和改善患者的生活质量，目前通过采用综合治疗手段，乳腺癌已成为疗效最佳的实体肿瘤之一。

1.化学药物　杀死癌细胞，有助于预防复发转移和延长生存时间。

2.内分泌药物　杀死和抑制对激素敏感的癌细胞，预防复发转移和延长生存时间。

3.靶向药物　通过抑制对癌细胞特有的靶点来杀死和抑制癌细胞，预防复发转移和延长生存时间。

4.免疫药物　通过影响免疫系统，更有效地识别和杀死癌细胞。

5.手术治疗

（1）全乳切除术　切除病变的乳房及邻近组织。

（2）保乳手术　切除病变的乳腺腺体区域，保留乳房外形有利于重建。

（3）腋窝淋巴结清扫术　将引流乳腺的腋窝淋巴结清除，与乳房手术同时进行。

（4）姑息手术　仅缓解症状。

6.放射治疗　通过放射线杀死肿瘤细胞，降低转移风险，并预防肿瘤复发，延长生存时间。

7.中医特色疗法　中医治疗可作为辅助治疗手段，减轻放疗、化疗、内分泌治疗过程中的副作用和不良反应，调节患者免疫功能和改善体质状况。中医学认为，乳腺癌病因是情志内伤、痰瘀互结、正气亏虚，其相应的治法有疏肝解郁、化痰散瘀、调补气血、滋补肝肾。目前，中医治疗乳腺癌的主要方式是采用中药汤剂，如调神攻坚汤、紫根牡蛎汤、芪苡汤等。

四、健康管理

1.保持健康的饮食结构，饮食多样，配比合理，限制摄入加工肉类和红肉；每天都应摄入蔬菜和水果，选择全谷物食品而不是细粮。

2.控制体重保持正常体重，体质指数BMI控制在19~24kg/m²，并尽可能保持体重低值。

3.积极锻炼，规律地进行体育运动，每周至少150分钟的中等量运动或者75分钟的高强度运动，最佳运动强度和运动时间依个体情况而定。

4.避免使用外源性雌激素，提倡母乳喂养。母乳喂养可能通过延长有益激素的保护作用时间，相应地缩短雌激素的刺激作用时间，从而降低患乳腺癌险，纯母乳喂养时间至少为6个月。

5.对于乳腺癌风险非常高的女性，手术切除双侧乳房是一种可供选择的预防方法。

▶ 目标检测

习题

单选题

1.下列属于肺癌病因的是

　A.汽车废气、装修材料是肺癌的危险因素

　B.肺部急性炎症可引起肺癌

　C.石棉粉尘具有引起肺癌的作用

　D.小剂量电离辐射可引起肺癌

　E.富含维生素A的饮食易患肺癌

2.原发性肝癌组织学分型正确的是

　A.肝细胞型肝癌、胆管细胞型肝癌、混合型肝癌

　B.肝细胞型肝癌、纤维细胞型肝癌、混合型肝癌

　C.肝细胞型肝癌、肝母细胞癌

　D.肝细胞型肝癌、神经细胞型肝癌、混合型肝癌

　E.肝细胞型肝癌、胆管细胞型肝癌、混合型肝癌、未分化型肝癌

3.（　　）是胃癌根治的前提，也是当前我国防治胃癌的关键

　A.胃癌的放疗　　　　　　　　　　B.胃癌的化疗

　C.胃癌的手术治疗　　　　　　　　D.胃癌的早期诊断

　E.胃癌的辅助治疗

4.若确诊为乳腺癌，手术方式应选择

    A.乳腺癌根治术

    B.乳腺癌扩大根治术

    C.保留胸大、小肌的乳腺癌改良根治术

    D.保留胸大肌，切除胸小肌的乳腺癌改良根治术

    E.保留乳房的乳腺癌切除术

5.消化道最常见的恶性肿瘤是

    A.食管癌   B.胃癌

    C.肝癌   D.胰腺癌

    E.结肠癌

（马正东 肖 莹 林云斌）

项目十二　骨与关节退变和损伤健康管理

PPT

学习目标

1. 掌握本章疾病的概念、危险因素、临床表现、评估方法。
2. 熟悉本章疾病的发病机制、诊断和治疗。
3. 了解本章疾病的流行病学情况。
4. 学会运用所学知识，评估骨与关节退变患者的病情，制定并给予健康指导。
5. 培养社会责任感，增强对患者的人文关怀。

情境导入

情境描述　患者，女，55岁，退休职员。来院就诊，主诉：腰背痛2年余。无明显诱因，伴有四肢沉重，全身乏力，腰背酸痛，时轻时重，近1个月症状加重。50岁绝经，平日素食为主，活动量少，晒太阳少。诊查：轻度驼背，活动轻度受限，脊柱广泛压痛，直腿抬高试验（–）。X线摄片显示：脊柱（胸腰段）后凸变形，各椎体呈鱼尾状改变，骨质疏松。

讨论　该如何对该患者进行健康指导？

任务一　骨质疏松症

一、概述

（一）概念

骨质疏松症（osteoporosis，OP）是指单位体积内骨量减少，骨组织微结构损坏，导致骨脆性增加，易发生骨折为特征的代谢性骨病。骨质疏松症可发生于任何年龄，但多见于绝经后女性和老年男性。骨质疏松的病因主要包括生物学因素、力学因素和一般性因素。

骨质疏松症分为原发性和继发性两大类。

1. 原发性骨质疏松症　分为三型。Ⅰ型为绝经后骨质疏松症，一般发生在女性绝经后5~10年内。Ⅱ型为老年骨质疏松症，一般指70岁以后发生的骨质疏松。Ⅲ型为特发性骨质疏松症，包括青少年型在内，病因尚未明确。

2. 继发性骨质疏松症　指由任何影响骨代谢的疾病和（或）药物及其他明确病因导致的骨质疏松。临床上以内分泌代谢疾病、结缔组织疾病、肾脏疾病、消化道疾病和药物所致者多见。

（二）流行病学

骨质疏松症是一种与增龄相关的骨骼疾病。随着人口老龄化日趋严重，骨质疏松症、骨质疏松性骨折已成为我国面临的重要公共健康问题。骨质疏松症最严重的后果是骨质疏松性骨折。骨质疏松性骨折的危害巨大，是老年患者致残和致死的主要原因之一。发生髋部骨折后1年之内，20%患者会死于各种并发症，约50%患者致残，生活质量明显下降。

（三）危险因素

骨质疏松症的危险因素分为不可控因素与可控因素。

1. 不可控因素

（1）性别　绝经后的女性由于雌激素缺乏引起骨质流失，因此女性比男性更容易发生骨质疏松。

（2）年龄　年龄越大，骨质疏松发病率越高。

（3）种族　白种人高于黄种人，而黄种人高于黑种人。

（4）家族史　具有脆性骨折家族史是危险因素之一。

2. 可控因素

（1）不健康生活方式　包括久坐体力活动少、吸烟、过量饮酒、过多饮用含咖啡因的饮料、营养失衡、蛋白质摄入过多或不足、钙和（或）维生素D缺乏、高钠饮食、体质量过低等。

（2）影响骨代谢的疾病　包括性腺功能减退症等多种内分泌系统疾病、风湿免疫性疾病、胃肠道疾病、血液系统疾病、神经肌肉疾病、慢性肾脏及心肺疾病等。

（3）影响骨代谢的药物　包括糖皮质激素、抗癫痫药物、芳香化酶抑制剂、促性腺激素释放激素类似物、抗病毒药物、噻唑烷二酮类药物、质子泵抑制剂和过量甲状腺激素等。

二、临床表现与治疗

（一）临床表现及辅助检查

骨质疏松症初期通常没有明显的临床表现，但随着病情进展，骨量不断丢失，骨微结构破坏，患者会出现骨痛、脊柱变形，甚至发生骨质疏松性骨折等后果。

1.疼痛 腰背疼痛或全身骨痛是最常见的症状。疼痛通常在翻身时、起坐时及长时间行走后出现，弯腰、咳嗽、大便用力、负重活动时疼痛加重，并可能伴有肌肉痉挛，甚至活动受限。

2.脊柱变形 严重骨质疏松症患者，胸腰椎因为负荷量过大，容易压缩变形，可出现身高变矮或驼背等脊柱畸形。多发性胸椎压缩性骨折可导致胸廓畸形，甚至影响心肺功能出现胸闷、气短、呼吸困难等症状。

3.骨折 是骨质疏松最常见和最严重的并发症。骨质疏松性骨折属于脆性骨折，即在日常生活中受到轻微外力时发生的骨折。骨折发生的常见部位为椎体（胸、腰椎）、髋部（股骨近端）。骨质疏松性骨折发生后，再骨折的风险显著增加。

4.辅助检查 可见到骨密度降低，实验室检查见骨形成标志物减低。胸腰椎、髋部的X线、脊柱CT等可判定有无骨折。

（二）治疗

骨质疏松症的防治措施主要包括调整生活方式、药物干预和康复治疗。

1.调整生活方式

（1）运动 规律运动可以增加骨密度，有助于骨量的维持，可改善机体敏捷性、力量、姿势及平衡等，减少跌倒风险，但应循序渐进，不可运动过度。

（2）饮食 戒烟限酒、避免过量饮用咖啡和碳酸饮料、尽量避免或少用影响骨代谢的药物以及摄入富含钙、维生素D、低盐和蛋白质的均衡饮食对于预防骨质疏松有重要意义。绝经后妇女每天推荐摄入1000~1500mg钙，65岁以上的男性推荐钙的摄入量为1500mg/d。

（3）日照 充足的日照可以促进体内维生素D的合成。

（4）防跌倒 对于高危人群应当采用多种措施预防跌倒。

2.药物治疗 可以有效阻止和治疗骨质疏松症。常用的药物包括有骨健康基本补充剂、抗骨质疏松症药物（可分为骨吸收抑制剂、骨形成促进剂、其他机制类药物及中药）。

（1）骨健康补充剂 包含钙剂和维生素D。充足的维生素D可增加肠钙吸收、促进骨骼矿化、保持肌力、改善平衡能力和降低跌倒风险。目前多为钙片和维生素D的混合制剂。

（2）抗骨质疏松症药物 常用的抗骨质疏松药物如表12-1所示。

表 12-1 防治骨质疏松药物

骨吸收抑制剂	骨形成促进剂	其他机制类药物	中药
双膦酸盐	甲状旁腺激素类似物	活性维生素D及其类似物	骨碎补总黄酮制剂
降钙素		维生素K_2类	淫羊藿苷类制剂
雌激素		锶盐	人工虎骨粉制剂
选择性雌激素受体调节剂			

3.康复治疗　主要包括运动疗法、物理因子治疗、作业疗法及康复工程。

4.外科治疗　针对骨质疏松后的骨折，需要外科治疗。

三、健康管理

骨质疏松症的健康管理应从以下几个方面开展：①评估骨质疏松的风险，筛查高危人群，或利用辅助检查确诊骨质疏松患者。②通过对高危人群以及骨质疏松患者进行健康教育、生活方式的管理、有效治疗、康复等达到有效预防骨质疏松及骨质疏松性骨折的发生、提高生活质量的目的。

（一）骨质疏松症的风险评估

临床上评估骨质疏松风险的方法较多，常用的有国际骨质疏松基金会（IOF）骨质疏松风险一分钟测试题（表12-2）和亚洲人骨质疏松自我筛查工具（OSTA），作为疾病风险的初筛工具。

表 12-2　国际骨质疏松基金会（IOF）骨质疏松症风险一分钟测试题

	编号	问题	回答
不可控因素	1	父母曾被诊断有骨质疏松或曾在轻摔后骨折	是□否□
	2	父母中一人有驼背	是□否□
	3	实际年龄超过60岁	是□否□
	4	是否成年后因为轻摔后发生骨折	是□否□
	5	是否经常摔倒（去年超过一次），或因为身体较虚弱而担心摔倒	是□否□
	6	40岁后的身高是否减少超过3cm以上	是□否□
	7	是否体重过轻（BMI值少于19kg/m^2）	是□否□
	8	是否曾服用类固醇激素（例如可的松、泼尼松）连续超过3个月（可的松通常用于治疗哮喘、类风湿关节炎和某些炎性疾病）	是□否□
不可控因素	9	是否患有类风湿关节炎	是□否□
	10	是否被诊断出有甲状腺功能亢进或是甲状旁腺功能亢进、1型糖尿病、克罗恩病或乳糜泻等胃肠疾病或营养不良	是□否□
	11	女士回答：是否在45岁或以前就停经	是□否□
	12	女士回答：除了怀孕、绝经或子宫切除外，是否曾停经超过12个月	是□否□
	13	女士回答：是否在50岁前切除卵巢又没有服用雌/孕激素补充剂	是□否□
	14	男性回答：是否出现过阳痿、性欲减退或其他雄激素过低的相关症状	是□否□

续表

	编号	问题	回答
生活方式（可控因素）	15	是否经常大量饮酒（每天饮用超过两单位的乙醇，相当于啤酒1斤、葡萄酒3两或烈性酒1两）	是□否□
	16	是否吸烟或曾经吸烟	是□否□
	17	每天运动量少于30分钟（包括做家务、走路和跑步等）	是□否□
	18	是否不能食用乳制品，又没有服用钙片	是□否□
	19	每天从事户外活动时间是否少于10分钟，又没有服用维生素D	是□否□
结果判断		上述问题，只要其中有一题回答结果为"是"，即为阳性，提示存在骨质疏松症的风险，并建议进行骨密度检查或FRAX风险评估	

　　亚洲人骨质疏松自我筛查工具（OSTA）计算方法是：OSTA指数＝［体重（kg）−年龄（岁）］×0.2，结果评定见表12-3。但需要指出，OSTA所选用的指标过少，其特异性不高，需结合其他危险因素进行判断，且仅适用于绝经后妇女。

表 12-3　OSTA 指数评价骨质疏松风险级别

风险级别	OSTA指数
低	>−1
中	−1~−4
高	<−4

（二）健康管理

　　1.健康教育　通过宣传、讲座等多种方式宣讲骨质疏松的原因、高危因素及预防方法，尤其是针对高危人员，尽可能做到早预防、早发现、早治疗。

　　2.调整生活方式

　　（1）合理膳食　多补充含钙量丰富的食物，限制嘌呤和鞣酸含量高的食物摄入。

　　（2）合理户外活动及规律运动　遵循个体化、循序渐进、长期坚持的原则，避免对抗性运动，推荐慢跑、游泳等有氧运动，也可以做太极拳、八段锦等传统保健运动。

　　（3）其他　包括戒烟限酒、多晒太阳等。

　　3.康复治疗　针对已经有骨质疏松的患者，在上述两项措施的基础上应当予以药物治疗以及康复治疗。

　　4.防跌倒干预　跌倒是骨质疏松性骨折的独立危险因素，跌倒的危险因素包括环境因素和自身因素等。环境因素有光线昏暗、路面湿滑、地面障碍物、地毯松动、卫生间未安装扶手等，有条件者可以针对家庭环境进行改造。而自身因素则包括年龄老化以及各类疾病带来的视觉异常、感觉迟钝、平衡能力差等，因此还需要关注老年人自身基础疾病的治疗。

5.中医特色方法　骨质疏松在中医中属于"骨痿""骨痹"范畴，其发病主要与肝脾肾亏虚、外邪、血瘀、气虚等相关。肾主骨生髓，肝主筋，脾主四肢肌肉，因此中医治疗骨质疏松强调健脾益气、补益肝肾、强壮筋骨，还可以辅以活血通络药物。常用的药物包括有淫羊藿、地黄、骨碎补、黄芪、补骨脂、龟甲、牛膝、杜仲、鹿角胶、山药、龙骨、牡蛎、当归、菟丝子、山萸肉、茯苓、白术、肉苁蓉、党参、紫河车、丹参、枸杞等。

针灸也是治疗骨质疏松的常用方式，能作用于内分泌系统，有效地纠正激素的紊乱状态，平衡钙磷代谢，从而改善骨质疏松的程度，一般取背俞穴、夹脊穴、原穴和八会穴为主。轻度骨质疏松的患者可以进行适度的推拿和按摩，如在上肢按摩拿捏肩井、肩髃、臂臑、曲池、手三里、合谷等穴，下肢按摩环跳、伏兔、足三里、委中、犊鼻、丰隆、解溪、内庭等穴，背部以背俞穴和夹脊穴为主，来回适度揉搓，并可配合拔火罐、热疗等。但严重骨质疏松症的患者，不能耐受力量，禁止推拿。

6.社区康复管理　社区的管理主要从健康教育、健康档案的建立、予以初级医疗服务、联合小区物业等管理部门对小区环境的危险因素进行改造等着手。

任务二　运动系统退行性病变

运动系统退行性病变是指在长年累月的机械运动下，骨、关节、肌肉、肌腱韧带及相关的血管神经受到损伤，在损伤与修复过程失去平衡，产生退变，表现出相应的临床症状和体征。本任务着重讲解颈椎病以及腰椎间盘突出症。

一、颈椎病

（一）概述

颈椎病指因颈椎骨质增生、颈椎间盘退变及继发性改变，刺激或压迫邻近组织如脊髓、血管、神经等结构而出现的一系列临床症状和体征。颈椎病分为颈型颈椎病、神经根型颈椎病、脊髓型颈椎病、椎动脉型颈椎病和交感神经型颈椎病五种，若同时合并两种或两种以上类型则为混合型颈椎病。

1.颈型颈椎病　是最常见的一型，以青壮年居多，逐渐年轻化。晨起时发病多见，与枕头较高或睡姿不当有关，也常常发生于长时间低头工作或学习后。以枕、颈、肩部酸、痛、胀等不适感为主，颈部活动不利，约半数患者颈部活动受限或被迫体位。查体多可见颈部肌肉僵硬，生理曲度减弱或消失，可伴颈后部明显压痛。由于颈型颈椎病的症状和体征都局限于颈部，也有学者又称为局部型颈椎病。

2.神经根型颈椎病 较为多见，为颈椎间盘向侧后方突出压迫神经根，常发生于C4~C7，好发节段是C5/6、C6/7。临床多表现为肩颈背疼痛，并沿着神经根分布放射至前臂或手指，有的还可以出现麻木感、皮肤抚摸有触电感。临床查体可见颈项部肌肉紧张、活动受限。受累神经根所支配的肌肉还可出现感觉异常、肌力下降甚至萎缩。臂丛牵拉试验、颈椎间孔挤压试验阳性。

3.脊髓型颈椎病 是颈椎病中最严重的一种类型，一旦延误诊治，常发展为不可逆性的神经损害。由于颈椎退变结构压迫脊髓，常以慢性进行性四肢瘫痪为特征，一般先从下肢双侧或单侧发沉、发麻开始，随之出现行走困难，下肢肌肉发紧，不能快走，重者明显步态不稳，双下肢协调差，跨越障碍物困难，双足有踩棉花样感觉。双手精细动作笨拙，穿针、写小字等困难，持物易坠落，严重者还可出现四肢瘫痪，大小便失禁等。临床查体四肢肌张力增高、腱反射亢进，严重者可出现椎体束征阳性。

4.椎动脉型颈椎病 椎体两侧的椎动脉受压造成椎-基地动脉供血不足，出现发作性头痛、耳鸣、听力减退、视力减弱、发音不清、眩晕、猝倒发作等。因椎动脉周围有大量交感神经，还可出现自主神经症状，比如心慌、心悸、胃肠道功能减退等。检查颈椎棘突有压痛，压颈试验阳性，仰头、转头试验阳性。

5.交感神经型颈椎病 主要为交感神经兴奋或抑制症状。患者常感头痛或偏头痛、颈肩部疼痛、心慌心悸、耳鸣、视物模糊、眼窝胀痛、恶心呕吐、躯体发凉、易出汗、记忆力减退、失眠等。本型颈椎病可与其他型颈椎病同时发生，故很少单独诊断。

（二）治疗

1.一般治疗 可以进行颈背部肌肉功能锻炼，提倡适度运动，多仰头，如可以放风筝、蛙泳、打羽毛球等，有利于颈椎康复，但不提倡使颈椎过度活动的高强度运动及反复晃头和做"米"字操。选择合适的枕头，避免吹风受凉。

2.药物治疗 非甾体类抗炎药物、神经营养药物及骨骼肌松弛类药物有助于缓解症状。

3.封闭疗法 具有镇痛、消炎、保护神经的作用。常用的有痛点封闭、硬膜外封闭、骶管封闭三种。

4.中医药治疗 可以选用手法推拿、针灸治疗。推拿按摩是颈椎病较为有效的治疗措施，它的治疗作用是能缓解颈肩肌群的紧张及痉挛，恢复颈椎活动，松解神经根及软组织粘连，常用的一般是理筋类与正骨类手法，纠正颈椎小关节紊乱。需要注意的是，脊髓型颈椎病一般禁止重力按摩和复位，否则极易加重症状，甚至可导致截瘫。针灸以局部选穴，配合选取督脉、足太阳膀胱经、足少阳胆经的腧穴为主。常取颈部夹脊穴，头顶部和后背部的穴位如风池、大椎、肩井以及曲池、外关、后溪、阿是穴等，也可选用"颈三针"。

📢 素质提升 -

靳三针疗法由广州中医药大学靳瑞教授创治。靳瑞教授临床经验丰富，利用针灸治疗疾病时，主穴配方固定，一般为3个穴位，如颈椎病主要选取天柱、百劳、大杼，命名为"颈三针"，除此他还通过大量的临床观察和科研，不断改善，最终创立了"靳三针"针灸治疗体系。

靳三针并非只每次选取3个穴位，所有的"三针"穴组均作为主穴，临证还需要辨证配穴。靳三针取穴简单，效果显著，是属于岭南针灸新学派。

- -

5.牵引疗法　常用枕颌布带牵引法，以安全、有效为前提，强调小重量、长时间、缓慢、持续的原则。牵引重量为患者体重的1/12~1/14。可在牵引下进行颈背部肌肉锻炼。

6.手术治疗　病程较长、症状严重且经保守治疗无效者或符合手术适应证者可考虑手术治疗，包括有单纯椎板间开窗髓核摘除术、椎板切除术、椎间融合术、椎间孔镜术、人工椎间盘置换术等。

二、腰椎间盘突出症

（一）概述

腰椎间盘位于两个椎体之间，由髓核、纤维环及软骨板组成。腰椎间盘突出症为腰椎间盘发生退行性病变后，纤维环部分或全部破裂，髓核单独或者连同纤维环、软骨终板向外突出，刺激或压迫神经根及马尾神经引起的以腰腿痛为主要症状的一种综合征。椎间盘退变是本病发生的基本要素。突出部位多发生在腰4/5、腰5骶1间隙，其次为腰3/4，腰3/4以上节段属于高位椎间盘突出。腰椎间盘突出症的主要症状如下。

1.腰痛　常为首发症状。疼痛一般在腰骶部，大多为酸胀痛，可放射到臀部，反复发作，久坐、久站或劳累后加重，休息后缓解。

2.下肢疼痛　下肢放射性疼痛主要是坐骨神经痛，站立、行走、打喷嚏或咳嗽时症状加重，卧床休息可缓解，严重者可伴相应神经分布区域感觉异常或麻木。放射痛的肢体多为一侧，极少数患者可表现为双下肢症状。

3.马尾神经症状　椎间盘向后正中突触或髓核脱出时可压迫马尾神经，出现双下肢及会阴部疼痛、感觉减退或麻木，甚至大小便功能障碍。

（二）体征

①腰椎侧凸，是一种为减轻疼痛的代偿畸形姿势。②腰部活动受限，以前屈受限最为明显。③压痛及骶棘肌痉挛，突出间隙的棘间韧带、棘突旁有压痛。④直腿抬高试验、对

侧直腿抬高试验阳性。⑤神经系统表现多样。受累神经根支配的运动和（或）感觉障碍。根据受累神经不同，可出现相应的反射异常。神经受压严重时可有肌力下降。马尾综合征可出现会阴部感觉障碍，肛门括约肌无力及松弛。

（三）诊断

①下肢放射性疼痛，疼痛位置与相应受累神经支配区域相符；②下肢感觉异常，相应受累神经支配区域皮肤浅感觉减弱；③直腿抬高试验、直腿抬高加强试验阳性；④腱反射较健侧减弱；⑤肌力下降；⑥腰椎MRI或CT显示椎间盘突出，压迫神经与症状、体征受累神经相符。前5项标准中，符合其中3项，结合第6项，即可诊断为腰椎间盘突出症。

（四）治疗

腰椎间盘突出症首选非手术治疗。

1.一般治疗 急性发作期或症状重的患者需卧床休息，但不主张长期卧床，鼓励患者进行适当的、有规律的日常活动，活动时可佩戴腰围。慢性期或症状缓解后可进行功能锻炼。

2.药物治疗 包括非甾体类抗炎药、肌肉松弛药、糖皮质激素、脱水药以及神经营养药。

3.封闭疗法 具有镇痛、消炎、保护神经的作用。常用的有痛点封闭、硬膜外封闭、骶管封闭三种。

4.中医药治疗 可以选用手法推拿、针灸治疗。推拿手法治疗可以改变和调整突出的椎间盘组织与受压神经根的相对位置关系，以减轻对神经根的压迫、松解粘连。针灸治疗可以选用腰阳关、肾俞、腰夹脊、八髎、环跳、承扶、阳陵泉、委中、承山、昆仑、悬钟等。

5.物理疗法 包括牵引治疗、体外冲击波、中低频电疗等。

6.手术治疗 病程较长、症状严重且经保守治疗无效者或符合手术适应证者可考虑手术治疗。

三、退行性病变的健康管理

1.健康教育 通过各种方式如讲座、宣传等向人群科普运动系统退行性病变的原因、高危因素及预防方法，宣讲规避不良姿势、单一重复动作、不合理运动以及不合理生活方式（吸烟、饮酒），提倡关节无负担运动，做到早纠正、早预防、早诊断、早治疗。

2.合理膳食 补充富含钙、维生素D、蛋白质的食物，不宜大量食用嘌呤、鞣酸含量高的食物。

3.康复锻炼 对于已经出现相关病症的人群需要针对病症部位制定相应的康复治疗计划。还可以选用物理理疗、牵引、中医特色适宜技术等治疗。

4.药物治疗 对于已经出现相关病症的人群尽早选用药物治疗。

习题

目标检测

单选题

1.不属于原发性骨质疏松症的是

A.绝经后骨质疏松

B.老年性骨质疏松

C.特发性骨质疏松

D.由影响骨代谢的疾病和（或）药物导致的骨质疏松

E.以上都不是

2.老年人最常见的代谢性骨病是

A.佝偻病　　　　　　　　　　B.骨软化症

C.痛风性关节炎　　　　　　　D.骨质疏松症

E.性腺功能减退

3.颈椎病最严重的类型是

A.神经根型　　　　　　　　　B.脊髓型

C.交感神经型　　　　　　　　D.颈型

E.椎动脉型

4.患者，女，45岁。经常头痛、头晕，有时突然晕倒，随后很快清醒，偶有视物不清。查体：压头试验阳性，颈椎侧弯或后伸可加重头晕。最可能的诊断是

A.椎动脉型颈椎病　　　　　　B.体位性眩晕

C.神经根型颈椎病　　　　　　D.梅尼埃病

E.脊髓型颈椎病

5.腰椎间盘突出最根本的原因是

A.外伤　　　　　　　　　　　B.遗传

C.退行性病变　　　　　　　　D.髓核含水量减少

E.腰肌劳损

（郭　敏）

附　录　中医体质分类判定自测表
（中华中医药学会标准）

一、判定方法

回答《中医体质分类与判定表》中的全部问题，每一问题按5级评分，计算原始分及转化分，依标准判定体质类型。原始分等于各个条目的分值相加。

$$转化分数 = [（原始分 - 条目数） / （条目数 \times 4）] \times 100$$

二、判定标准

平和质为正常体质，其他8种体质为偏颇体质。判定标准见下表。

平和质与偏颇体质判定标准表

体质类型	条件	判定结果
平和质	转化分≥60分	是
	其他8种体质转化分均<30分	
	转化分≥60分	基本是
	其他8种体质转化分均<40分	
	不满足上述条件者	否
偏颇体质	转化分≥40分	是
	转化分30~39分	倾向是
	转化分<30分	否

三、示例

［示例1］某人各体质类型转化分：平和质75分，气虚质56分，阳虚质27分，阴虚质25分，痰湿质12分，湿热质15分，血瘀质20分，气郁质18分，特禀质10分。

根据判定标准，虽然平和质转化分≥60分，但其他8种体质转化分并未全部<40分，

其中气虚质转化分≥40分，故此人不能判定为平和质，应判定为气虚质。

　　[示例2]某人各体质类型转化分：平和质75分，气虚质16分，阳虚质27分，阴虚质25分，痰湿质32分，湿热质25分，血瘀质10分，气郁质18分，特禀质10分。

　　根据判定标准，平和质转化分≥60分，且其他8种体质转化分均<40分，可判定为基本是平和质，同时，痰湿质转化分在30~39，可判定为痰湿质倾向。故此人最终体质判定结果为：基本是平和质，有痰湿质倾向。

四、体质判定

（一）平和质

请根据近一年的体验和感觉，回答以下问题	没有 （根本不）	很少 （有一点）	有时 （有些）	经常 （相当）	总是 （非常）
（1）您精力充沛吗	1	2	3	4	5
（2）您容易疲乏吗*	1	2	3	4	5
（3）您说话声音低弱无力吗*	1	2	3	4	5
（4）您感到闷闷不乐、情绪低落吗*	1	2	3	4	5
（5）您比一般人耐受不了寒冷（冬天的寒冷，夏天的冷空调、电扇）吗*	1	2	3	4	5
（6）您能适应外界自然和社会环境的变化吗	1	2	3	4	5
（7）您容易失眠吗*	1	2	3	4	5
（8）您容易忘事（健忘）吗*	1	2	3	4	5
判断结果：□是　　□倾向是　　□否					

注：标有*的条目为逆向计分，即：1→5，2→4，3→3，4→2，5→1，再用公式转化分数。

（二）气虚质

请根据近一年的体验和感觉，回答以下问题	没有 （根本不）	很少 （有一点）	有时 （有些）	经常 （相当）	总是 （非常）
（1）你容易疲乏吗	1	2	3	4	5
（2）您容易气短（呼吸短促，接不上气）吗	1	2	3	4	5
（3）您容易心慌吗	1	2	3	4	5
（4）您容易头晕或站起时眩晕吗	1	2	3	4	5
（5）您比别人容易患感冒吗	1	2	3	4	5
（6）您喜欢安静、懒得说话吗	1	2	3	4	5
（7）您说话声音低弱无力吗	1	2	3	4	5
（8）您活动量稍大就容易出虚汗吗	1	2	3	4	5
判断结果：□是　　□倾向是　　□否					

（三）阳虚质

请根据近一年的体验和感觉，回答以下问题	没有（根本不）	很少（有一点）	有时（有些）	经常（相当）	总是（非常）
（1）您手脚发凉吗	1	2	3	4	5
（2）您胃脘部、背部或腰膝部怕冷吗	1	2	3	4	5
（3）您感到怕冷、衣服比别人穿得多吗	1	2	3	4	5
（4）您比一般人耐受不了寒冷（冬天的寒冷，夏天的冷空调、电扇）吗	1	2	3	4	5
（5）您比别人容易患感冒吗	1	2	3	4	5
（6）您吃（喝）凉的东西会感到不舒服或者怕吃（喝）凉东西吗	1	2	3	4	5
（7）你受凉或吃（喝）凉的东西后，容易腹泻（拉肚子）吗	1	2	3	4	5

判断结果：□是　　□倾向是　　□否

（四）阴虚质

请根据近一年的体验和感觉，回答以下问题	没有（根本不）	很少（有一点）	有时（有些）	经常（相当）	总是（非常）
（1）您感到手脚心发热吗	1	2	3	4	5
（2）您感觉身体、脸上发热吗	1	2	3	4	5
（3）您皮肤或口唇干吗	1	2	3	4	5
（4）您口唇的颜色比一般人红吗	1	2	3	4	5
（5）您容易便秘或大便干燥吗	1	2	3	4	5
（6）您面部两颧潮红或偏红吗	1	2	3	4	5
（7）您感到眼睛干涩吗	1	2	3	4	5
（8）您感到口干咽燥、总想喝水吗	1	2	3	4	5

判断结果：□是　　□倾向是　　□否

（五）痰湿质

请根据近一年的体验和感觉，回答以下问题	没有（根本不）	很少（有一点）	有时（有些）	经常（相当）	总是（非常）
（1）您感到胸闷或腹部胀满吗	1	2	3	4	5
（2）您感到身体沉重不轻松或不爽快吗	1	2	3	4	5
（3）您腹部肥满松软吗	1	2	3	4	5
（4）您有额部油脂分泌多的现象吗	1	2	3	4	5
（5）您上眼睑比别人肿（上眼睑有轻微隆起的现象）吗	1	2	3	4	5

续表

请根据近一年的体验和感觉，回答以下问题	没有（根本不）	很少（有一点）	有时（有些）	经常（相当）	总是（非常）
（6）您嘴里有黏黏的感觉吗	1	2	3	4	5
（7）您平时痰多，特别是咽喉部总感到有痰堵着吗	1	2	3	4	5
（8）您舌苔厚腻或有舌苔厚厚的感觉吗	1	2	3	4	5

判断结果：□是　　□倾向是　　□否

（六）湿热质

请根据近一年的体验和感觉，回答以下问题	没有（根本不）	很少（有一点）	有时（有些）	经常（相当）	总是（非常）
（1）您面部或鼻部有油腻感或者油亮发光吗	1	2	3	4	5
（2）你容易生痤疮或疮疖吗	1	2	3	4	5
（3）您感到口苦或嘴里有异味吗	1	2	3	4	5
（4）您大便黏滞不爽、有解不尽的感觉吗	1	2	3	4	5
（5）您小便时尿道有发热感、尿色浓（深）吗	1	2	3	4	5
（6）您带下色黄（白带颜色发黄）吗（限女性回答）	1	2	3	4	5
（7）您的阴囊部位潮湿吗（限男性回答）	1	2	3	4	5

判断结果：□是　　□倾向是　　□否

（七）血瘀质

请根据近一年的体验和感觉，回答以下问题	没有（根本不）	很少（有一点）	有时（有些）	经常（相当）	总是（非常）
（1）您的皮肤在不知不觉中会出现青紫瘀斑（皮下出血）吗	1	2	3	4	5
（2）您两颧部有细微红丝吗	1	2	3	4	5
（3）您身体有哪里疼痛吗	1	2	3	4	5
（4）您面色晦暗或容易出现褐斑吗	1	2	3	4	5
（5）您容易有黑眼圈吗	1	2	3	4	5
（6）您容易忘事（健忘）吗	1	2	3	4	5
（7）您口唇颜色偏黯吗	1	2	3	4	5

判断结果：□是　　□倾向是　　□否

（八）气郁质

请根据近一年的体验和感觉，回答以下问题	没有（根本不）	很少（有一点）	有时（有些）	经常（相当）	总是（非常）
（1）您感到闷闷不乐吗	1	2	3	4	5
（2）您容易精神紧张、焦虑不安吗	1	2	3	4	5
（3）您多愁善感、感情脆弱吗	1	2	3	4	5
（4）您容易感到害怕或受到惊吓吗	1	2	3	4	5
（5）您胁肋部或乳房胀痛吗	1	2	3	4	5
（6）您无缘无故叹气吗	1	2	3	4	5
（7）您咽喉部有异物感，且吐之不出、咽之不下吗	1	2	3	4	5

判断结果：□是　　□倾向是　　□否

（九）特禀质

请根据近一年的体验和感觉，回答以下问题	没有（根本不）	很少（有一点）	有时（有些）	经常（相当）	总是（非常）
（1）您没有感冒时也会打喷嚏吗	1	2	3	4	5
（2）您没有感冒时也会鼻塞、流鼻涕吗	1	2	3	4	5
（3）您有因季节变化、温度变化或异味等原因而有咳喘的现象吗	1	2	3	4	5
（4）您容易过敏（对药物、食物、气味、花粉或在季节交替、气候变化时）吗	1	2	3	4	5
（5）您的皮肤容易起荨麻疹（风团、风疹块、风疙瘩）吗	1	2	3	4	5
（6）您的因过敏出现过紫癜（紫红色瘀点、瘀斑）吗	1	2	3	4	5
（7）您的皮肤一抓就红，并出现抓痕吗	1	2	3	4	5

判断结果：□是　　□倾向是　　□否

参考文献

［1］于莹，阎建军.健康保险蓝皮书：中国健康保险发展报告2021［M］.北京：社会科学文献出版社，2021.

［2］陈煜.健康管理服务营销［M］.成都：西南交通大学出版社，2022.

［3］杜雪平，席彪.全科医生基层实践［M］.2版.北京：人民卫生出版社，2021.

［4］孙荣，王永红.健康管理学临床技能操作手册［M］.重庆：重庆大学出版社，2022.

［5］朱燕波.健康管理学［M］.北京：中国中医药出版社，2022.

［6］洪倩主.社区健康风险干预与管理［M］.北京：人民卫生出版社，2015.

［7］叶心明，陈立富.健康管理理论与实践［M］.上海：华东理工大学出版社，2021.

［8］吴勉华，石岩.中医内科学［M］.5版.北京：中国中医药出版社，2021.

［9］葛均波，徐永健，王辰.内科学［M］.9版.北京：人民卫生出版社，2018.

［10］郭姣.健康管理学［M］.北京：人民卫生出版社，2020.

［11］万学红，卢雪峰.诊断学［M］.9版.北京：人民卫生出版社，2018.

［12］黎壮伟，张广丽.健康管理PBL教程［M］.北京：化学工业出版社，2020.

［13］陈孝平，汪建平，赵继宗.外科学［M］.9版.北京：人民卫生出版社，2018.

［14］黄桂成，王拥军.中医骨伤科学［M］.5版.北京：中国中医药出版社，2021.

［15］张思超.中医健康管理学［M］.北京：中国医药科技出版社，2020.

［16］周少林，宋诚挚.中医学基础［M］.2版.北京：中国医药科技出版社，2017.